KB194604

# 고흐의 귀, 퀴리의 골수

VITAL ORGANS

Copyright© 2023 Suzie Edge

All rights reserved.


Korean translation copyright © 2025 by DAEWON C.I. Inc.

Korean translation rights arranged with Headline Publishing Group Limited.

through EYA Co., Ltd.

# 고흐의 귀,

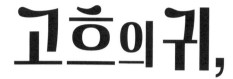

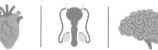

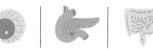

우리는 왜 죽은 사람을 전시하고 소유할까?

# 퀴리의 골수

수지 에지 지음 | 이미정 옮김

타인의사유

# 역사적 인물의
# 신체에
# 숨겨진
# 비밀

의대 해부 실습실, 밝은 조명 아래에서 메스를 처음으로 집어 들고 사체를 갈랐던 날, 나는 인체와 그 모든 부위에 매료당했다. 사람은 누구나 뭔가를 수집한다. 나는 수년 동안 신체 부위에 관한 이야기를 수집했다(오해는 마시라. 신체 부위를 수집하지는 않는다. 그러는 사람도 있지만 적어도 나는 아니다).

나폴레옹의 음경에서 반 고흐의 귀, 마리 앙투아네트의 치아, 마리 퀴리의 골수에 이르기까지 역사에 길이 남은 인물들의 놀라운 신체 부위 이야기를 수집해 이 책에 담았다.

현대인은 인체를 변하지 않는 성스러운 존재로 여기고 싶어 하지만, 그런 마음과 달리 언제나 인체를 이용하고 남용해왔다. 신체를 찢어발기고, 파묻고, 실험하거나 조각내어 트로피처럼 전시했다. 전쟁에서는 신체 부위를 선동용으로 사용했고, 처벌의 수단으로 신체 부위를 잡아 뜯기도 했다. 신체 부위는 의학적 수수께끼의 해답을 제시했고, 유골로 남았고, 심지어는 생명을 구했다.

내가 장기 이야기를 수집하기로 마음먹었을 때 블라디미르 푸틴의 우크라이나 침공 소식이 전 세계 언론을 뒤덮었다. 푸틴의 부어오른 얼굴을 집중적으로 보도하며 그의 건강에 의문을 제기하는 뉴스와 인터넷 밈이 나돌았다. 온갖 매체에서 부풀어 오른 푸틴의 얼굴이 병에 걸렸다는 증거이자 정신 나간 듯한 행동을 하는 원인이라고 떠들어댔다. 겉모습으로 보아 푸틴이 화학요법을 받고 있을지도 모르며, 스테로이드를 사용하고 있을 가능성이 크다고 보도했다. 그냥 봐도 경악스러운 푸틴의 사진이 병약한 모습을 가장하려고 포토샵으로 수정한 것인지는 알 수 없었다. 나는 푸틴의 부풀어 오른 얼굴에도 놀랐지만, 사람들이 그의 신체를 보고 건강을 살피며, 도무지 이해하기 힘든 잔혹성을 어떻게든 설명하고 정당화하려고 애쓴다는 사실에 무척 놀랐다. 그렇지만 이런 일은 역사적으로 반복되어왔다. 인류의 역사를 돌아보면 신체 부위를 이용해 변명의 여지가 없는 사실을 변명하려는 시도는 끊임없이 있어왔다.

차차 알게 되겠지만 신체 부위는 푸틴 이전에도 오래전부터 전쟁을 일으키는 도구로 사용되었다. 1739년에는 젱킨스의 귀 전쟁에서 영국이 신체 부위를 이용해 서인도 제도에서 발생한 스페인과의 전쟁을 정당화했다. 제1차 세계대전이 발발한 원인 중 하나도 독일 제국의 마지막 황제 빌헬름 2세가 자신의 말라비틀어진 약한 팔을 보고 비통한 감정을 드러냈기 때문이었다.

우리는 인간의 유해(遺骸)를 공경해야 한다고 주장한다. 자신의 유해가 존중받기를 바라듯 타인의 유해도 존엄하게 다뤄져야 한다고 믿는다. 하지만 역사적으로 살펴보면 때로는 사소한 호기심만으로도 유골을 파내고, 마치 해변에서 발견한 홍미로운 돌멩이처럼 전시해왔다. 식민지에서 훔쳐 온 신체 부위는 미라로 만들어 박물관 뒷방의 먼지 쌓인 선반에 올려놓는다. 전 세계 교회에서는 성인(聖人)의 미라를 전시한다. 몇몇 신체 부위는 트로피와 전리품으로 보관해두거나 저녁 식탁에서 관심을 보이는 손님에게 기념품으로 나눠주었다. 나폴레옹의 음경을 진열장에 전시해놓을 수 있다면 마다할 사람이 과연 있을까?

18, 19세기에는 허락도 받지 않고 시체에서 신체 일부를 떼어내거나, 뼈를 말리거나, 내장을 절여 보관하는 일이 전혀 이상할 게 없었다. 의료진은 한편으로는 아픈 사람들을 돕기 위해 인체를 연구하는 데 열중했지만, 다른 한편으로는 유해를 그저 연구 샘플, 해부하고 나누고 전시할 고기와 뼈 정도로만 여겼다. 신체 부위를 실어 나르는 사람은 의료진만이 아니었다. 부유층은 이국의 땅을 여행하며 원주민의 유해를 보물이나 골동품처럼 수

집했고, 신체 부위는 전 세계로 운반되었다. 사냥감의 머리를 웅장한 저택의 벽에 걸어두듯이 원주민의 유해를 진열장에 전시했다. 모든 역사적 이야기를 21세기의 도덕관으로 판단할 수는 없지만, 인간의 유해를 훔치고 진열하는 행위를 판단하는 도덕관이 그렇게 많이 달라졌다고 생각하지는 않는다.

최근에 나온 내 책 『죽음을 맞은 군주들: 1000년 왕실의 사망 Mortal Monarchs: 1000 Years of Royal Deaths』에서는 왕과 왕비의 죽음을 조사해서 영국과 스코틀랜드 왕조의 1000년 역사를 기록했다. 왕족의 위업에 관한 환상적인 이야기가 너무 많아서 윌리엄 1세의 폭발한 내장부터 CT 스캐너에 넣은 리처드 3세의 뼈에 이르기까지 군주와 군주의 신체 부위를 언급하지 않는 게 더 어려웠다. 이번에는 왕과 국왕의 이야기는 내버려 두고 역사에 기록된 다양한 신체 부위를 찾아 전 세계를 여행해보자.

내 첫 번째 책에 포함되지 않아서 이 책에서 소개할 수 있는 군주가 한 명 있다. 바로 프랑스 국왕 루이 14세다. 역사에 기록된 루이 14세의 병과 통증만 살펴봐도, 그의 주요 장기와 말초 신체 부위를 주제로 책 한 권을 쓸 수 있을 정도다. 그러니 이 책에 루이 14세 이야기가 자주 등장할 거라고 기대해도 좋다.

머리에서 발가락까지 인간의 신체 부위를 향한 욕망은 채워도 채워도 끝이 없다. 다행스럽게도 더는 전시용으로 사용하려고 신체 부위를 파내지 않는다. 하지만 그런 관행은 다른 이유로 계속되고 있다. 뼈 거래상과 혈액 농장주, 장기 매매자는 경제적

이득을 얻으려고 신체 부위를 사고판다. 인체를 매매하는 '레드 마켓Red Market'이라는 암시장이 오늘날에도 여전히 건재하다. 물론 과거에는 그러한 행위가 불법이 아니었다.

신체 부위 이야기는 우리가 세상을 바라보는 방식을 바꾼다. 역사적 인물은 너무 멀고 추상적으로 느껴지며, 종종 피와 살로 된 실제 사람이라기보다는 신화와 전설에 더 가깝게 여겨지곤 한다. 하지만 그들의 신체와 신체 부위를 이야기하면 그들을 다시 중심에 놓고 살펴볼 수 있고, 그들도 우리처럼 장기와 사지를 갖고 숨을 쉬는 진짜 생명체였다는 사실을 깨달을 수 있다. 그들의 신체 부위가 잘려 나가기 전까지는 말이다. 그렇게 그들의 신체를 살펴보면 다른 이유로는 설명하기 어려운 성격과 신체 부위의 명백한 연관관계를 도출하기도 한결 수월해진다. 우리가 어떤 이야기에 말 그대로 내장이 뒤흔들리는 듯 강력한 반응을 보인다면 그게 혐오든 숭배든 그 이야기와 연결되어 있다는 뜻이다. 인체에 한평생 매혹되어 역사적 인물의 신체 부위를 주제로 글을 쓰다 보니, 역사적 인물을 전기로 접할 때와는 다르게 그들의 더욱더 개인적이고 색다른 측면을 이해하게 된 듯하다. 이 책이 끝날 때쯤에는 여러분도 나와 같은 느낌을 받길 바란다.

차
례

# 1 대의를 위해 희생한 에밀리 데이비슨의 머리뼈

1913년 6월 4일에 개최된 엡섬 더비Epsom Derby 경마대회는 영국 사회에 큰 획을 긋는 성대한 행사였다. 국왕 조지 5세와 그의 아내 메리 여왕이 참석했으며, 주목받고 싶은 사람이라면 꼭 가야 할 자리였다. 이 행사에는 다양한 사회 계층의 사람들이 참석했다. 국왕의 말 앤머Anmer와 앤머의 기수 허버트 존스Herbert Jones는 국왕을 상징하는 보라색, 빨간색, 금색으로 된 옷을 입고 있어서 쉽게 눈에 띄었다.

경주마들이 시속 57킬로미터에 육박하는 속도로 트랙을 질주할 때였다. 마지막 직진 구간을 앞둔 회전 구간에서 에밀리 와일딩 데이비슨(Emily Wilding Davison, 1872~1913)이 난간 아래로 몸을 숙이고 들어가 관중을 뒤로한 채 돌진해 오는 경주마와 기수들 앞으로 순식간에 뛰어들었다. 에밀리는 장애물을 넘으려는 듯 뛰어오르는 앤머에게 손을 뻗었다. 하지만 무시무시하게 달려드는 앤머에게 치여 나가떨어졌다. 에밀리의 모자가 한쪽으로 날아올랐고, 에밀리는 다른 방향으로 몇 미터를 데굴데굴 굴러가다가 멈췄다. 겨우 몇 초 사이에 일어난 일이었다.

## 그녀는 왜 달리는 말에 뛰어들었을까?

이 사건의 뉴스 보도 영상이 전 세계 영화관에서 상영되었다. 시청자들은 에밀리가 관중석을 이탈했다가 말에 치이는 광경을 입자가 성긴 흑백 영상으로 지켜봤다. 그 영상에서 에밀리가 뭔가를 들고 있다는 사실은 알 수 있었지만, 그게 무엇인지는 확실치 않았다. 만약 에밀리가 국왕의 말에 스카프를 성공적으로 묶었다면, 그 말은 여성 참정권을 상징하는 보라색과 초록색, 하얀색 스카프를 달고 '여성에게 투표권을'이라는 구호를 과시하며 트랙을 질주했을 것이다. 하지만 그 스카프는 땅에 떨어졌고, 에밀리도 스카프와 운명을 같이하며 땅바닥에 부딪혀 머리뼈가 깨졌다.

에밀리 와일딩 데이비슨은 여성 참정권 운동가로, 여성사회정치연합WSPU의 강경하고 호전적인 회원이었다. 이 여성 집단은 여성 투표권을 획득하려고 애쓰면서 평등을 부르짖었다. 20세기 초, 영국 여성에게는 투표권이 없었다. 투표권은 정치 문제에 관한 의견을 제시할 수 있는 발언권이자 의회에서 결정을 내리는 권리를 뜻했다. 여성은 의회의 의사 결정에 영향을 받는데도 발언권이 없었고, 정치적 기회도 거의 얻지 못했다.

에밀리는 1872년에 런던의 부유한 가문에서 태어났다. 덕분에 여성이 교육받을 기회가 희박했던 시대에 여성 교육을 장려했던 로열홀로웨이대학교에 진학할 수 있었다. 하지만 몇 년 후 아버지가 사망하면서 빈털터리가 된 에밀리는 학업을 포기하고 가정교사로 일해야만 했다. 그런데도 학업을 마치겠다고 결심하고 저녁마다 집에서 공부했다. 그러다 마침내 돈을 모아서 세인트휴대학교에 입학해 기말고사까지 무사히 치렀다. 시험 결과, 1등급 학위를 받을 수 있는 성적을 올렸지만, 여자는 졸업해서 학위를 받을 수 없었기 때문에 에밀리는 시작했던 일을 끝마치지 못했다.

에밀리는 그러한 불평등에 뼈저린 좌절감을 느끼고 이를 개선하기 위해 뭔가를 하고 싶었다. 하지만 30여 년이 흘렀음에도 아무런 진전이 없었다. 그런 에밀리의 눈에 에멀린 팽크허스트Emmeline Pankhurst가 들어온 것은 놀랄 일이 아니었다. 에멀린은 거침없는 여성 참정권 운동가였고, '말이 아닌 행동'을 좌우명으로 삼았다. 급기야 에밀리 데이비슨도 여성 참정권 운동에 참여했다. 창의적이고 독창적인 에밀리는 우체통을 불태우는 등 새로운 방식으로 소란을 일으켰다. 에밀리가 로이드 조지Lloyd George가 건설하던 집에 불을 질렀다는 소문도 돌았다. 또한 에밀리는 창문에 돌을 던졌고, 국회 의사당 통풍구에 숨어들어 회의를 엿들었다. 1911년, 인구조사의 밤에는 인구조사를 피하려고 웨스트민스터 벽장에 숨어 있다가 다음 날 청소부에게 발각되기도 했다. 선거에 참여하지도 못하는데 인구조사는 왜 받아야 한단 말인가? 에밀리는 인구조사에서 웨스트민스터에 있었다고 기록되었고, 1990년에는 에밀리를 기리는 명패가 웨스트민스터 벽장에 설치되었다.

에밀리와 다른 여성 참정권 운동가들은 공격적인 투쟁을 벌이다 투옥되었다. 단식 투쟁에 돌입했을 때는 그들을 살려놓으려는 간수들의 끔찍한 조치에 고통받았다. 고문에 가까울 정도로 잔인한 강제급식을 당한 것이었다. 교도소장과 간수들, 심지어는 의사들이 동원되어 도구를 사용해서 여자들의 입을 강제로 벌렸다. 그러고는 튜브를 목구멍에 집어넣었다. 물과 음식이 기도로 넘어가 폐로 들어가면 목숨이 위험해질 수 있는데도 아랑곳하지 않았다. 여성들이 너무 거세게 저항하면 영양을 공급하는 관을 콧구멍으로 밀어 넣었다. 잊으려야 잊을 수 없는 그 지독한 고문은 며칠 동안 하루에 두 번 자행되었다. 에밀리는 계속 저항했다. 1912년에는 또다시 '우체국 방화와 소란 행위로 관심 끌기' 전략을 실행하다 투옥되었다. 이때는 투옥 중에 단식 투쟁을 하지 않았는데도 강제급식을 당했다. 말이 강제급식이지 사실 고문이나 다를 바가 없었다. 이런 일을 당하자 에밀리는 더욱 강렬하게 투쟁해야겠다고 생각했다. 말이 아닌 행동으로 보여줘야 했다. 에밀리는 감옥 발코니에서 몸을 던지기도 했다. 그 추락 사건으로 죽을 수도 있었지만 등과 머리를 다친 채 살아남았다. 에밀리는 자신이 감옥에서 죽었다면 '여성들이 당했던 끔찍한 고문'이 만천하에 드러났을 거라는 글을 남겼다. 하지만 안타깝게도 그 모든 일이 그냥 묻혀버릴 것만 같았다. 에밀리는 뭔가를 더 해야 했다. 어떻게 해야 정부가 무시할 수 없을 정도로 눈길을 끌 수 있을까?

## 여성 참정권 운동의 기폭제가 되다

여성 참정권 운동가들이 투쟁하면 할수록 기득권층의 반발도 거세졌다. 여성 참정권 운동을 지지하는 남성도 있었지만 현재 상태를 유지하려고 끊임없이 논쟁하며 여성 참정권 반대 운동을 펼치는 남녀도 있었다. 이 중 일부는 에밀리가 폭력을 행사하는 바람에 대중과 멀어지면서 여성 참정권 운동이 발전하기는커녕 퇴보했다고 생각했다. 한편 에밀리는 대의를 더욱 발전시키기 위해 무엇을 해야 하는지를 글로 남겼다. 희생과 순교에 관해서도 이야기했다. 에밀리는 무언가 큰일을 계획하고 있었다.

더비 경마대회 당일, 에밀리는 신문 헤드라인을 장식할 수 있는 공개적인 행동의 기회를 엿보았다. 그래서 그녀는 군중 속에서 말들이 달려오는 순간을 기다렸다. 지금이 기회였다. 관중석에 있던 에밀리는 죽음을 향해 발을 내디뎠다.

전해지는 이야기로는 에밀리가 '왕의 경주마 밑으로 몸을 던졌다'고 하지만, 현대 역사가들은 이 표현이 당시 무슨 일이 있었는지 사실대로 말해주지 못한다는 데 대체로 의견을 같이한다. 이 표현은 에밀리가 의도적으로 자신을 희생시키고 앤머와 허버트 존스의 생명을 위협했다고 암시할 뿐이다. 사실 에밀리는 자신의 목적을 알려줄 만한 실마리를 단 하나도 남기지 않았다. 우리가 아는 사실은 에밀리가 시위를 목적으로 스카프를 말에 묶고 나서 무사히 빠져나오려고 했다는 것이다.

하지만 현실에서 에밀리는 그런 의도에도 불구하고 말에 부딪혀 둔탁한 충격을 받고 머리뼈가 부서지고 말았다. 머리뼈바닥(두개기저부) 골절은 '판다눈' 혹은 '너구리눈'이라고 하는, 눈 주변에 생기는 특징적인 멍 형태를 보고 진단할 수 있다. 에밀리가 경주마와 충돌한 후 병원 침대에 누워 있던 며칠 동안 그런 멍 자국이 나타나면서 머리뼈바닥 골절 가능성이 아주 커졌다. 귀 뒤쪽의 멍은 유양돌기 반상출혈mastoid ecchymosis이라고 이름이 근사하지만, 실상은 걱정스러운 징후다. 배틀 징후Battle's sign라고도 하는데 누군가가 전쟁battle에 나가서 얻은 증상이라서가 아니라 영국인 외과 의사 윌리엄 배틀William Battle이 처음 설명한 증상이라서 붙여진 이름이다. 머리뼈가 골절되면 종종 고막 아래쪽에 피가 비쳐 보일 수 있다. 귀에서 흘러나오는 맑은 체액은 또 다른 징후다. 맑은 체액은 좋은 징조가 아니다. 두뇌와 척수를 둘러싼 뇌척수액이기 때문이다. 사람의 귀에서 뇌척수액이 흘러나온다는 말은 머리뼈 뒤쪽의 혈관과 구조가 골절로 손상됐다는 뜻이다. 머리뼈바닥 골절은 또한 목뼈 골절과 뇌 신경(척수 신경이 아니라 두뇌에서 얼굴과 머리로 직접 연결되는 신경) 손상과 관련이 있다.

머리뼈 골절 시에는 흔히 관자뼈가 부러진다. 하지만 머리뼈바닥에 모여 있는 나비뼈와 뒤통수뼈, 이마뼈가 부러질 수도 있다. 이 모든 결과는 말발굽에 차이거나 단단한 바닥에 부딪힐 때와 같은 둔탁한 충격으로 발생한다.

이 사건 직후에 촬영된 에밀리 데이비슨의 사진을 보면, 그녀는 의식을 잃은 채 땅바닥에 누워 있다. 에밀리의 정수리는 가려졌지만, 피가 얼굴을 타고 아래로 흘러내렸다. 하루 휴가를 내고 경마를 즐기러 온 의사 베일-존스Vale-Jones가 그녀를 치료해야 했다. 그는 그날 일어났던 일을 다음과 같이 기술했다.

여자는 뇌진탕과 심부전으로 고통스러워했다. 게다가 생기가 빠르게 빠져나가고 있었고…… 브랜디나 위스키를 달라고 했다(내가 필요해서 그랬는지, 환자에게 필요해서 그랬는지는 확실하지 않다). 그러자 '경찰'이 위스키를 가져다주었다(그것도 아주 재빠르게). 하지만 위스키로는 생명을 구할 수 없었다. 그때 간호사가 날 도와주러 왔다. 나는 간호사에게 여자가 빠르게 의식을 잃어가고 있다고 말했다. 뜨거운 물이 필요했는데 가지고 있는 사람이 없었다. 그래서 '경찰'에게 손도 대기 어려울 정도로 뜨거운 차가 든 '보온병'을 가져오라고 했다. 그러고는 간호사의 손수건에 뜨거운 차를 약간 부어 적시고는 여자의 왼쪽 손목에 얹었다. 두 차례 그렇게 하자 바라던 대로 다시 심장이 뛰었다.

이러한 처치는 오늘날의 기본적인 응급처치 방법과 정확하게 일치하지 않는다. 하지만 베일-존스 박사에게 에밀리의 부상은 중상이었으니 그런 처치를 할 만했다. 에밀리는 머리뼈가 골절된 데다 내상까지 입은 상태였다. 시속 56킬로미터 이상으로 달리는 경주마 한 마리는 인체에 엄청난 해를 입힐 수 있다.

뉴스용 카메라 세 대가 그 사건을 필름에 담았다. 최근에 텔레비전 승마 방송 진행자 클레어 볼딩Clare Balding이 현대의 기술을 동원해 그 영상을 분석했다. 클레어는 우리가 들었던 것과 다른 이야기를 찾아냈다. 다름 아니라 에밀리가 왕의 경주마에 치인 게 사고가 아니라는 것이다. 에밀리는 왕의 경주마를 목표 **삼아 다가갔다.** 영상 속에서 에밀리는 경주마에 뭔가를 내밀어 던져 올리려는 것 같았다. 에밀리가 '말발굽 아래로 몸을 던질' 생각이 없었다 해도 어쩌면 크게 다쳐서 목숨을 잃을 수도 있다는 사실은 알고 있었으리라. 이것은 뉴스 카메라 바로 앞에서 발표하는 중대 성명과도 같았다.

최종 목적이 무엇이었든 에밀리의 머리뼈 손상은 두뇌의 기능에 영향을 미쳤다. 에밀리는 병원에 입원한 지 며칠 만에 사망했다. 의식을 회복하지 못한 채 여성 참정권 운동의 대의에 몸을 바친 최초의 순교자가 되었다.

국왕과 왕비 두 사람은 각자 자신의 일기장에 그 사건을 기록했다. 흥미롭게도 메리 여왕은 별로 너그럽지 못한 반응을 보였다. 메리 여왕은 이렇게 불평했다.

"그 여자가 내 하루를 망쳤다."

경주마와 기수가 크게 다치지 않았지만, 신문들은 그들의 안위를 중점적으로 보도했다. 사실 기수 허버트 존스는 에밀리를 막을 도리가 전혀 없었다. 그런데도 그 일을 떨쳐내지 못했다. 6월 10일에 조사가 이루어졌고, 에밀리의 죽음은 자살이 아니라 사고사로 기록되었다. 에밀리의 시신이 고향 땅 노섬벌랜드로 옮겨질 때 지지자 5천 명이 에밀리의 관을 뒤따랐다. 말이 아닌 행동으로 그녀의 뜻에 동참한 것이었다.

이듬해, 전쟁이 터지면서 모든 것이 달라졌다. 그로부터 5년 후 1918년 국민대표법Representation of the People Act이 통과되면서 영국에서 남성 유권자가 확대되었고, 현대 선거 역사상 최초로 일부 여성들이 투표권을 가지게 되었다. 전쟁이 이러한 결정에 중대한 영향을 미쳤지만 과감한 행동도 불사하는 참정권 운동도 한몫했다. 에밀리 와일딩 데이비슨에게는 시작에 불과한 일이었을 것이다. 맞서 싸워야 하는 불평등이 너무 많았으니까. 그러한 불평등은 지금도 여전히 사라지지 않고 있다.

# 2 셰익스피어와 단리 경의 잃어버린 머리뼈

에밀리 데이비슨의 골절된 머리뼈는 대의를 위해 목숨을 바친 그녀의 희생을 상징한다. 반면 다른 머리뼈는 명예로운 목적과는 거리가 한참 먼 누군가의 의도로 오래도록 기억에 남게 되었다. 머리뼈는 죽음을 상징하는 강렬하고 도발적인 이미지이다. 생전에는 자기 머리뼈가 어떻게 생겼는지 볼 수 없지만, 묘비와 인장 반지에 새겨진 해골의 구조는 보자마자 바로 알아볼 수 있다. 이러한 해골은 메멘토 모리memento mori, 즉 우리 또한 언젠가 죽는다는 사실을 상기시킨다.

머리뼈(두개골)는 그 자체로 다양한 상징적 의미를 지니고 있어, 가장 유명한 사례조차도 고딕 호러 소설인지 실제 이야기인지 구분하기가 어렵다. 유령이 나온다는 이 땅의 모든 저택에는 비명을 지르는 해골 이야기가 얽혀 있다. 이런 이야기 속의 해골은 매장된 건물 벽면에서 파내도 비명을 지르고 울부짖는다고 한다. 어떤 머리뼈는 실제로 사후에도 기이한 사건에 연루되어 전리품으로 도난당하거나 진기한 수집품으로 판매되기도 했다. 사후에는 우리의 육신이 편히 잠든다고 생각하고 싶겠지만 유독 머리뼈는 종종 사라지고, 전설을 만들어내는 이야기꾼의 소재가 되기도 한다. 머리뼈는 그 앞에 펼쳐질 일을 상징하지만, 반드시 그 아래에 숨겨진 일을 상징하지는 않는다.

## 많은 정보를 말없이 알려주는 머리뼈

나머지 신체 부위와 함께 안장되지 않아 안식을 찾지 못한 머리뼈에 관한 이야기가 많이 전해진다. 그런 머리뼈는 홀로 뚝 떨어져 나와 잠들었다. 단리 경Lord Darnley이라 불리는 헨리 스튜어트(Henry Stuart, 1545~1567)의 머리뼈가 그랬다. 단리 경은 스코틀랜드 메리 여왕의 두 번째 남편이자 제임스 6세와 제임스 1세의 아버지다. 불한당이자 살인자인 단리는 다소 기이한 상황에서 죽음을 맞이했다. 1567년 2월, 메리와 단리는 스코틀랜드 에든버러의 커크 오 필드Kirk o'Field 교구 교회에 머물고 있었다. 어느 날 밤, 메리는 친구와 시종의 결혼식에 참석하려고 외출했다. 단리는 몸이 좋지 않아서 숙소에 남아 있었다. 메리가 파티를 즐기는 동안 잔혹한 사건이 터졌다. 커크 오 필드에서 폭발음이 들렸고, 조사에 나선 사람들은 단리와 단리 시종의 시체를 발견했는데, 사망 원인이 폭발이 아니라 질식사였다. 두 사람의 시신은 정원에 놓여 있었다. 화약 두 통이 단리의 침실 아래쪽 방에서 폭발했지만, 단리는 그 전에 이미 건물을 빠져나가 폭발 사고로 사망하는 운명은 피했다. 그러나 살인범은 건물 바깥에서 단리를 따라잡은 게 분명했다.

살인범의 정체를 말해주는 증거는 없었다. 시체 주변에는 의자 하나와 망토 하나, 단검 하나가 흩어져 있었다. 말 그대로 망토 아래 검을 숨긴 자객이 휩쓸고 간 음모의 현장 같았다. 이 음모의 배후가 누구인지는 몰라도 단리는 싸늘한 시신으로 변해 썩어들어 가기 시작했다. 단리는 방부 처리되고 납으로 감싸여 홀리루드하우스Holyroodhouse 궁전 내 수도원의 왕실 납골당에 안장되었다. 납골당에 안치된 시신은 오랜 세월 동안 수많은 공격을 받았음에도 온전히 보존되었다. 하지만 1768년, 납골당 지붕이 무너져내리면서 내부가 드러났다. 거기엔 납으로 된 관 여섯 개가 있었다. 그중 두 개의 관에는 제임스 5세의 어린 아들이자 메리의 오빠인 시신들이 있었다. 제임스 5세는 방부 처리용으로 사용된 타르 같은 발삼액에 뒤덮여 시커멓게 변해 있었다. 그에 비해 제임스 5세의 첫 번째 왕비 매그덜린Magdalen은 오히려 잘 보존되어 있었다. 제임스 5세의 사생아인 아가일의 여백작countess of Argyll도 그곳에 안장되어 있었다.

이렇게 왕족의 관이 드러났을 때 누군가가 삽과 가방을 들고 들어왔다. 이때 단리의 머리뼈가 도난당했고, 매그덜린의 머리도 사라졌다. 단리의 머리뼈는 스코틀랜드 골동품협회의 진귀품 목록에 올랐다. 1929년 과학 저널 《네이처》에서 윌리엄 라이트William Wright가 언급했듯이, 단리의 머리뼈는 "불법적으로 획득된 것이 분명"했기에 그 과정에 대한 기록이 남아 있지 않았다. 그 이후에 무슨 일이 일어났는지 아는가? 단리의 것이라고 주장하는 머리가 두 개나 나타났다. 단리의 얼굴이 두 개라고 알려졌다면 그게 가능할지도 모르겠으나, 도가 지나친 생각이었다. 그중 하나는 분명 가짜일 수밖에 없었다. 아니면 둘 다 가짜든지. 인간의 머리뼈는 맞았지만 진짜 단리 경의 머리였을까? 그 답을 누가 알겠는가? 이들 머리뼈 중 하나는 런던의 왕립 외과의사회에 소장되어 있었다. 로바트의 아치볼드 프레이저Archibald Fraser of Lovat 의원의 개인 소장품 중 일부로 소더비 경매에 나왔다가 낙찰되어 외과의사회에 선물로 보내진 것이었다. 프레이저 의원의 아버지는 자코바이트 반란(1688~1746년에 걸쳐 스튜어트 왕조 제임스 2세를 복위시키기 위해 스코틀랜드인들이 일으킨 난-옮긴이)에 참여했다가 처형당했다. 왕립 외과의사회에 소장된 이 머리뼈가 바로 스코틀랜드 골동품협회 진귀품 목록에 올랐던 머리뼈였다. 이 머리뼈는 영국 대공습Blitz 당시에 파괴됐지만, 사진은 남아 있었다. 출처를 모르는 다른 머리뼈는 여전히 스코틀랜드의 에든버러대학교에 있다.

왕립 외과의사회에 소장된 머리뼈는 제2차 세계대전 당시 폭격으로 파괴되기 전에 광범위한 분석이 이루어졌다. 머리뼈를 포함한 모든 뼈는 조사관들마다 해석이 다를 수는 있지만, 말 없이도 많은 정보를 전달한다. 외과의사회의 머리뼈에서 한 가지 주목할 만한 점은 매장된 머리뼈에서 찾아볼 법한 흙 같은 이물질이 드물었다는 것이다. 이 머리뼈는 땅에 묻힌 흔적이 없는 것이, 교수형을 당해서 무덤에 묻히지 않고 교수대에서 해부학자의 손으로 곧장 넘겨진 범죄자의 머리뼈와 비슷했다. 무덤에 들어간 적이 있기는 했을까? 또 하나 흥미로운 점은 머리뼈 표면에 선명하게 파인 자국이었다. 이러한 자국은 '절제 부족'의 징후라고 한다. 대놓고 말하자면 매독에 걸렸다는 증거다. 그런 자국이 머리뼈에 뚜렷하게 드러났다면 감염이 심해져서 3단계에 이르렀을 것이다. 하지만 또 다른 세밀한 조사에서는 움푹 팬 자국이 염증 진행 과정처럼 보이지 않는다고 했다. 그보다는 흥미와 관심을 좀 더 끌어보려고 사후에 도구를 사용해서 머리뼈에 움푹 팬 자국을 냈을 것이라는 분석도 있었다. 또 다른 조사관은 벌레가 파고 들어간 자국이라면서 사후에 그런 일이 벌어졌기를 바란다는 말을 남겼다. 하지만 안타깝게도 현재 남아 있는 것은 그 머리뼈의 사진뿐이다.

그러던 2016년 스코틀랜드 던디대학교의 유명한 해부학 및 신원확인센터에서 얼굴 복원 기술을 배우던 학생 엠마 프라이스가 그 머리뼈에 얽힌 진실을 밝혀내기로 마음먹었다. 컴퓨터로 생전의 얼굴을 복원해 초상화와 비교해본 것이었다. 프라이스는 런던에 있던 손상된 머리뼈 사진을 사용했고, 단리의 머리뼈로 알려진 에든버러의 머리뼈를 조사했다. 그 결과, 런던에서 손상된 왕실 외과의사회의 머리뼈가 단리의 머리뼈일 가능성이 훨씬 크다고 주장했다. 다른 머리뼈는 눈썹이 아치형인 데다 이마가 눈에 띄게 경사져서 악명 높은 악당 단리의 초상화와 전혀 닮지 않았다. 그 머리뼈가 대체 누구의 머리뼈였는지, 어쩌다가 단리의 머리뼈로 둔갑했는지는 아무도 모른다. 어쩌면 그것은 단리의 머리뼈와 동시에 도난당했던 매그덜린 왕비의 머리뼈인지도 모른다.

## 머리뼈의 수난 시대

사람들은 그냥 머리뼈를 파내기 좋아하는 것 같다. 전리품으로 가지려고? 몸값으로 쓰려고? 행운을 얻으려고? 유럽 전역에서 수 세기 동안 머리뼈를 술잔으로 사용했다는 고고학적 증거가 있다. 적을 물리친 공적을 축하하려고 종종 머리뼈를 술잔으로 사용했다. 가끔은 변덕에 휩쓸려 그렇게 하기도 했다. 바이런 경(Lord Byron, 1788~1824)이 살았던 뉴스테드 수도원(Newstead Abbey,

12세기에 건립된 노팅엄셔의 뉴스테드 수도원은 헨리 8세가 바이런 경에게 하사했다-옮긴이)의 마당에서 한 수도승의 유해가 발견됐을 때, 시인 바이런 경은 경건하게 다시 묻어주기는커녕, 오히려 그의 머리뼈를 술잔으로 만들어 사용했다.

수백 년 동안 한 교회 지하실에서 다른 유골들과 동떨어진 채 놓여 있던 머리뼈가 하나 있었다. 이것이 오래전부터 다름 아닌 윌리엄 셰익스피어의 머리뼈라고 알려져 왔다. 윌리엄 셰익스피어가 묻힌 곳에서 24킬로미터쯤 떨어진 곳에 나타난 이 머리뼈가, 400년이 지난 지금까지도 우리 생활의 크나큰 일부가 된 연극과 소네트를 창작해낸 남자의 것일 수도 있었다. 골상학자들에게는 모든 머리뼈 중에서도 단연 셰익스피어의 머리뼈가 가장 흥미로울 것이다. 골상학자들은 머리의 울퉁불퉁한 부위를 연구하는 유사 과학이 성격 유형 및 지능과 상관관계가 있다고 믿었다. 바로 이 때문에 18세기와 19세기에는 머리뼈를 찾는 사람이 많았다. 특히 유명하고 재능 있는 음악가와 작가의 머리뼈가 인기였다. 작가이자 정치 홍보물 제작자인 조너선 스위프트Jonathan Swift의 머리뼈도 도난당했는데 훔쳐달라고 의뢰한 사람까지 있을 정도였다. 작곡가 하이든과 베토벤의 머리뼈도 무덤에서 도난당했다.

금세기에 이르러 셰익스피어의 것으로 알려진 머리뼈를 스캔하고 분석했다. 그 결과, 실은 그 머리뼈가 셰익스피어의 것이 아니라 70대 여성의 것으로 밝혀졌다. 그 머리뼈는 52세로 사망

27

한 셰익스피어의 특징에 들어맞지 않았다. 그리하여 셰익스피어의 것으로 알려졌던 머리뼈의 전설은 영면에 들었다. 그 머리뼈의 주인으로 밝혀진 미지의 여성이 누구인지에 대한 의문이 피어오르기 시작했지만 말이다.

정밀한 현대 기술이 등장하면서 그러한 유물에 대한 인식이 달라지는 것이 오히려 애석한 일일 수도 있다. 몇 세대 동안 자랑스럽게 떠들어댔던 사실이 실은 진실이 아니었다고 밝혀지는 것이다. 하지만 그러한 기술로도 알 수 없는 사실이 있다. 나이 든 여성의 머리뼈가 대체 어떻게 교회에 모셔져 그렇게 오랫동안 그곳을 차지하면서 그 긴 시간 동안 영국에서 가장 유명한 인물인 셰익스피어의 머리뼈라고 여겨졌을까?

셰익스피어가 육신의 굴레를 벗어났을 때, 시신은 그가 태어나고 사망한 스트랫퍼드에 있는 홀리 트리니티 교회에 묻혔다. 그의 묘비에는 무덤에 손대려는 마음을 품은 자들에게 경고하는 글귀가 새겨져 있었다.

"내 뼈를 옮기는 자는 저주를 받으리라."

셰익스피어는 자신의 유해가 새로 들어온 고인에게 자리를 내주고 묘지에서 납골당으로 옮겨질까 봐 걱정했다. 교회 울타리 안에 묻혔음에도 그의 유해를 보존하기에 충분하지 않았는지 결국에는 훼손되고 말았다. 아, 불쌍한 셰익스피어!

1871년 잡지 《아르고시The Argosy》에 익명의 이야기가 실렸다. '워릭셔Warwickshire의 한 남자가 셰익스피어의 머리뼈를 훔친 방법'이라는 제목으로, 프랭크 챔버스Frank Chambers라는 허구의 젊은 의학도를 그려낸 작품이었다. 프랭크 챔버스는 부유한 수집가가 셰익스피어의 머리뼈에 큰돈을 걸지도 모른다는 소문을 듣는다. 직업상 시체 도굴꾼을 알고 지냈던 터라 사람들을 모아서 셰익스피어의 머리뼈를 파내지만, 구매자를 찾지 못해서 머리뼈를 다시 묻어놓으려고 한다. 바로 그때 무덤 위에 평평하게 놓여 있던 석판이 깨진다. 이 이야기는 그냥 허구에 불과하다. 그런데 정밀한 현대 기술로 무장한 조사관들이 무덤을 조사했을 때 그 이야기와 놀랄 정도로 비슷한 점을 발견했다.

이 이야기의 작가는 셰익스피어가 지하 납골당의 관에 들어간 게 아니라 수의를 입은 채 석판 약 1미터 아래 땅속에 묻혔다는 사실을 몰랐을 수 있다. 그런데도 그 이야기의 내용이 조사관들의 조사 결과와 일치했다. 고고학자 케빈 콜스Kevin Colls와 지구 물리학자 에리카 우치Erica Utsi는 지하 탐사 레이더로 셰익스피어의 머리가 있어야 할 무덤 끝부분을 조사했다. 그곳에는 머리가 없다는 게 분명했다. 묘비 바로 아래쪽에 수리한 흔적 같은 게 보였다. 머리가 있어야 할 곳의 벽 구조가 손상되었고, 그곳을 보수한 흔적이었다. 무덤을 표시하는 석판도 원래보다 짧아져 있었다. 어쩌면 도굴 과정에서 깨진 것인지도 몰랐다. 셰익스피어의 머리는 나머지 신체 부위와 함께 묻혀 있을 수도 있고, 어딘가로 사라졌을 수도 있었다. 누군가가 셰익스피어의 머리를 가져갔다면 그는 저주를 받았을 수도 있다. 교회는 시체 도굴 이야기나 셰익스피어의 저주에 대한 이야기가 진실인지 허구인지를 알아보려고 무덤을 파헤칠 생각은 없다고 밝혔다.


## 어떤 죽음의 진실이 밝혀지다


발전한 지하 탐사 레이더와 얼굴 복원 기술은 수 세기 동안 전해 내려온 신화와 전설에 찬물을 끼얹고 있다. 하지만 수많은 의문을 파묻어버리는 동시에 끄집어내기도 한다. 현대의 한 분석에 따르면 전설이 진실일 수도 있다는 것이다.

12세기의 윌리엄 롱게스피(William Longespée, 1167?~1226) 머리뼈는 다소 불길한 이유로 기억되고 있다. 롱게스피(긴 검을 뜻하는 가명)는 잉글랜드 왕 헨리 2세와 그의 정부(情婦) 이다 드 토스니Ida de Tosny의 사생아로, 사자왕 리처드와 존 왕의 의붓형제가 되는 셈이었다. 이때는 왕의 친족이라는 사실이 목숨을 위협할 수도 있는 시기였다. 이들의 어린 조카 아서Arthur는 성년이 되지도 못했다. 왕좌를 노린 교활한 존에게 살해당하고 말았다.

윌리엄 롱게스피는 오랜 세월 프랑스의 의붓형제 리처드와 함께 싸웠다. 하지만 사자왕 리처드가 1199년에 석궁 화살에 맞아 괴저병으로 죽자 그는 한층 서늘한 기후의 잉글랜드로 돌아갔다. 그곳에서 또 다른 의붓형제 존 편에 섰지만 존은 악한으로 악명이 높았고 주변에 적이 많았다. 다른 귀족들이 존에게 등을 돌렸을 때도 롱게스피는 충성을 다했다. 존의 어린 아들 헨리 3세에게도 충성을 바쳤다.

1226년 윌리엄 롱게스피는 갑작스럽게 사망했다. 거의 60세에 가까운 나이였지만 사망 원인이 명확하지 않았다. 자연적 원인이 아닌 다른 이유로 롱게스피의 건장한 육신이 무너져내린 것이 분명했다. 이렇게 롱게스피가 사망하자 막강한 영향력을 지닌 켄트의 백작 허버트 드 버그Herbert de Burgh가 범인으로 지목됐다. 독살이 의심되는 상황이었다. 13세기 잉글랜드에서 귀족이 사망하고 음모설이 제기됐지만, 당시 상황에서 무엇을 할 수 있었을까? 할 수 있는 일이 많지 않았다. 별수 없이 롱게스피는 그대로 관에 담겨 묻혔다. 매혹적인 솔즈베리 대성당에 매장된 최초의 사람이었다. 롱게스피는 6년 전에 솔즈베리 대성당의 주춧돌을 놓았고, 이후 그 예배 장소를 후원해온 인물이었다.

1791년 롱게스피의 관이 열렸고, 그의 머리뼈 속에서 생쥐 미라가 발견되었다. 생쥐가 썩어가는 육신의 달콤한 냄새에 홀려 관 속으로 들어간 것 같았다. 시신이 부패하기 시작하면서 생쥐는 든든하게 배를 채웠을 것이다. 생쥐는 롱게스피의 두뇌 속 연조직을 야금야금 파먹어 들어갔다. 어쩌면 척수 신경이 뻗어나오는 머리뼈바닥의 커다란 타원 구멍으로 들어갔는지도 모른다. 롱게스피가 독살당했다면 생쥐도 유해에 남은 독을 먹었을 것이다.

생쥐 미라는 잘 보존되어 있었다. 수년 후, 생쥐 미라를 분석하자 비소를 먹고 죽은 사실이 밝혀졌다. 그 덕분에 생쥐의 사체가 잘 보존된 것이었다. 그때보다 수 세기 후에는 비소를 방부처리용으로 사용했지만 롱게스피가 왕국의 기틀을 세우고 프랑스와 맞서 싸웠던 13세기에는 그렇지 않았다. 결국 윌리엄 롱게스피는 살해됐을 가능성이 있다. 생쥐는 지금도 여전히 솔즈베리의 박물관에 잘 보존되어 있다. 그곳에 가면 롱게스피의 무덤과 함께 생쥐를 볼 수 있지만, 무엇보다도 생쥐를 핥는 짓은 절대 하지 마라.

# 3     전시되길 원한
### 제러미 벤담의
### 머리

머리뼈 중에는 도난당하거나 파내어져 전리품으로 전시되거나 술잔으로 사용된 것도 있지만, 온전하게 보존되어 역사 속에서 한 자리를 차지한 것도 있다. 즉, 연결조직과 근육, 피부가 여전히 뼈에 붙어 있지만 쾌적한 상태로 보존되지는 못했다.

타당한 이유를 말하면, 런던대학교에서 거의 200년간 보존된 제러미 벤담(Jeremy Bentham, 1748~1832)의 머리를 볼 수 있도록 허락해줄 것이다. 단, 예쁜 광경은 아니니 마음의 준비를 단단히 하시라.

## 자신의 머리가 전시되길 바란 벤담

제러미 벤담은 철학자이자 사회 개혁가로, 조지 왕조 시대의 우아한 괴짜라는 표현이 잘 어울리는 사람이었다. '최대 다수의 최대 행복'이 옳고 그름을 가르는 척도라고 주장하는 공리주의 utilitarianism에 관한 철학으로 명성을 얻은 사람이다. 또한 자기 머리를 한 가지 이상의 방식으로 사용해서 유명해졌다.

제러미 벤담은 교육에 관심이 많았고, 어떻게 하면 사람들이 서로에게 가장 유용한 존재가 될 수 있는지 생각했다. 또한 사후에 시신을 제대로 활용하지 못하는 것을 안타깝게 여겼다. 당시 학습용으로 의사와 의대생들이 사용할 수 있는 시체 수는 극히 적었다(그러잖아도 적은 시체가 비공식적인 경로로 들어오는 일이 잦았다). 그 밖에 다른 시체는 살아 있는 사람들에게 아무런 가치를 제공하지 못한 채 썩어서 흙으로 돌아갔다. 이에 제러미 벤담은 시체를 유용하게 활용해 묘지 수요도 감소시키는 방법을 제안했다. 어떤 방법이었느냐고? 바로 죽은 사람으로 가득 채운 대형 박물관을 만드는 방법이었다. 참으로 기괴한 방법이 아닌가? 그런 탓에 이 방법은 좀 더 고심해볼 필요가 있었다.

제러미 벤담은 자기 아이디어를 채택해달라고 사회를 설득하려면 자기 머리를 전시하는 게 가장 좋겠다고 생각했다. 또한 전시된 자기 머리로 인해 사람들이 시체와 친밀해지면서 '죽음의 공포가 감소'하길 바랐다. 제러미 벤담은 시신을 생전 모습 그대로 보존한다는 아이디어를 '오토 아이콘auto-icon'이라 부르며, 모든 사람이 자기 생각을 따르기를 바랐다. 시신을 실물과 똑같이 만들려면 지푸라기를 집어넣은 옷을 입혀야 하고, 그렇게 만든 시신은 마음의 안정을 얻고자 거실이나 사무실 한쪽 구석에 세워둘 수도 있었다. 제러미 벤담은 자기 머리를 '뉴질랜드 사람처럼' 보존해서 맨 앞에 전시해야 한다고 했고, 의사이자 친구인 사우스우드 스미스Southwood Smith에게 그 일을 맡겼다. 1832년에 제러미 벤담이 사망하자 스미스는 웹스트리트 해부학 교실Webb Street Anatomy School에서 벤담의 시신을 해부해 친구의 바람을 이루어주었다. 하지만 벤담의 시신은 그의 의도와 정반대되는 상태가 되고 말았다. 보존 과정이 계획대로 진행되지 않아 얼굴 모양이 망가졌다. 미라가 된 벤담의 머리는 죽음과 부패의 심리적 영향력을 감소시키는 게 아니라 공포의 집 전시물과 비슷해졌다.

결국 스미스는 벤담을 닮은 밀랍 모형을 그의 머리로 사용했고, 벤담의 진짜 머리는 오랜 세월 동안 오토 아이콘 발치의 상자에 보관했다. 그런데 벤담의 머리가 표적이 되면서 도난당하고, 발에 차여 굴러다니고, 휠체어에 실려 회의에 들어가 결정적 표를 던졌다(언제나 동의에 표를 던졌다)는 이야기가 회자되었다. 1975년 킹스칼리지King's College 학생들은 벤담의 머리를 훔친 다음 자선행사 주간에 기부금을 내면 돌려주겠다고 했다. 그 이후, 벤담의 머리는 더 이상 전시되지 않았으며, 견물생심이 생기지 않게 감춰졌다. 이제는 벤담의 머리에 접근하기가 더욱 어렵다. 이는 벤담이 바랐던 바가 전혀 아니었다. 하지만 비위가 좋은 사람이라면 지금도 벤담의 바람대로 그의 머리를 볼 수 있다. 바로 지금 벤담의 머리를 구글 이미지에서 검색해보기로 마음먹었다면 악몽에 시달릴지도 모르니 조심하기를 바란다.

벤담의 머리를 '뉴질랜드 사람처럼' 보존하려는 시도는 완벽히 실패했다. 그 결과가 너무 끔찍해서 공개적으로 전시하지 못할 정도였다. 벤담은 대체 무슨 생각을 했던 걸까? 19세기에 영국이나 다른 나라에서 수집해 전시했던 마오리족의 머리를 봤던 게 분명했다. 마오리족은 몇 세대에 걸쳐 조상을 숭배하면서 보존 과정을 완벽하게 완성했다. 그 과정을 똑같이 재현하는 것은 쉬운 작업이 아니었다. 하지만 벤담의 머리는 전시에 관한 동의를 얻었다는 점에서 뉴질랜드에서 강탈해 온 마오리 문신이 새겨진 머리와 크게 달랐다. 벤담은 자기 머리가 전시되기를 바랐다. 반면 마오리족 머리의 주인들은 조상 땅을 떠날지 말지 선택하거나 말할 기회가 전혀 없었다.


## 승전의 상징이 된 머리

문신이 새겨진 머리는 마오리족 조상들의 것이다. 시신에서 머리를 떼어내 특수한 관행에 따라 보존했다. 제일 먼저 빠르게 부패해서 악취가 나는 물렁물렁한 조직인 뇌와 눈을 도려냈다.

이후에는 모든 구멍을 아마 섬유와 수지, 밀랍으로 막았다. 그다음에는 머리를 굽거나 훈연해서 햇볕에 말렸다. 마지막으로 겉에는 상어 기름을 바르고 속에는 진흙을 채워 넣었다. 이렇게 머리를 보관하면 죽은 자는 영예롭게 기억되고 존중받았다. 이 절차는 선조의 외양뿐만 아니라 족장들이 평생 얼굴에 하고 다녔던 중요한 문신을 보존했다. 얼굴 문신은 계급과 지위, 가문, 행적, 업적을 드러낸다. 지위가 높은 족장은 얼굴 전체에 문신을 새겼다. 지위가 높은 여성도 문신을 새겼지만, 턱과 입술에 한했다. 살해한 적의 머리도 그런 식으로 보존했지만, 마오리족 머리와 똑같이 존중하지는 않았다. 그보다는 전리품으로 과시하고 조롱했다.

몸통에서 잘라낸 머리는 식민지 개척에 열을 올리던 유럽인들의 시선을 사로잡았다. 유럽인들의 눈에 비친 마오리족 머리는 존중해야 할 전통이 아니라 진귀품이나 전리품으로 고국에 가져갈 수집 목록에 포함됐다. 처음으로 고국 땅을 떠난 머리는 1770년대에 살았던 열네 살 남자아이의 것이었다고 한다. 남자아이의 가족은 군함 인데버Endeavour호에 승선한 영국인 자연과학자 조지프 뱅크스Joseph Banks와 거래할 마음이 별로 없었다. 그런 그들의 결정을 도와준 것은 머스킷 총이었다. 결국 남자아이의 가족은 총에 맞지 않고 팬티 몇 장을 얻는 대가로 신성한 머리와 이별했다.

머지않아 마오리족 머리를 거래한다는 소식이 널리 퍼져 나갔고, 유럽과 영국, 미국으로 들어가는 머리가 수백 개에 달했다. 그 결과, 보존된 머리는 공급 부족에 시달렸다. 이런 상황에서 누군가가 보존된 머리가 부족하면 새로 만들면 된다는 기발한 아이디어를 떠올렸다. 노예와 죄수를 골라 문신을 새기고 살해해서 그들의 머리를 교환하거나 팔 수 있었다. 이러한 모조 머리가 진짜 마오리족 머리와 함께 들어와 멋들어진 트로피 진열장과 서구의 만찬 연회를 장식했다.

　　지난 몇십 년 동안 마오리족은 조상들의 머리를 돌려달라고 요구했고, 현재는 그러한 노력의 성과가 나타나고 있다. 2010년, 프랑스가 문신이 새겨진 몇몇 마오리족 머리를 반환하면서 그 소식이 대서특필되었다. 하지만 그게 쉬운 일은 아니었다. 금세기 초에 신임 큐레이터가 루앙<sup>Rouen</sup>의 프랑스 박물관 업무를 떠맡았다. 그는 박물관 내부의 보관소를 살펴보다가 눈에 띄는 미라 머리를 발견했다. 무늬로 보아 마오리족 문신이 새겨진 뉴질랜드 원주민 마오리족의 건조한 머리였다. 큐레이터는 그 머리를 박물관 창고에서 먼지를 뒤집어쓰게 두기보다는 뉴질랜드로 돌려보는 게 낫다고 판단했다. 당시에 이미 상태가 적절하지 않아서 더 이상 전시할 일도 없는 머리였다. 하지만 문제가 있었다. 당시 프랑스 법률이 박물관 소장품 반환을 금지하고 있었다. 그런 탓에 프랑스 정부는 큐레이터의 영예로운 계획에 제동을 걸었다. 프랑스 정부의 주장에 따르면 마오리족 머리는 '문화의 일부'로, 더는 인간의 유해가 아니고, 프랑스 문화에 중요한 인공

유물이었다. 하지만 마오리족 문신이 새겨진 머리의 표정을 본다면 인공 눈이 박혀 있다 해도 그 머리가 더는 인간의 유해가 아니라고 말하기 힘들 것이다. 그런데도 프랑스 정부는 마오리족 머리의 뉴질랜드 반환을 중단시켰다. 마오리족 머리 반환이 위험한 선례가 될까 봐 두려웠기 때문이었다. 영어 관용구 '벽장 속의 해골skeleton in the closet'처럼 숨겨진 비밀이 드러날 것을 염려했기 때문이다. 즉, 마오리족 머리를 반환하기 시작하면 다른 유물들의 반환 요구도 잇따를 것이고, 결국 박물관의 진열장이 비게 될 거라는 걱정이 작용한 것이다.

호텐토트(남아프리카의 유목민-옮긴이)의 비너스로 알려진 코이코이족 여성 사라 바트만(Sarah Baartman, 1789~1815)의 이야기도 있다. 오늘날 비하 표현으로 여겨지는 '호텐토트의 비너스'라는 이름은 바트만뿐만 아니라 다른 아프리카 여성들을 통칭하는 말로 사용되었다. 이 아프리카 여성들은 19세기 초에 고향 땅에서 끌려와 유럽 전역의 쇼에서 전시되었다. 바트만은 특히 엉덩이에 다량의 지방이 쌓이는 둔부지방경화증 증상을 보였다. 바트만의 종족 내에서는 흔한 증상이었지만 유럽에서는 이를 조롱하고 희화화하며 구경거리로 삼았다. 바트만은 그렇게 이용당하고 학대당했다. 1815년 바트만이 사망했을 때도 학대는 계속되었다. 바트만의 뇌와 뼈, 성기가 파리의 한 박물관에서 보존된 채 전시되었다. 이러한 전시는 무려 1970년대까지 이어졌다. 넬슨 만델라Nelson Mandela가 바트만의 유해 반환을 요구한 지 몇 년이 지난 2002년에는 프랑스가 이전에 마오리족의 머리 반환을 거부한 것과는 달리 바트만의 유해를 고향으로 돌려보내기로 했다. 이로써 프랑스 법률의 문제점이 또다시 제기되었다. 2010년 프랑스 하원에서는 프랑스 전역의 박물관에 소장된 마오리족 머리 16구를 반환하는 데 투표했다. 현재는 300개 이상의 미라 머리가 뉴질랜드로 반환되었다. 하지만 고향 땅으로 돌아가 존엄하게 매장되기를 기다리는 유골은 여전히 많다.

뉴질랜드에서만 머리를 승전의 상징으로 삼은 것은 아니었다. 1838년, 현재의 가나 지역에 거주했던 아한타Ahanta 부족의 통치자 바두 본수 2세(King Badu Bonsu II, ?~1838)는 네덜란드 사절 두 명을 참수하고 그 머리를 왕좌 위쪽에 장식으로 걸어두었다. 네덜란드 사절이 어쩌다가 통치자의 심기를 거슬렀는지는 알려지지 않았다. 네덜란드는 보복 조치로 바두 본수 왕을 참수했다. 그 이후 바두 본수 왕의 잘린 머리가 어떻게 됐는지는 아무도 알지 못했다. 그런데 최근에 이르러 바두 본수 왕의 머리가 병 속의 포르말린 용액에 절여져 네덜란드 박물관에 나타났다. 그 머리는 아한타 부족과 가나로 반환되었다. 전 세계 곳곳에 흩어진 머리가 고향 땅으로 돌아가고 있다.

하지만 몇몇 머리는 여전히 자랑스럽게 전시되고 있다. 종교적 유물이라는 말이 마치 법률과 같은 효력을 발휘하는 것 같다. 성인(聖人) 올리버 플런켓(Oliver Plunkett, 1625~1681)의 머리는 제러미 벤담의 머리와 비슷하게 악귀 같은 분위기를 풍기는데도 아일랜드에 전시되어 있다. 게다가 어린 학생들이 정기적으로 그 종교적 유물을 관람한다. 어린이들이 봤다가는 악몽을 꿀지도 모르는 유물이다. 그런데도 절단된 머리는 아일랜드의 항구도시 드로이다Drogheda에 자리한 성 피터 교회St. Peter's Church의 우아한 황금 예배당에 모셔진 채 가치 있는 유물로 인정받고 있다.

플런켓은 1681년에 대역죄로 처형당했다. 그는 말에 매달려 형장으로 끌려간 뒤 교수형에 처해졌으며 이후 사지가 절단되었다. 그는 찰스 2세 암살 음모를 꾸몄다고 날조해 가톨릭교를 배척한 구교도 음모 사건Popish Plot의 희생자 중 한 명이었다.

이 음모는 영국인 티투스 오츠Titus Oates가 날조해낸 것으로, 가톨릭에 대한 공포와 반가톨릭 광풍을 널리 퍼트렸다. 많은 사람이 이 사건에 연루되었다는 혐의로 처형당했지만 결국 완벽히 조작된 사건임이 밝혀졌다. 아마Armagh주의 대주교이자 전 아일랜드의 수석 주교인 플런켓은 '가톨릭 신앙을 설파'한 혐의로 유죄 판결을 받았다. 오늘날 그의 미라화된 머리는 종교적 박해의 상징으로 남아 있다. 절단된 시신은 교수형 당했던 장소에 묻혔다. 하지만 플런켓의 머리는 수녀들이 훔쳐서 로마로 가져갔다. 1921년 그의 머리는 다시 아일랜드로 돌아왔다. 그리고 수 세기에 걸친 종교적 혼란의 역사를 오늘날까지 우리에게 전해주고 있다.

## 오랜 시간 이어진 유물 사냥

유물 사냥은 여전히 계속되었다. 19세기에 오스트레일리아를 식민지로 만든 정착민은 흩어진 유해를 대량으로 가져와 전 세계로 보냈다.

오스트레일리아 원주민의 시신은 부위별로 절단되어 사냥꾼의 진열장과 벽에 전시되는 사슴처럼 인기 있는 전리품이 되었다. 대체로 오스트레일리아의 가정에 전시되었지만, 영국과 미국, 유럽 같은 해외로 보내지기도 했다. 많은 시신이 교육용이라는 이름으로 기관에 흘러들어 갔다. 10년 전, 오스트레일리아 정부는 원주민 900명의 유해가 여전히 머나먼 이국땅에 있다고 추정했다. 기관에 들어간 시신은 교육용으로 의대생과 의사의 메스 아래 해부되었다. 이 중 많은 시신이 병원과 교도소, 보호소에서 들어왔다. 이와 똑같은 목적으로 새로 무덤에서 파낸 시신도 있었다. 유럽과 미국에서 골상학이라는 유사 과학이 유행하면서 머리뼈는 초인기 상품이 되었다. 오스트레일리아 원주민의 머리뼈는 몇몇 다른 머리뼈보다 손에 넣기가 훨씬 쉬웠다. 이 중 많은 머리뼈는 개인 수집자의 손에 들어갔다. 스미스소니언협회에 들어간 다른 머리뼈는 2010년에 오스트레일리아로 반환되었다. 그중에서 오스트레일리아 원주민의 머리뼈 하나는 윌리엄 램지 스미스<sub></sub>William Ramsay Smith가 스코틀랜드의 에든버러 의대에 있는 친구에게 보냈다. 절이거나 말린 온갖 종류의 신체 부위도 함께 보냈다. 스미스가 보낸 머리뼈에는 총상 흔적이 뚜렷하게 나 있었다.

뉴질랜드와 마찬가지로 오스트레일리아도 현재 몸통에서 분리된 머리뼈 반환을 요구하고 있다. 카나바이갈Kanabygal이라는 오스트레일리아 원주민 전사는 1816년에 총살당한 후에 참수되었다. 그의 머리는 전리품이 되어 현재는 다른 725구의 오스트레일리아 원주민 유해와 함께 캔버라의 오스트레일리아 국립 박물관에 소장되어 있다. 오스트레일리아 원주민은 인류 역사에서 '빠진 고리'로 여겨졌다. 특히 원주민 거주지인 아넘랜드Arnhem Land 사람들은 네안데르탈인과 비슷해서 이들의 시신은 철저히 연구 대상이 되었다. 심지어는 '오스트레일리아의 석기 시대 사람'으로 불리기도 했다. 그 결과 그들의 신체는 해부되고, 찔리고, 조사받고, 전시되었다. 이 중에서 남다른 존재가 있었으니, 그가 바로 카나바이갈이다. 그는 이름이 기록된 데다 그의 머리뼈가 보관소에 들어오게 된 과정까지 알려진 유일한 인물이었다. 다른 유해들은 대부분 이름조차 남아 있지 않았으며, 그에 얽힌 개인사도 알 길이 없었다. 그러나 이제 이들 유해 전체에 관한 이야기는 박물관을 통해 전해지고 있다.

석회암 평원에 살았던 응감브리Ngambri 부족의 순수 혈통을 이어받은 마지막 후손 온용OnYong은 1850년에 사망했다. 창에 찔린 게 사망 원인이었다. 아니, 정확하게 말하자면 창을 든 사람에게 살해당했다. 온용은 매장됐지만, 오래지 않아 정착민들과 스미스윅Smithwick이라는 방문자가 그의 유해를 파내어 머리뼈를 가져갔

다. 그 후 스미스웍이 온용의 머리뼈를 설탕 그릇으로 만들었다
는 이야기가 떠돌았다. 잉크통으로 만들었다는 이야기도 나돌았
다. 온용의 후손은 그의 머리뼈가 설탕 그릇이나 잉크병으로 변
해 오스트레일리아의 수도 캔버라에 개인 소장품으로 남아 있다
고 믿는다. 2014년에는 오스트레일리아인 리포터 폴 데일리Paul
Daley가 이렇게 말했다.

"수집가로 추정되는 사람이 내 전화를 받지 않는다."

전 세계에 흩어진 신체 부위가 벤담의 유해처럼 존중받으며
고향 땅으로 돌아가는 그 날이 오려면 시간이 좀 걸릴지도 모르
겠다.

# 4     아인슈타인의
## 도둑맞은
## 두뇌

1997년 어느 화창한 월요일 아침, 알베르트 아인슈타인(Albert Einstein, 1879~1955)의 도난당한 뇌가 미국을 가로지르는 여행길에 올랐을 때였다. 나는 해부학 실험실에 쭉 늘어선 절개된 인간의 두뇌를 내려다보고 있었다. 해부학 수업 시간이라서 포르말린으로 고정해 1센티미터 두께로 잘라놓은 두뇌가 탁자 위에 놓여 있었다.

"모두 이쪽으로 오세요."

해부학 강사가 하얀색 가운을 입은 학생들에게 말했다. 그러자 학생들이 두뇌 표본 가까이 몰려들었다. 그런데 내 발걸음은 전혀 안정적이지 못했다. 조각조각 썰어놓은 뇌를 보고 충격을 받아 비틀거린 게 아니었다. 진짜 이유는 따로 있었다. 전날 밤에 럭비 경기를 보면서 친구들과 술 마시기 게임을 한 탓이었다. 내 간은 아주 유용하게 기능하며 알코올을 분해하고 있었지만 아직은 화학물질이 내 뇌, 특히 균형을 담당하는 소뇌까지 영향력을 발휘하는 상태였다.

해부학 강사는 눈치가 빨랐다. 내가 아직 술기운을 떨쳐내지 못한 걸 알아차리고 나를 콕 집어서 도와달라고 한 것이 분명했다. 해부학 강사는 꼬집고 찌르고 구불구불한 선을 따라 손을 움직이는 기술처럼 소근육 통제력을 한껏 발휘해야 하는 복잡한 수술법을 여럿 가르쳐주었다. 하지만 나는 그중 무엇 하나도 제대로 해내지 못했다. 나의 소근육 통제력이 바닥인 상태였다. 나는 그게 일시적인 현상이기를 바랐다. 그날의 수업은 오랫동안 내 기억에 남았다. 그 후로 다시는 술을 마시지 않겠다고 했지만 내 입으로 내뱉은 말을 지키지 못했다. 당연히 음주도 교육상 필요하다는 구실을 대면서 말이다.

그날 해부학 실험실 탁자에 몰려들었던 학생들은 눈앞의 두뇌로 눈을 돌려 각각의 부위를 확인해보고 각 부위의 다양한 기능을 이야기했다. 내 두뇌는 술기운에 몽롱해졌을지 몰라도 내 심장은 눈앞의 광경에 매혹되었다.

## 우리 몸에서 가장 신비로운 기관, 두뇌

뇌를 들여다보려면 먼저 머리뼈 뚜껑을 열어야 한다. 그런 다음 눈에 보이는 뇌막을 조심스럽게 벗겨내면 마침내 그 아래에서 젤리 같은 덩어리가 모습을 드러낸다. 이 검사에서 두뇌의 작용을 알려주는 몇 가지 명백한 단서가 나온다. 그렇지만 인체 중에서 들여다보는 것만으로 그 기능을 알아내기 가장 까다로운 부위가 바로 두뇌다. 뼈 구조는 강도와 안정성, 근육 부착부의 기능을 알려준다. 심방과 심방의 혈관을 보면 심장이 뛰면서 혈액을 공급해주는 펌프 역할을 한다는 사실을 알 수 있다. 폐와 공기관(폐로 공기를 보내는 관-옮긴이)에 부착된 공기주머니를 관찰해보면 공기 속에 뭐가 들어 있는지, 공기가 무슨 역할을 하는지는 몰라도 그곳에서 공기가 움직인다는 사실을 알 수 있다. 하지만 두뇌를 꺼내서 그 모양과 구조를 들여다본다 해도 두뇌가 인간의 개성과 의사 결정, 자율신경 기능과 의도적 움직임, 기억, 심지어는 꿈까지 조정하는 곳이라는 사실을 즉각 알아차릴 수는 없다.

두뇌는 사람마다 다르다. 하지만 머리뼈에서 잘라내 포르말린에 절이고 스테이크처럼 두툼하게 썰어놓으면 네 것 내 것 가릴 것 없이 다 비슷해 보인다. 두뇌는 스스로 신경회로를 바꾸는 신경가소성 neuroplasticity 덕분에 개개인의 인생 경험에 따라 세포 차원에서 다르게 형성된다. 그런데도 그렇게 유사하다니 놀랍기 그지없다.

지금 이 책을 읽고 있는 여러분의 뉴런은 읽기와 문자 인식을 담당하는 두뇌 영역에서 발화하고 있을 것이다. 혹시 이 책을 귀로 듣고 있다면 두뇌의 다른 영역이 언어를 듣고 인식하기 위해 바쁘게 움직일 것이다. 사람의 뇌를 잘라 절여서 해부대에 올려놓는다고 생각하면 거부감을 느낄 수도 있다. 어쩌면 누군가는 그렇게 반응하지 않을지도 모른다. 당신의 뇌는 오히려 이렇게 생각할 수도 있다. '오, 짜릿한데!'

1861년 프랑스인 피에르 폴 브로카Pierre Paul Broca는 언어 능력을 관장하는 두뇌의 특정 영역을 발견했다. 피에르의 환자 두 명이 바로 그 부위의 뇌를 다쳐서 말하는 능력을 잃어버렸다. 보통 좌반구의 전두엽에 존재하는 뇌의 이 부위를 브로카 영역Broca's area이라고 부른다. 브로카 영역이 발견되면서 특정 기능을 수행하는 두뇌의 더욱 많은 부분도 밝혀졌다. 인간의 뇌는 손상되어야 관찰해볼 수 있다.

1848년 피니어스 게이지Phineas Gage는 버몬트에서 존경받는 철도 건설 현장 감독이었다. 폭발 사고로 크게 다치고도 살아남았지만, 예전만큼 존경받지는 못했다. 그 사고 경위는 이러했다. 발파공을 메워 다지던 게이지의 다짐봉에서 불꽃이 튀면서 화약이 폭발했고, 다짐봉이 창처럼 게이지의 왼쪽 눈 안쪽을 파고 들어가 정수리를 뚫고 나갔다. 이때 게이지는 의식을 잃지 않았다. 의사들은 처음에 다짐봉이 진짜로 게이지의 머리뼈를 꿰뚫고 나갔는지 의심했다. 게이지가 바로 쓰러져 죽지 않았기 때문이다.

게이지를 처음 진찰한 의사는 머리뼈 밖으로 튀어나온 뇌 일부분을 다시 안으로 집어넣었다. 보기 좋을 거라는 생각에 그랬던 것 같았다. 그 후 다른 의사가 게이지의 머리에 난 구멍 양쪽 끝에 손가락을 넣어 부서진 뼈와 뇌 조각을 제거했다.

그런 상태에서도 게이지가 살아남았으니 참으로 놀라운 일이었다. 하지만 더욱 흥미로운 일은 그 이후에 일어났다. 게이지의 성격이 완전히 달라진 것이었다. 사고 이후 그는 한시도 같이 지내기 힘든 사람으로 변해버렸다. 친구들은 게이지가 예전에 알던 자신들의 친구가 아니라고 했다. 게이지의 부상으로 성격과 자기 조절 능력, 자기 억제가 전두엽의 기능이라는 사실이 더욱 확실하게 드러났다. 그의 손상된 두뇌 영역이 바로 전두엽이었기 때문이다. 전두엽이 손상된 사람은 자신을 통제하지 못해서 예전에는 입밖으로 꺼낼 생각조차 못 했던 말을 아무렇지 않게 내뱉는다. 혹은 예전이라면 하지 않았을 터무니없는 행동을 한다. 퇴행성 신경 질환으로 전두엽이 손상되는 픽병<sup>Pick's disease</sup> 환자도 그와 비슷한 증상을 보인다. 사랑하는 사람이 전두측두엽 치매 유형인 픽병에 걸렸다면 그 사람이 완전히 다른 사람으로 변해가는 모습을 지켜볼 수밖에 없다. 어쩌면 픽병에 걸린 환자보다 그 사람을 지켜보는 주변 사람이 더욱 고통스러울지도 모른다. 게이지 사례는 픽병을 부분적으로나마 이해할 수 있게 도와주었다.

빅토리아 시대 골상학자들이 머리 모양에 따라 성격 유형과 생각이 달라진다고 잘못 추정했을 수 있지만, 이것이 시초가 되어 오늘날에는 두뇌에 각기 다른 기능을 관장하는 특정 부위가 있다는 사실이 잘 알려져 있다.

남다르다고 평가받는 인물의 두뇌를 해부해서 분석해보면 어떨까 하는 생각은 오래전부터 인기를 끌었다. 피니어스 게이지와 피에르 폴 브로카의 환자들 덕분에 뇌의 특정 기능을 알아냈듯이, 이제는 해부학적 구조로 그 차이를 살펴보고 싶다. 알베르트 아인슈타인처럼 아주 영리한 사람의 뇌나 교수대에서 교수형 당한 범죄자의 뇌, 정신 질환에 걸린 사람의 뇌, 혹은 베니토 무솔리니 Benito Mussolini 같은 독재자의 뇌는 무엇을 말해줄까?

## 천재의 뇌는 무엇이 다른가?

1879년에 태어난 알베르트 아인슈타인은 이론물리학자가 되었다. 흔히 인류 역사상 가장 영리한 사람 중 하나라고 불린다. '천재' 하면 누구나 우스꽝스러운 머리 모양에 콧수염을 기른 알베르트 아인슈타인을 떠올리기 일쑤다. 아인슈타인은 사고실험에 관해 저술한 논문 네 편을 종합해서 일반 상대성 이론을 창시했다. 또한 다들 실상은 제대로 알지도 못하면서 이해하는 척하는 양자물리학 이론도 제시했다. 하지만 천재도 영원히 살 수는 없다. 지금까지는 그렇다. 1955년 4월 18일, 아인슈타인은 뉴저지주 프린스턴의 병원에서 사망했다. 사인은 복부대동맥류 파열이었다. 이때 아인슈타인의 나이가 76세였다. 아인슈타인은 죽고 나면 자기 머리를 노리는 사람들이 있을 거라는 걸 잘 알았다. 그래서 자기 머리가 해부되거나 전시되는 걸 원치 않는다고 분명히 밝혔다. 그는 '사람들이 자신의 유골을 숭배하지 않도록' 화장되기를 원했다. 아인슈타인은 사람들의 유골 숭배 욕구를 진작 알아차렸다. 우주를 이해하는 것은 물론 사람의 본성까지도 꿰뚫어 본 것이다. 안타깝게도 그의 소망은 이루어지지 않았다. 아인슈타인이 사망한 지 몇 시간 만에 그의 머리가 사라졌다.

당직 병리학자는 토마스 스톨츠 하비Thomas Stoltz Harvey였다. 하비는 연락을 받고 무척 기뻐했을 것이다. 부검 대상이 마침 영웅으로 숭배하던 알베르트 아인슈타인이었으니까. 하비는 사인을 밝혀낸 후에 마음속 영웅이었던 사람의 소망을 저버렸다. 그는 아인슈타인의 뇌를 보관했다. 눈까지 빼내어 아인슈타인의 안과 의사에게 건넸다. 뇌의 대부분이 40년 동안 유리병에 보관되었다. 하비는 아인슈타인의 뇌를 240조각으로 잘라 박편으로 만들고 이리저리 찔러보고 촬영했다. 뇌의 작은 부위까지 전부 다 연구했고, 몇몇 조각은 미국 전역과 전 세계의 실험실과 과학자들에게 보냈다.

무엇을 확인하고 싶었던 걸까? 모양이 보통 뇌와 다른지, 크기가 보통 뇌와 다른지, 대뇌피질에 '천재가 되는 길'이라고 적힌 작은 표지판이 있는지, 아니면 재생성할 수 있는 뭔가를 찾아내고 싶었던 걸까? 천재 모드는 정확하게 찾아내서 활성화할 수 있는 것일까? 하비는 아인슈타인의 뇌를 연구했지만 더욱 똑똑해지지는 못했다. 하지만 흥미로운 관찰을 다양하게 할 수 있었다.

현미경으로 관찰했을 때 아인슈타인의 뇌에는 신경교세포glial cells가 보통 사람보다 훨씬 많다는 사실을 발견했다. 중추 신경 조직의 일부인 신경교세포는 신경세포를 도와주고, 산소와 영양소를 공급해주며, 신경세포를 둘러싸는 미엘린myelin을 생성하는 역할을 한다. 아인슈타인의 뇌에는 신경교세포가 증가해서 회색질을 더욱 든든하게 지지해주는 것 같았다. 연구자들은 또한 아인슈타인의 뇌량corpus callosum이 훨씬 더 두껍다는 사실도 발견했다. 뇌량은 좌뇌와 우뇌를 연결하는 구조로 추상적 사고와 의사 결정, 시각적 처리 등을 관장하는 영역들의 소통을 더욱 원활하게 해준다. 아인슈타인은 선천적으로 뇌량이 두꺼웠던 것 같다. 덕분에 두뇌 영역 간의 소통이 원활해서 일반적인 사상가들보다 훨씬 창의적인 사람이 될 수 있었는지도 모른다. 아니면 뇌를 재구성하는 신경가소성 덕분에 아인슈타인이 사고하고 노력할수록 뇌량이 두꺼워졌을 수도 있다. 그런데 아인슈타인의 뇌 대부분이 비교 대상인 일반적인 뇌와 별반 다르지 않았다는 사실은 크게 주목받지 못했다.

1990년대 말, 미국인 작가 마이클 패터니티Michael Paterniti가 당시에 80대였던 하비 박사에게 연락했다. 두 사람은 아인슈타인의 뇌에 관해 이야기를 나누었다. 병리학자 하비 박사는 아인슈타인의 뇌를 새로운 보금자리로 옮기고 싶다고 했다. 이에 패터니티가 (아인슈타인의 뇌와 함께) 하비 박사를 자기 차로 태워주겠다고 하자 하비 박사는 흔쾌히 좋다고 했다. 아인슈타인의 뇌가 든 유리병을 싣고서 캔자스에서 캐나다 온타리오주 해밀턴까지 차로 11일 동안 이동했다. 해밀턴에 도착한 아인슈타인의 뇌는 맥매스터대학교McMaster University에 전달되었으며, 오늘날까지 그곳에 보관되어 있다.

아인슈타인의 더 많은 뇌 조각과 현미경 슬라이드 표본은 필라델피아의 무터 박물관과 메릴랜드의 국립 보건의학 박물관에 소장되어 있다. 전 세계의 먼지 쌓인 수집품 중에도 아인슈타인의 뇌 조각이 있을 것이다. 또한 자신의 우상인 아인슈타인을 찾아다니는 다큐멘터리를 제작한 일본인 수학자도 하비 박사에게 요청해서 아인슈타인의 뇌 조각 하나를 얻었다.


## 뇌를 노리는 사람들


현재까지의 연구에 따르면, 학자나 범죄자와 일반인의 뇌 구조 사이에 뚜렷한 차이점은 발견되지 않았다. 뇌는 까놓고 보면 별반 다르지 않을지도 모른다. 근원적인 해부학적 구조가 아니라 개개인의 선택이나 처한 환경이 삶의 결정에 영향을 미칠 수도 있다.

뇌 연구는 새로운 기술과 더욱 성능 좋은 현미경, 혹은 새로운 지식을 동원해 뇌 내부의 차이점을 더욱 많이 파악할 수 있는 날이 오기를 기대하며 계속되고 있다. 이 목적을 달성하기 위해 200개가 넘는 러시아 과학자의 두뇌가 현재 모스크바의 러시아 두뇌 연구소에 보관되어 있다. 이들의 두뇌는 다시 한번 빛을 발할 날을 기다리고 있다. 블라디미르 레닌의 뇌도 그곳에 있다.

아인슈타인이 자연사하기 10년 전인 1945년 파시스트 독재자 무솔리니(Benito Mussolini, 1883~1945)가 처형당했다. 무솔리니는 총살당했고, 그의 시신은 정부(情婦)의 시신과 나란히 거꾸로 매달렸다. 구경꾼들은 그 두 구의 시신을 향해 욕설을 퍼부었다. 무솔리니의 시신 중 남은 신체 부위는 보복의 손길을 피해서 수년 동안 숨겨져 있었다. 하지만 전부 다 그런 것은 아니었다. 무솔리니의 뇌는 독재자 무솔리니의 정신을 연구하고 싶었던 미국인들의 손에 들어갔다. 미국인들은 무엇보다 매독 감염 여부를 밝혀내려고 무솔리니의 뇌를 실험했다. 이 실험에서는 결론이 나지 않았지만, 그것만이 무솔리니의 뇌를 손에 넣은 유일한 목적은 아니었다. 무솔리니의 뇌는 전리품이기도 했다.

무솔리니의 뇌는 1966년에 가족의 품으로 돌아갔지만 전부다는 아니었다. 그중 일부분은 여전히 미국에 보관되어 있었다. 2009년, 무솔리니의 손녀가 경찰에 신고하면서 그 사실이 밝혀졌다. 무솔리니의 손녀는 누군가가 이베이 경매 사이트에서 베니토 무솔리니의 뇌 일부와 혈액이 들었다고 추정되는 유리병을 팔고 있다고 신고했다. 파시스트 수집품은 여전히 인기 있는 자산이다. 판매자들은 무솔리니의 신체 부위를 1만 5천 유로에 팔았다. 무솔리니의 시신이 매달려 전시됐을 때 발길질에 채이고 머리에 총알까지 박혔다는 이야기가 사실이라면 그 상태가 좋을 리 없다. 21세기에도 신체 일부는 여전히 기념물로 삼으려는 사람들에게 도난당하고 있다.

# 5  점자의 아버지,
     루이 브라유의
     눈

     우리 눈은 머리뼈 바깥에 있는 감각기관이어서 극히 다치기 쉽다. 눈은 뼈로 둘러싸인 눈구멍 속에 있어서 어느 정도는 보호받지만, 빛을 받아들이기 위해서 바깥세상을 향해 열려 있다. 또한 머리뼈 속에서 철저하게 보호받고 있는 뇌와 시신경으로 연결되어 있다. 수정체는 눈 뒤쪽에서 망막을 구성하는 감각 세포에 빛을 보낸다. 시신경은 자극을 모아서 뇌 뒤쪽의 후두엽으로 전달한다. 눈 주변의 근육은 뇌 신경이 분포되어 있어서 상하좌우 운동을 관장한다. 이 중 어느 한 곳만 잘못돼도 이 복잡한 체계가 무너질 수 있다. 실명은 선천적으로 타고나거나 외상, 감염, 혹은 자가 면역 질환으로 인해 후천적으로 나타날 수 있다.


## 눈을 멀게 한다는 것의 의미

역사를 통해 전해지는 이야기들 속에서 눈은 아주 중요한 의미를 지닌다. 특히 눈을 멀게 하는 것과 관련된 개념은 종교적·세속적 연관성을 불러일으킨다. 신은 죄를 처벌하거나 시력에 구애받지 않는 깨달음을 선물해주려고 인간의 시력을 빼앗았다. 다른 감각을 단련해서 지혜를 얻는 눈먼 현자 이야기는 오래전부터 전해져왔다. 아르고호 원정에서 사르미데소스Salmydessus의 국왕 피네우스Phineus를 만나는 그리스 신화, 시력을 잃고 나서야 무엇이 진정으로 중요한지를 알게 되는 글로스터Gloucester가 등장하는 셰익스피어의 「리어왕King Lear」, 현대의 글과 영화에 이르기까지 모든 문학 작품에서 눈을 멀게 하는 것은 상징적이다. 2003년도 영화 〈매트릭스 3: 레볼루션The Matrix Revolution〉에서 주변 세상의 진실을 알게 된 네오Neo에게는 더 이상 눈이 필요 없다.

눈에 화살을 맞고 사망한 군인들 이야기도 많다. 해럴드 고드윈슨Harold Godwinson은 1066년 헤이스팅스 전투에서, 헨리 퍼시Henry Percy는 1403년 슈르즈베리Shrewsbury 전투에서 눈을 다쳐 전사한 것으로 알려져 있다. 하지만 이 이야기는 둘 다 사실이 아니라고 한

고흐의 귀, 퀴리의 골수

다. 그보다는 그러한 최후가 악한에게 걸맞은 처벌이라고 암시해주는 도덕적 이야기에 가깝다. 실명은 또한 황제나 황위 계승자가 적에게 권력을 빼앗기지 않으려고 사용한 수단이었다. 눈을 도려내는 것은 거세와 함께 찬탈자에게 위협이 될지도 모르는 후계자의 탄생을 사전에 막으려고 사용한 중세의 고문이었다. 12세기 초, 국왕 헨리 1세의 사위가 죄수로 가둬두고 있던 젊은 남자의 눈을 멀게 했다. 그러자 남자의 아버지가 잉글랜드의 왕 헨리 1세에게 복수해달라고 청했고, 헨리 1세는 자기 손녀들의 눈을 도려내도 좋다고 했다. 헨리 1세의 손녀들이 그런 일을 당한다면 인생이 완전히 달라지고 장래가 막힐 게 분명했다. 이에 헨리의 딸이 아버지 헨리에게 화살을 겨누었다.

영웅적 행동을 칭송하는 이야기도 있다. 보헤미아의 눈먼 왕 요한Johann은 1346년 크레시 전투Battle at Crecy에서 적진으로 돌격하다가 50세의 나이로 사망했다. 10년 동안 앞을 보지 못했음에도 여전히 군사들과 함께 나란히 싸운 영웅이었다. 기원전 8세기에 태어난 그리스 시인이자 『일리아드The Iliad』와 『오디세이The Odyssey』를 저술한 작가 호머Homer가 시각장애인이었다는 설도 있다. 20세기 미국 작가이자 시청각장애인인 헬렌 켈러Helen Keller를 기리는 동상과 그녀의 인생을 담아낸 연극도 있다.

참으로 부끄러운 세태지만 시각장애인은 종종 사회적 약자로 강등당해 자선이나 동정을 구걸해야 했다. 하지만 시력을 잃고도 놀라운 일을 해낸 창의적 인물과 음악가, 작가, 정치가를 나열하자면 그 목록이 끝이 없다. 시각장애인 지도자는 역사상 모든 직업군에서 등장했다. 시각장애인은 오랜 세월 모든 문화권에서 숭배받는 동시에 경시당했다. 루이 브라유(Louis Braille, 1809~1852)는 어렸을 때 시각장애인이라고 놀림을 받았다. 남들과 동등하게 대우받고 싶었는데 존중받지 못하고 경시당하는 게 늘 불만이었다. 브라유는 교육자였지만 시각장애인이 글을 읽을 수 있게 도와주는 놀라운 발명품을 만들어낸 인물로 더 잘 알려져 있다.

프랑스 계몽주의 철학자 드니 디드로Denis Diderot는 1749년에 『시각장애인에 관한 서한Letter on the blind for the use of those who can see』을 저술했다. 그는 이 책에서 시각장애인이 촉각을 이용해 책을 읽을 수 있다고 했다. 바로 그다음 세기에 루이 브라유가 점자 체계를 고안해 디드로의 주장을 현실화했다.

## 눈이 없으면 손으로 읽는다

브라유는 두 세기 전인 1809년 1월에 프랑스 파리 동쪽의 쿠브레에서 태어났다. 전쟁이 한창인 시기였다. 나폴레옹 보나파르트 황제가 유럽 전역을 짓밟던 때였다. 브라유의 아버지는 가죽 세공인이었다. 브라유가 세 살 무렵 아버지 가게에서 놀다가 송곳을 집어 들었다. 나무 손잡이가 달려 있고 끝이 바늘처럼 뾰

족한 금속 송곳은, 할머니들이 봤다면 '그걸로 사람 눈을 파내겠다'고 대뜸 말할 법한 도구였다. 브라유는 가죽에 구멍을 내려고 애쓰는 아빠를 흉내 냈다. 하지만 송곳을 가죽 조각에 내리꽂는 순간 미끄러지고 말았다. 그 바람에 송곳의 날카로운 끝부분이 부드러운 액체가 가득한 눈을 뚫고 들어가 끔찍한 상처를 남겼다. 브라유는 그 일로 정말로 사람 눈을 파내고 말았다. 그것도 자기 눈을! 그 상처는 잘 낫지 않았고 곧 감염되고 말았다. 브라유의 다른 쪽 눈도 푹 꺼져 들어갔다. 육아종 포도막염에 대한 희귀한 양측성 자가면역 반응인 교감성 안염(한쪽 눈에 외상이 생긴 후, 손상되지 않은 다른 쪽 눈의 포도막에도 염증이 발생하는 질환-옮긴이) 때문일 가능성이 컸다. 육아종은 외상이나 감염에 반응해서 모여들어 형성되는 백혈구 덩어리다. 육아종이 자라는 곳은 포도막계다. 포도막계는 혈관이 가득한 조직층과 작은 근육으로 이루어진 모양체, 홍채가 있는 안구벽의 중간층이다. 교감성 안염은 상처에 반응해서 생겨나는데, 이것이 루이 브라유의 다른 쪽 눈과 시력마저 앗아갔다.

브라유는 지적이고 창의적이며 무엇이든 열심히 배우는 젊은이로 성장했다. 브라유의 아버지는 브라유가 나무와 가죽에 핀을 박아 넣어서 의사소통을 할 수 있게 도와주었다. 브라유는 지역 학교에 들어갔지만 읽기에는 한계가 있었다. 다른 아이들처럼 책을 읽고 싶은 마음이 간절했다. 열 살 때는 파리에 있는 국립 시각장애인 학교에 입학해서 뛰어난 성적을 올렸다. 브라유는 그곳에서 다른 시각장애 아동과 함께 양각된 문자를 손가락으로 더듬어 읽는 법을 배웠다. 하지만 속도가 느리고 시간이 오래 걸리는 방법이라서 사용하기 힘들었다. 묵직한 책을 손가락으로 더듬어 읽자면 시간이 아주 오래 걸렸다.

어느 날 한 방문객이 학교를 찾아왔다. 군인인 샤를 바르비에[Charles Barbier]였고, 그는 전쟁터에서 생각해낸 아이디어를 제시했다. 샤를은 어둠 속에서 손으로 만져 읽을 수 있는 돋은 점과 대시(-)로 된 체계를 개발했다. 그는 불빛과 소리가 눈에 띄지 않게 숨어들어야 하는 군인들의 위치를 드러낼 수 있어서 치명적일 수 있음을 알고 있었다. 따라서 좀 더 전략적인 의사소통 방식이 꼭 필요하다고 생각했다. 샤를의 동료들은 그가 만들어낸 체계를 받아들이지 않았다. 춥고 습한 한밤의 전쟁터에서는 군인들이 장갑을 껴야 했기 때문인 탓도 있었다. 어쩌면 브라유가 양각된 문자를 읽었던 방법처럼 속도가 너무 느린 방법이라서 그랬는지도 몰랐다. 샤를의 상관들은 그의 정신 나간 아이디어에 관심이 없었다. 어디서 많이 들어본 진부한 이야기 같지 않은가? 샤를은 시각장애인에게 유용한 체계가 될지도 모른다는 생각이 들어서 파리의 국립 시각장애인 학교를 찾아온 것이었다.

마침 브라유가 관심을 보이며 샤를의 체계를 응용해보려 했다. 샤를의 체계는 출발점으로는 괜찮았다. 하지만 브라유의 크고 묵직한 학교 교과서에 양각된 문자처럼 대시의 크기가 손가락 하나에 딱 들어맞지 않아서 빠르게 더듬어 읽기 어려웠다. 브라유는 샤를의 체계를 개선할 수 있을지 생각해보았다. 대시를 없애고 기호를 축소해서 더 작은 단위를 사용하면 어떨까? 브라유는 자신의 시력을 앗아갔던 바로 그 도구로 작업을 시작했다. 송곳으로 종이를 누르자 반대쪽에 튀어나온 부분이 느껴졌다. 이때 브라유는 자신이 아주 유용한 뭔가를 개발했다는 사실을 알아챘다. 점 여섯 개로 손가락 지문 하나 크기에 딱 맞는 셀cell이라는 단위를 구성하는 체계를 개발한 것이었다. 각각의 셀은 구두점과 대문자, 숫자를 암시하는 기호나 문자를 의미했다. 브라유의 체계는 샤를의 체계보다 훨씬 사용하기 쉬웠고, 독서 속도도 훨씬 빨랐다. 그런데도 브라유가 학교 선생님이 됐을 때 윗사람들은 이 새로운 점자 체계를 받아들이려 하지 않았고, 그에게도 사용하지 말라고 했다. 브라유는 포기하지 않고 자신의 발명품을 설명하는 저서를 출판했다. 학생들은 점자를 좋아했지만 다른 교사들은 끝까지 사용을 거부했다.

브라유는 40대에 들어섰을 때 결핵에 걸렸다. 정상적인 생활을 하기가 점점 힘들어지자 결국 교사를 그만두었다. 1852년 43세 생일이 지난 지 이틀째 되던 날, 브라유는 병을 이기지 못하고 유명을 달리했다. 더는 자신의 점자 체계를 홍보하거나 학생들을 위해 목소리를 낼 수 없었다. 하지만 브라유의 학생들은 선생님들에게 브라유의 점자 체계를 승인해달라고 계속 요청했다. 종국에는 브라유의 점자 체계가 채택되어 널리 사용되기 시작했다.

브라유가 사망한 지 100년이 흐른 1952년, 그의 시신이 파리로 옮겨졌다. 그곳에서 브라유의 관을 따라 걷는 행렬이 거리에

길게 늘어섰다. 브라유의 시신은 프랑스의 존경받는 인물들이 매장된 판테온Pantheon 묘지에 묻혔다. 브라유는 전 세계에 이바지한 공을 인정받아 현재 퀴리Curie와 볼테르Voltaire, 빅토르 위고Victor Hugo와 나란히 누워 있다.

하지만 루이 브라유의 유해 전부가 판테온에 안장된 것은 아니다. 그의 손뼈는 특별히 고향 마을에 남겨졌다. 브라유가 처음 매장됐던 곳 위쪽에 그의 잘려나간 손뼈가 콘크리트 상자에 담겨 묻혀 있다. 눈에 상처를 냈던 송곳을 처음으로 만졌던 손이자 최초의 브라유 셀을 읽었던 손이었다.

현재는 브라유의 19세기 발명품을 토대로 80개가 넘는 브라유 점자 체계가 개발되었다. 루이 브라유는 1812년에 시력을 잃었지만, 그 사고를 계기로 오늘날까지 많은 이들을 돕고 있는 점자를 발명했다. 브라유는 지난 2세기 동안 프랑스 국경 너머 많은 시각장애인의 삶을 바꿔놓았다. 그의 영향력은 돈으로 환산할 수 없을 정도로 막대했다.

# 6  시대를 초월한
프리다 칼로의
눈썹

마그달레나 카르멘 프리다 칼로 이 칼데론(Magdalena Carmen Frida Kahlo y Calderon, 1907~1954)이라는 이름으로 태어난 프리다 칼로는 열여덟 살이었던 1925년에 교통사고로 죽을 뻔했다. 칼로가 학교에 가려고 탄 버스가 전차와 충돌하는 사고가 발생한 것이다. 그 사고로 부러진 금속 난간이 프리다의 연약한 배를 뚫고 나가면서 장기를 갈라놓았다. 이 상처만으로도 끔찍했는데 그게 전부가 아니었다. 칼로가 버스의 금속 차체와 충돌하면서 골반과 엉덩이, 빗장뼈, 갈비뼈, 척추가 부러졌다. 그런데도 칼로는 기적처럼 살아남았다. 하지만 그 이후로 긴 고통과 시련의 세월이 이어졌다. 칼로는 서른 번 수술을 받았고, 때로는 몇 달 동안 계속 침대에 누워 지냈다. 이런 상황에서도 아버지가 머리맡에 만들어준 화판에 그림을 그렸다. 이때 천장에 매단 거울에 비친 자신의 모습을 반복해서 그렸고, 이후 그녀는 평생 수많은 자화상을 남겼다. 이렇게 프리다 칼로는 화가가 되었다.

칼로는 고향 멕시코의 자연 풍경에서 영감을 받아 창작한 다수의 자화상과 초상화, 유물 연구를 포함한 업적으로 잘 알려진 화가다. 보통 기억을 떠올려서 작품을 그렸고, 그런 작품은 초현실적인 성격을 띠었다. 초상화에는 자아와 정체성, 관계, 인체, 죽음의 개념이 묘사되어 있었다. 칼로에게는 보통 초현실주의자라는 꼬리표가 따라다녔지만, 그녀는 그렇지 않다고 부인하면서 진짜 자신의 상태라고 느끼는 것을 그렸을 뿐이라고 주장했다. 칼로는 또한 대형 벽화를 그린 화가 디에고 리베라<sup>Diego Rivera</sup>와의 연인 관계로도 유명하다. 칼로가 열다섯 살 때 서른다섯 살의 디에고를 만났다. 결혼과 이혼, 재결합으로 점철된 두 사람의 폭풍 같은 관계는 프리다의 여동생과 불륜을 저지르는 등 디에고의 바람둥이 기질로 인해 상처로 얼룩졌다. 두 사람은 함께 있을 때 공산주의와 멕시코 국수주의에 관해 많은 이야기를 나누었다. 프리다의 작품에는 멕시코 민족예술의 상징이 담겨 있었다. 처음에는 두 사람 중에서 디에고 리베라가 더욱 유명했다. 하지만 칼로가 죽고 나서는 그녀의 명성이 드높아졌다.

## 짙은 눈썹이 말하는 것

칼로의 건강을 위협한 것이 버스 사고만은 아니었다. 칼로는 어렸을 때 소아마비에 걸린 뒤 살아남기는 했지만 다리를 조금 절었다. 하지만 소아마비에 걸렸다가 살아남은 생존자는 종종 눈에 보이지 않는 다른 후유증에 시달렸다. 칼로는 원래 이과에서도 특히 의학을 공부하려고 했지만, 버스 사고를 당하는 바람에 그 꿈을 접어야 했다. 수술을 몇 번이나 받았고, 회복 기간에 그림을 그리면서 주목받았다. 칼로는 자신의 만성적 고통을 그림으로 표현했다. 신체 부위 중에서도 특히 훤히 드러난 심장은 칼로의 작품에 한 번 이상 등장했다. 그러나 사람들의 시선을 사로잡은 것은 칼로의 짙은 눈썹이었다.

칼로의 두 눈썹, 아니 이마를 가로지르는 짙은 눈썹은 중요한 상징이 되었다. 칼로는 타인의 기분을 맞추려고 자화상 속의 자기 모습을 바꾸지 않았다. 하나로 이어진 긴 눈썹과 입술 위쪽의 짙은 솜털을 사실적으로 그려 넣었다. 그 모습이 있는 그대로의 칼로 본인이었다. 그녀는 반항심에서 짙은 눈썹과 얼굴의 짙은 솜털을 있는 그대로 표현했다. 현재 칼로는 전형적인 페미니스트의 우상이자 타인의 편협한 생각에 순응하지 않는 본보기로 존경받고 있다. 더 많은 어린 여학생들에게 자기가 원하는 사람이 되는 게 얼마나 중요한지를 가르칠 수 있다면 이 세상도, 그 속에서 차지하는 여성의 자리도 크게 달라질 것이다.

눈썹은 몇 가지 유용한 기능을 수행하는 작은 부위다. 첫째, 땀과 다른 물질이 이마에서 흘러내려 눈으로 들어가지 못하게 막아준다. 둘째, 표정을 바꾸어 감정을 전달한다. 말 한마디 하지 않아도 눈썹을 치켜올리면 많은 뜻을 전할 수 있다. 사실 눈썹을 중요 장기라고 말할 수는 없다. 하지만 프리다 칼로의 눈썹은 역사에서 제대로 자리매김했다.

2018년 바비 인형 제작자가 '강인한 여성을 기리기 위해' 프리다 칼로 인형을 출시했다. 그런데 뜻밖에도 핵심적인 특징을 전혀 표현하지 못했다. 페미니스트의 우상인 프리다 칼로는 분명 인형으로 출시될 만한 인물이다. 그런데 칼로의 바비 인형에서는 하나로 합쳐진 눈썹이 둘로 나누어졌고, 얼굴의 솜털도 찾아볼 수 없었다. 칼로를 돋보이게 한 외양적 특징이 거의 표현되지 않았다. 프리다 칼로 바비 인형을 사는 사람이라면 매직펜도 같이 구매하는 게 좋겠다.

프리다 칼로는 말년에 괴저에 걸려서 한쪽 다리를 절단해야 하는 또 다른 시련을 겪어야만 했다.

사망 후, 프리다 칼로는 더욱더 많은 사랑을 받고 있다. 인형 제작자들이 프리다 칼로를 제대로 표현하려면 아직 갈 길이 멀지만 프리다 칼로와 칼로의 눈썹이 상징하는 바는 많은 이들의 마음에 깊이 박혀 있다.

# 7 튀코 브라헤의 놋쇠로 만든 코

술에 취한 젊은 두 남자가 누가 수학을 더 잘하는지 우열을 가리려고 하다가 결론을 내지 못했다. 참으로 전형적인 이야기가 아니라고? 그래, 인정한다. 수학을 논쟁의 주제로 삼는 것은 전형적이지 않을 수도 있다. 그런데 그 두 젊은이 중 한 명이 덴마크인 천문학자 튀코 브라헤(Tycho Brahe, 1546~1601)였다.

"결투를 신청한다."

브라헤의 적수가 장갑으로 브라헤의 얼굴을 치면서 소리쳤고, 브라헤는 결투 신청을 받아들였다. 두 사람은 검으로 결투를 벌였고, 튀코 브라헤의 얼굴은 다시는 예전으로 돌아가지 못했다.

　튀코 브라헤가 그냥 덴마크인 천문학자라고 말한다면 그를 다소 낮게 평가한 것이다. 브라헤는 태양계를 재정립했고, 초신성이 혜성이 아니라는 사실을 처음으로 밝혀낸 사람이었다. 또한 인간의 운명과 삶을 지배한다는 잘못된 믿음에 근거해 영향력을 발휘하던 미신인 점성술에 과학을 도입했다. 당시에 상식이었던 천동설에 의문을 제기했고, (코가없었는데도) 육안으로 그 모든 일을 해냈다. 장기간 매독에 시달려 코가 망가진 많은 사람이 증명해주었기에, 튀코 브라헤는 코 없이도 살 수 있다는 사실을 알고 있었다.


## 코가 없는 사나이

　브라헤는 1546년에 덴마크 왕의 친구이자 막강한 권력을 지닌 귀족 가문에서 12남매 중 첫째로 태어났다. 12남매 중 8명이 무사히 성인으로 자랐다. 당시 상황에서는 상당히 높은 생존율이었다. 브라헤의 쌍둥이 동생은 어렸을 때 사망했다. 그로부터 얼마 되지 않아 브라헤는 큰아버지에게 사실상 납치당했다. 그렇게 두 살 때부터 큰아버지의 아들인 양 그 밑에서 자랐다. 그나마 큰아버지가 부유해서 브라헤는 부족함 없이 자랄 수 있었다. 양질의 교육을 받아 처음에는 코펜하겐대학교에서 법학을 공부했다. 나중에 브라헤가 천문학으로 전향한 계기에 대해서는 서로 다른 이야기가 전해오고 있다. 먼저 열네 살 무렵에 브라헤는 누군가가 예측한 날짜에 일식이 나타나는 것을 직접 목격하고, 그런 현상을 미리 계산할 수 있다는 사실에 놀라 본격적인 연구를 시작하기로 마음먹었다는 이야기가 전해진다. 또 다른 이야기에 따르면 브라헤는 1560년 8월에 일식을 목격했을 때 그 현상이 예측된 날짜보다 하루 늦게 일어났다는 사실을 알고는 자연 현상을 더욱 잘 예측해보겠다고 마음먹었다고 한다. 어느 이야기가 사실이든 브라헤는 10대 시절에 별을 연구하기 좋아했고, 다행스럽게 수학에도 재능이 있었다.

　　당시에는 태양계의 중심이 지구이고 우주의 모든 것이 지구 주위를 돈다는 천동설이 지배적이었다. 브라헤는 그러한 천동설에 의문을 품었다. 코페르니쿠스Copernicus가 이미 태양계의 중심이 태양이라고 밝혔지만, 브라헤는 그 개념을 확장했다. 놀랍게도 그 모든 성취는 망원경이 발명되기 한참 전에 이루어졌다. 당시 이론에 따르면 달 너머의 모든 것은 고정되어 있어야 했다. 그런데 브라헤가 카시오페이아 별자리에서 새로운 빛을 발견했다. 그게 바로 초신성이었다. 브라헤가 초신성을 발견하자 하늘에 있는 모든 것은 움직이지 않는다는 생각이 달라졌다. 브라헤는 다른 모든 행성이 태양 주위를 도는 동안 지구는 고정되어 있고, 태양이 지구 주위를 돈다고 결론 내렸다. 친절하게도 그 밖의 다른 발견은 후세 연구자들을 위해 남겨두었다.

이처럼 엄청난 연구 결과와 저서 덕분에 브라헤의 명성이 높아졌다. 브라헤는 덴마크와 노르웨이의 국왕 프레데리크 2세Frederick II의 후원을 받았고, 섬까지 하사받아 그곳에 건설한 인상적인 천문대에서 일했다. 하지만 그는 그곳에서 술을 퍼마시고 싸움질하기 바빴다. 지역 주민들에게 난폭하게 굴었고, 평민과 결혼해서 지위가 높은 사람들의 신경을 건드렸다. 브라헤는 남부럽지 않은 삶을 살았는데 그의 인생에서 코가 없다는 사실은 전혀 중요하지 않았다. 코를 다친 이후로는 남은 평생 코에 놋쇠 보형물을 부착하고 살았다. 적어도 안경을 걸칠 자리는 생긴 셈이었다.

코는 안경을 받쳐줄 뿐만 아니라 유용한 생리학적 기능을 수행한다. 사람이 숨을 들이쉴 때마다 코 내벽의 수용체가 지나가는 공기 중의 냄새 분자를 채취한다. 수용체에서 신경을 따라 뇌로 신호를 보내면 회색질에서 결정을 내린다. 좋은 냄새인가, 나쁜 냄새인가? 맡아도 괜찮은 냄새인가? 맡지 말아야 하는 냄새인가? 공기는 콧속을 통과하면서 따뜻하게 데워지고, 덕분에 차가운 공기가 폐에 닿지 않는다. 폐에서 세포가 최적의 기능을 수행하려면 따뜻한 환경이 유지되어야 한다. 비도에서도 공기를 걸러낸다. 코가 문지기가 되어 주변에서 날아다니는 잠재적으로 위험한 분자를 막아주는 것이다.

냄새는 기억을 불러낼 수 있다. 굉장히 행복했던 경험뿐만 아니라 잊어버리고 싶은 끔찍한 경험을 떠올리게 할 수도 있다.

이러한 현상을 생리학적으로 설명하면 이렇다. 냄새는 시상하부의 통제를 받지 않는다. 기억이 생성되는 후각피질(후각겉질)에서 냄새를 관장한다. 이 모든 현상이 두뇌의 괴상한 취미처럼 보일지도 모른다. 하지만 냄새로 기억을 생성하는 일은 생명을 구할 수도 있어서 아주 중요하다. 저녁 시간에 주방에서 나는 달콤한 냄새는 좋은 일이 생길 거라는 사실을 알려준다. 살이 썩는 냄새는 감염 위험을 경고하기 때문에 최우선으로 피해야 하는 치명적인 냄새다. 하지만 냄새 구분이 그렇게 간단한 일은 아니다. 착오를 불러일으키는 잠재적으로 위험한 물질도 있다. 방금 베어놓은 풀 냄새를 싫어하는 사람이 있을까? 그런데 이게 바로 치명적인 신경작용제에서 나는 냄새다. 괜한 이야기를 꺼내어 당신의 여름을 망쳐놨다면 미안하다.

코를 잃지 않아도 후각을 잃을 수 있다. 감기에 걸리거나 코로나에 걸려도 일시적으로 후각이 사라진다. 머리를 다쳐서 신호를 해석하는 두뇌 영역에 이상이 생기면 영구적으로 후각을 잃을 수도 있다. 이 모든 사건에서 코 자체를 잃어버리는 일은 없다. 하지만 코가 없는 것은 불길한 외양적 징후가 될 수 있다.

'위대한 모방자'(매독의 증상이 다른 질병의 증상과 비슷해서 생겨난 이름-옮긴이)라고 알려진 매독은 증상이 매우 다양하다. 그중 한 가지 확실한 증상은 콧날이 내려앉고 코가 뭉개지는 것이다. 매독으로 수년간 감염에 노출되고, 숱한 질병과 합병증, 통증과 고통을 겪고 나면 코를 잃게 될 가능성이 크다. 20세기 이전까지만 해도 효과적인 매독 치료법이 없었다. 그 바람에 매독에 걸린 사람들은 말기에 코를 잃고 감염으로 고통받았다. 1700년대 초반에는 매독으로 코를 잃은 사람이 너무 많아서 모임을 만들어 매달 저녁 런던의 코번트 가든에서 모였다. 이들은 술집에서 만나 돼지코를 잘라내서 요리한 돼지고기를 먹었다. 보통은 가죽으로 만든 인공 코를 달고 다니거나 브라헤처럼 좀 더 단단한 재질로 만든 코 보형물을 착용했다. 얼굴에 난 구멍을 덮기 위해 자기 팔의 피부를 떼어내 이식하는 사람도 가끔 있었다. 브라헤는 사람들에게 반짝이는 자기 코가 금으로 만들어졌다고 말했다. 2012년 브라헤의 유해를 발굴했을 때 그의 코가 놋쇠로 만들어졌다는 사실이 밝혀졌다. 만약 내가 브라헤의 가족이었더라도 가장 좋은 옷을 입혀서 묻지는 않았을 것 같긴 하다.

튀코 브라헤는 결투 중에 코를 잃은 사람으로 기억되는 데 반해 다른 인물들의 코는 원래 자리에 그대로 있거나 유난히 많이 튀어나왔다는 이유로 역사적으로 유명해졌다.


## 코가 너무 커서 유명해진 사람들


합스부르크 가문의 독일 초대 왕 루돌프 1세(Rudolf I, 1218~1291)는 코가 너무 커서 화가들은 그의 코를 원래 크기대로 그리려고 하지 않았다. 물감이 너무 많이 들까 봐 그랬는지도 모르겠다. 아니면 코를 크게 그렸다가 왕의 보복을 받을까 두려워했기 때문일지도 모른다. 초상화 화가들이 루돌프 1세의 코를 어떻게 표현했는지를 온라인에서 찾아보기는 쉽지 않다. 그건 또 다른 루돌프(루돌프 사슴)의 빨간 코가 훨씬 더 유명해서 온라인을 도배하고 있기 때문이다.

루돌프 1세는 역사상 거대한 코를 가진 인물 중 한 명에 불과하다. 에르퀼-사비니앵 시라노 드 베르주라크(Hercule-Savinien Cyrano de Bergerac, 1619~1655)는 실존 인물로, 그의 이름을 딴 연극이 있다. 극 중에서는 과장된 인물로 그려졌지만, 현실에서는 코가 거대한 17세기의 대담한 시인이었다. 결투를 좋아했던 인물이라서 그의 코는 탐나는 표적이 됐을 게 분명했다.

범법자 조지 패럿George Parrott은 커다란 코로 사람들의 시선을 끌고 싶지는 않았을 것이다. 19세기의 소도둑이었던 조지는 코가 엄청나게 컸다. 그의 별명 빅 노즈 조지Big Nose George는 그의 코처럼 어디를 가든 앞서 알려졌다. 1878년 큰 코 조지 일당은 기차를 털 계획을 세웠고, 기차를 멈추기 위해 철도 선로를 조작했다. 하지만 선로 조작이 들키는 바람에 경찰이 출동했다. 큰 코 조지 일당은 가까스로 도망쳤고, 보안관 위도필드Widdowfield와 형사 팁 빈센트Tip Vincent가 그 뒤를 바짝 추적했다. 이 두 사람은 모닥불을 발견하고 멈춰서 조사에 착수했다. 피운 지 얼마 되지 않은 걸로 보아 근처에 조지 일당이 있는 게 분명했다. 실제로도 조지 일당은 아주 가까운 곳에 있었다. 총성이 울렸고 빈센트가 총에 맞았다.

보안관 위도필드는 빈센트를 도와주러 달려가다가 자신도 총에 맞았다. 철도회사는 큰 코 조지 패럿의 머리에 현상금을 걸었다.

2년 후, 조지가 붙잡혀 교수형을 선고받았다. 처형 일주일쯤 전, 조지는 탈출을 꾀했지만, 마을 사람들은 이를 용납하지 않았다. 결국 큰 코 조지는 마을 사람들에게 몰매를 맞아 죽었다. 시신은 전봇대에 매달렸다.

조지의 시신을 찾으러 오는 이가 아무도 없자 오스본Osborne과 매기Maghee라는 의사 부부가 나섰다. 두 사람은 조지의 두뇌를 연구해서 범죄자의 두뇌에 범죄성을 나타내는 단서가 있는지 알아보려고 했다. 아니, 그뿐만이 아니었다. 오스본은 시신에 칼을 대고 피부를 벗겨서 신발을 만들려고 가죽 공장으로 보냈다. 이후에 오스본이 와이오밍주 최초의 민주당 주지사가 됐을 때 조지의 피부로 만든 신발을 신고 취임 연회에 참석했다는 소문이 돌았다.

뇌를 꺼내려고 잘라낸 조지의 머리뼈 윗부분은 오스본의 젊은 여자 조수 릴리언 히스Lillian Heath의 손에 들어갔다. 릴리언은 젊은 시절에 겪었던 모든 경험을 바탕으로 와이오밍 최초의 여의사가 되었고, 조지의 머리뼈 뚜껑을 재떨이와 문닫힘 방지 도구로 사용했다.

큰 코 조지의 나머지 시신은 의사들 손에 해부되고 해체되어 소금 용액이 가득한 위스키 통에 보관되었다. 연구가 끝난 후, 위스키 통과 조지의 유해는 뒷마당에 묻혔다. 그 후 100년 동안 누

고흐의 귀, 퀴리의 골수

구의 눈에도 띄지 않았던 위스키 통이 1950년 건축 공사 현장에서 발견되었다. 위스키 통을 열었을 때 유해의 신원은 노년의 릴리언 히스가 소유하고 있었던 조지의 절단된 두피를 이용해 확인했고, 큰 코 조지 패럿으로 밝혀졌다. 아쉽게도 부드러운 조직으로 된 조지의 큰 코는 그곳에 없었다. 그의 코는 사후에 호기심 많은 의사들에 의해 해부되었거나, 다른 연조직과 함께 시간이 지나면서 부패했을 가능성이 있다. 조지의 커다란 코가 정확하게 얼마나 컸는지는 머리뼈에서 확인할 수 없었다. 결국 그의 코가 어떻게 됐는지는 아무도 알지 못한다.

# 8  최초의
교정기를 낀
마리 앙투아네트의
치아

"케이크를 먹으라고 하세요."

마리 앙투아네트(Marie Antoinette d'Autriche, 1755~1793)는 말했다. 왜냐하면 스테이크보다 케이크가 훨씬 씹어 먹기 쉬우니까. 이게 바로 그녀가 이 유명한 말을 한 진짜 뜻이 아니었을까? 마리 앙투아네트는 유명한 프랑스 여왕으로 18세기에 남편 루이 16세와 함께 나라를 통치했다. 케이크(혹은 브리오슈)를 먹으라는 이 말은 마리 앙투아네트가 했다고 전해진다. 하지만 굶주린 소작농을 두고 한 말인지는 논란의 여지가 있다. 당시에 마리 앙투아네트를 비난하고 그녀의 입에서 나온 말인 양 왜곡된 말을 퍼뜨리려는 적들은 차고 넘쳤기 때문이다. 그런데 그들이 그녀의 입에 넣은 것은 말[言]뿐만이 아니었다.

상류층 사람들은 프랑스의 부르봉-Bourbons 왕가와 신성 로마 제국의 왕가를 결합하고 싶어 안달이었다. 그 목적을 달성하기 위해 어린 마리를 제물로 삼았다. 마리는 말 그대로 어릴 때부터 여왕으로 길러졌다. 오스트리아의 대공녀이자 신성로마제국의 황후인 마리아 테레지아Maria Theresa의 딸이 아닌가. 루이 16세와 마리의 결혼은 프랑스와 오스트리아 사이의 갈등을 해소하기 위한 완벽한 정치적 동맹이었다. 다만 사소한 문제가 하나 있었다. 궁중의 기준으로 봤을 때 어린 마리는 상태가 좀 엉망이었다. 언젠가 여왕이 될 어린 마리를 만난 슈아죌 공작Duc du Choiseu은 좋은 인상을 받지 못했다. 구겨진 옷에 헝클어진 머리카락. 눈앞의 어린 여자아이는 프랑스 왕위 계승자인 황태자와 결혼하기 위해선 상당한 변신이 필요해 보였다. 마리 앙투아네트는 합스부르크 혈통이라 합스부르크 유전자를 타고났다. 합스부르크 유전자는 시선을 끄는 턱선과 덧니로 유명했다.

## 왕비가 되려면 치아 교정부터

프랑스 궁정에서는 패션과 외모가 전부였다. 그런데 마리의 치아는 안타깝게도 미래의 왕비에게 걸맞은 기준에 모자라도 한참 모자랐다. 마리 앙투아네트는 프랑스 황태자와 결혼하기 전에 먼저 완벽한 미소를 지을 수 있어야 했다. 이 문제를 해결할 답은 교정기의 초창기 모델이었다.

마리의 치아를 교정하는 작업은 피에르 라브란Pierre Laveran이라는 유명한 치과 의사가 맡았다. 피에르는 다른 유명한 치과 의사가 발명한 장치를 사용했다. 치과 의사 피에르 포샤르Pierre Fauchard가 고안한 치열궁확대선bandeau이라는 교정기였다. 이름만 들어도 고통스럽게 느껴지는 장치다. 이 말굽 모양의 아치형 금속이 마리의 입 안에 들어갔다. 이 장치의 작은 구멍을 통과하는 금 철사가 마리의 치아를 단단하게 휘감아 구강 악궁과 치아를 바로잡아주었다. 이 철사는 몇 달에 걸쳐서 점점 더 팽팽하게 조여들었다. 마리 앙투아네트가 여왕에 걸맞은 완벽한 미소를 갖게 될 때까지 치아 교정은 계속되었다. 수그러들 줄 모르는 고통이 얼마나 지독했겠는가. 마리는 열네 살이 되어 치아가 훨씬 고르게 자리 잡았을 때 미래의 남편 루이 16세를 만났다. 그 지독한 고통을 겪고도 미소를 지을 수 있었다니 참으로 놀라운 일이었다. 어쩌면 프랑스 황태자와 약혼한다는 사실에 미소 지을 힘이 났는지도 모르겠다.

포샤르의 치열궁확대선은 일을 제대로 해냈다. 포샤르는 프랑스인 의사로 현대 치과학의 아버지로 평가받는다. 해군에서 선상 외과의로 일할 때 치과학에 관심을 가졌다. 당시에 포샤르는 괴혈병의 참사를 직접 목격했다. 비타민C가 부족해지면 콜라겐이 파괴되어 잇몸이 썩고 이가 빠진다. 괴혈병은 바다에서 오랜 시간을 보내는 바람에 비타민C의 원천을 정기적으로 섭취하지 못하는 선원들에게 흔한 질병이었다. 그렇다 보니 해군 의사라면 그 섬뜩한 문제를 해결하고 싶어 할 만했다. 포샤르는 자그마치 103개나 되는 제각각 다른 구강 질병을 묘사했고 각각의 치료법도 제시했다. 시계 제조공과 보석상, 이발사의 작업을 연구하고, 그들의 기술과 도구를 치아와 잇몸 치료에 도입했다. 치과학에 관한 유명한 저서를 집필할 때는 치아 교정에만 한 장(章)을 할애했다.

1793년 프랑스 국민이 지배층에 반기를 들었을 때 마리 앙투아네트의 치아는 그녀의 머리를 깔끔하게 잘라냈던 단두대의 날카로운 칼날처럼 매끈했다. 단두대에서 바구니로 굴러떨어졌던 마리의 얼굴은 완벽한 미소를 머금고 있었는지도 모른다.


## 미국 초대 대통령의 틀니

마리 앙투아네트가 프랑스에서 단두대에 오르던 그 시기, 대서양 건너편에서는 조지 워싱턴(George Washington, 1732~1799)이 새롭게 탄생한 미국의 초대 대통령직을 수행하고 있었다. 조지 워싱턴도 치아에 문제가 있었지만, 단순한 금속 와이어 교정기로는 해결할 수 없는 상태였다.

조지 워싱턴이 남북전쟁에서 군대를 이끌고 그 유명한 델라웨어강을 건너 초대 대통령으로 취임했을 때에도 수그러들지 않는 입안의 통증으로 괴로워했다. 어렸을 때부터 잇몸에 문제가 있었고, 잇몸이 아파서 옥수수빵과 수프 같은 간단한 음식밖에 먹지 못했다. 그는 이를 닦고 관리했지만, 그것만으로는 치아 문제를 해결하기에 턱없이 부족했다. 20대 초반에 첫 번째 영구치가 빠졌다. 57세에 대통령 취임식을 할 때까지 남아 있던 영구치는 단 하나밖에 없었다. 초창기의 병리적 진단이 어땠는지는 몰라도 수은 치료 때문에 조지 워싱턴의 이가 악화했을 거라는 추정이 지배적이다. 수은은 많은 질병을 치료하는 약물이었지만 이롭기보다는 해가 더 많았다. 워싱턴은 틀니가 필요했고, 다행스럽게도 틀니 몇 쌍을 살 수 있는 재력이 있었다.

대통령의 치아는 저명한 치과 의사 두 명이 치료했다. 장 피에르 르 마이어Jean Pierre Le Mayeur는 프랑스 치과 의사로 처음에는 영국에서 일을 했지만 영국이 프랑스를 어떻게 대하는지 보고 분노를 금치 못했다. 결국은 치료 도구를 싸 들고 적진을 가로질러 넘어가 미국인들의 치아를 치료했다. 워싱턴은 그를 환영하고 자신의 아픈 입을 치료해달라고 했다.

존 그린우드John Greenwood라는 또 다른 치과 의사는 워싱턴의 유명한 틀니를 제작했다. 대중에게 알려진 바와는 달리 워싱턴의 틀니는 나무로 만들어진 것이 아니었다. 얼룩이 묻고 색이 변해서 나무처럼 보였지만 실은 코끼리와 코뿔소의 상아, 그리고 납으로 만들어졌으며, 동물 이빨과 인간의 치아가 결합된 것이었다. 워싱턴의 고향 집 마운트 버논의 노예들이 돈을 받고 자기 치아를 팔았다고 한다. 하지만 오늘날 전시된 틀니가 그 노예들의 치아를 사용한 것인지는 알 수 없다. 그 노예들의 치아가 어디로 갔는지는 몰라도 마취약이 없던 시절에 치아를 뽑는 일은 끔찍하게 고통스럽고 충격적인 경험이었을 터이다. 짐작하고도 남겠지만 아무리 대가를 받는다 해도 온전히 자발적으로 치아를 뽑아 팔겠다고 나선 지원자는 없지 않았을까?

워싱턴 대통령의 틀니는 잘 맞지 않았고, 잇몸 질환 못지않게 통증을 유발했다. 수년 동안 틀니를 사용하자 입술이 튀어나왔고 뺨이 변형되었다. 워싱턴은 구강 질환 때문에 난처해서 대부분 입을 다물고 살았다. 연설을 해야 할 때는 짧게 했다. 대중 앞에서 연설하다가 스프링 달린 틀니가 입 밖으로 튀어 나갈까 봐 걱정스러웠기 때문이었다. 워싱턴의 초상화를 보면 틀니 때문에 변형된 얼굴을 확인할 수 있다. 특히 1달러 미국 지폐에 사용된 길버트 스튜어트Gilbert Stuart의 워싱턴 초상화에서는 턱에 문제가 있다는 게 명백히 드러난다. 널리 알려진 워싱턴의 성마른 성격은 납과 다른 사람의 치아를 입안 가득히 넣은 채 끊임없는 통증에 시달린 탓인지도 모른다. 그렇게 살아야 한다면 누구라도 성격이 뒤틀리지 않겠는가.

틀니 수요가 급증하자 교수형 당한 범죄자들의 입에서 치아를 뽑아냈다. 시체 도둑이 무덤에서 파낸 시신에서 치아를 뽑아냈고, 전쟁터에서 사망한 군인들의 턱에서 치아를 잘라냈다. 19세기에 영국과 유럽에서는 나폴레옹 전쟁에서 전사한 군인의 시신에서 수집한 치아를 '워털루 치아'라고 불렀다. 질병에 걸리기 전인 한창때에 전사한 젊고 건강한 군인의 치아를 사용하는 게 훨씬 좋았다. 다른 사람의 썩은 치아로 틀니를 만들고 싶은 사람은 아무도 없었다.

존 그린우드는 워싱턴의 마지막 치아를 뽑았을 때 자신의 시계 속 로켓에 넣어 보관했다. 그린우드의 치아 기념품은 몇몇 틀니와 인상적인 도구들과 함께 뉴욕 의학 아카데미에서 볼 수 있다. 워싱턴 대통령의 또 다른 틀니 세트는 현재 박물관이 된 워싱턴의 고향 집 마운트 버논에 전시되어 있다. 딱 봐도 내 입에 넣고 싶은 물건은 아니지만 부드럽고 물컹한 옥수수빵 말고 다른 음식을 가끔 먹기에는 좋았을 게 분명하다.

고흐의 귀, 퀴리의 골수

# 9      카를로스 2세의
그 유명한
'합스부르크 턱'

1661년, 스페인 합스부르크 왕가에서 장차 국왕이 될 사내 아이가 태어났다. 펠리페 4세와 그의 계비 오스트리아 마리아나 사이에서 넷째 아들로 태어났는데, 사실 살아남은 건 기적이었다. 다른 모든 아들들은 일찌감치 사망했기 때문이다. 그 아이를 '엘 해치자도(El Hechizado, 마법에 걸린 사람)'라고 부르며, 사람들은 악령에 사로잡혔다고 수군거렸다. 스페인 국왕 카를로스 2세(Carlos II, 1661~1700)는 합스부르크 왕가의 전형적인 주걱턱을 갖고 태어났다. 놀랄 일도 아니었다. 물론 카를로스 2세의 턱은 입이 떡 벌어지게 놀랄 정도였다고 할 수도 있겠다. 하지만 카를로스 2세가 그런 턱을 갖고 태어난 사실은 전혀 놀랄 일이 아니다. 카를로스 2세는 몇 세대에 걸친 근친혼의 산물이었기 때문이다. 그 결과물이 바로 심각한 신체 문제와 정신적 문제를 안고 태어난 사내아이였다. 카를로스는 끔찍한 고통을 겪었고, 그 모든 고통은 그의 잘못이 아니었다. 카를로스는 모든 것을 자기 가문에서 독차지하고 싶어 하는 왕가에서 태어났다. 카를로스의 가문은 근친혼을 통해 토지와 재산, 부, 권력을 가문에 묶어두었다. 합스부르크 왕가는 오스트리아와 독일, 신성 로마 제국에서 권력을 잡아 포르투갈에서 트란실바니아로 뻗어 나갔고, 그 누구와도 가문의 이익을 나누려고 하지 않았다.

## 근친혼이 불러온 심각한 주걱턱

2세기 전 1496년에 오스트리아 대공이자 미남왕 펠리페로 알려진 잘생긴 젊은이 펠리페 1세Felipe I는 카스티야Castile의 조안나Joanna와 결혼해 스페인 왕실을 자신의 가문으로 끌어들였다. 새로운 피를 수혈한 이 좋은 소식은 극히 환영할 만했다. 하지만 여러 세대를 거치면서 전부 다 엉망이 되어버렸다. 수년에 걸쳐서 삼촌이 조카와, 사촌이 사촌과 결혼해 아이를 낳았다. 근친혼은 유전 질환을 유발한다. 가족끼리 결혼해 아이를 가지면 아이가 동일한 유전자를 물려받는 동형 접합성이 발생한다. 가족이 아닌 남남끼리 유전자를 섞으면 열성 유전자가 합쳐지는 드문 경우가 아닌 이상 유전부호의 오류나 변형이 자주 일어나지 않는다. 혈통이 너무 가까우면 열성 유전자가 더욱 자주 합쳐지고, 겉으로 관찰할 수 있는 DNA 특성인 표현형에 이상이 생긴다. 카를로스는 바로 이 때문에 고통받았다. 합스부르크 가문에는 몇 가지 전형적인 신체 문제가 있었다. 아랫입술이 넙데데했고 코가 지나치게 길쭉할 수 있었고, 가장 명확하게 드러나는 문제는 돌출된 턱이었다.

카를로스의 턱이 너무 큰 데다 기형이라서 아랫니가 윗니를 덮는 반대교합이 심했다. 윗니가 아랫니와 맞물리지 않았다. 카를로스는 음식을 씹을 수 없어서 커다란 덩어리째 꿀꺽꿀꺽 삼켰다. 그 바람에 음식을 질질 흘리면서 먹었다. 알렉산더 스탠호프Alexander Stanhope라는 영국 특사는 17세기에 마드리드에서 장관을 지냈다. 그가 슈루즈베리 공작에게 쓴 편지에 카를로스 국왕의 생김새가 묘사되어 있다.

카를로스는 걸신들린 위장을 가졌다. 아래턱은 지나치게 돌출되어 아랫니와 윗니가 맞물리지 않았다. 그 바람에 뭐든지 통째로 집어삼킨다.

아버지 필리페가 사망하자마자 카를로스가 왕이 되었다. 당시 그의 나이가 겨우 네 살이었기 때문에 그의 어머니가 섭정을 했다. 카를로스의 어머니는 펠리페의 조카딸로, 본인도 근친혼으로 태어났다. 이 어머니의 아들 카를로스는 여섯 살 전까지 말을 하지 못했고, 여덟 살 전까지는 걷지도 못했다. 이런 아이에게 교육은 언급할 가치도 없는 것 같았다. 카를로스는 다른 어린 왕들이 정권을 잡는 나이가 됐어도 나랏일을 전혀 할 수 없었다. 카를로스의 어머니가 계속 궁정에서 영향력을 행사했고, 카를로스는 여전히 어린아이로 남아 있었다. 하루에 겨우 15분 동안 앉아서 자기 앞에 놓인 서류에 서명하는 게 전부였다. 그 외 시간에는 아이처럼 까불거리며 이방 저방을 뛰어다니거나 사냥하러 다니면서 놀았다. 카를로스를 위해 결정을 내려주는 사람은 따로 있었다. 마틴 A. S. 흄<sup>Martin A. S. Hume</sup>은 1905년에 저서 『스페인: 그 위대함과 쇠퇴(Spain: Its Greatness and Decay 1497-1788)』에서 관리들이 사회 문제를 처리하고 종종 다른 사람들에게 책임을 떠넘기는 반(半) 무정부 시대를 묘사했다. 엘 해치자도라 불렸던 국왕 카를로스 2세는 두 번 결혼했지만 아이를 갖지 못했다. 전혀 놀랄 일이 아니었다. 아내한테 문제가 있었던 것도 아니라고 여겨졌다. 첫 번째 아내인 오를레앙<sup>Orleans</sup> 가문의 마리 루이스<sup>Marie Louise</sup>는 거의 틀림없이 맹장염으로 1689년에 사망했다. 물론 독살당했다는 주장도 있었다. 왕위 계승자를 낳지 못했다는 이유로 누군가가 앙심을 품고 마리 루이스를 살해한 걸까? 카를로스는 바로 재혼했지만 두 번째 왕비인 노이부르크<sup>Neuburg</sup> 가문의 마리아 안나<sup>Maria Anna</sup>도

아이를 갖지 못했다. 직계 계승자가 없자 왕가의 종말이 다가오기 시작했다. 카를로스는 스페인 합스부르크 왕조의 마지막 왕이었다. 그의 건강이 무너지자 독수리 떼가 주변을 맴돌았다. 제각각 다른 당파가 카를로스 국왕을 손에 넣으려고 싸웠다. 결정은 카를로스 대신 다른 사람이 내렸다. 카를로스는 앙주Anjou의 필리프Phillip를 계승자로 삼아야 한다는 법령에 서명했다. 나중에는 다시 오스트리아의 샤를Charles 대공을 후계자로 삼아야 한다고 설득당했다. 그러나 이에 대한 어떤 문서에도 서명은 하지 않았다. 죽어가는 왕은 너무 자주 이 사람 저 사람의 말에 솔깃해져서 이랬다저랬다 하는 바람에 크나큰 혼란을 조장했다. 카를로스가 죽자마자 앙주의 필리프가 국왕으로 선포되었다. 하지만 오스트리아는 생각이 달랐고, 유럽 국가의 대동맹Grand Alliance은 방대한 영토가 프랑스에 돌아가면서 달라진 권력 구도에 위협받았다. 카를로스 2세의 죽음으로 스페인 왕위 계승 전쟁이 발발했고, 그로 인해 유럽 전역에서 수많은 사람이 목숨을 잃었다.

## 가문에는 새로운 피가 필요하다

합스부르크 가문의 턱이 가문의 특징에 불과한지, 아니면 근친혼의 결과인지는 오랫동안 명확하게 밝혀지지 않았다. 유전학자 로만 빌라스Roman Vilas는 스페인 산티아고 데 콤포스텔라대학교의 팀원들을 데리고 상악안면 외과의 열 명과 이야기를 나누었다. 이들 외과의 열 명은 합스부르크 가문 사람 66명의 제각각 다른 초상화를 개별적으로 연구했다. 이 연구에서 하악 나옴증(돌출)과 상악 협소증의 특징이 밝혀졌다. 턱 위쪽 뼈인 상악의 협소증은 턱의 돌출과 관련이 있다. 외과의들은 합스부르크 가문 사람 각각의 턱을 살펴보고 기형의 정도를 점수로 매겼다. 또한 가계도를 조사해서 각각의 가문 사람이 얼마나 가까운 관계인지를 알아보았다. 그 결과에 따르면, 턱이 많이 돌출될수록 근친계수가 높았다(가까운 관계일 가능성이 컸다). 이것이 바로 문제의 해답이었다. 합스부르크 가문의 전형적인 턱은 근친혼의 유전적 산물이었다. 턱이 큰 사람일수록 관계가 가까운 사람끼리 결혼해서 태어난 자녀일 가능성이 컸다. 믿기 어렵겠지만 카를로스 2세의 근친계수는 몇 세대에 걸친 과도한 근친혼이 발생해 남매끼리 결혼했던 부모의 근친계수보다 훨씬 높았다. 카를로스가 무사히 성인으로 성장한 것이 놀라울 따름이었다. 근친혼으로 인한 유전적 문제로 인해 살아남지 못한 합스부르크 가문 아이들이 많았다.

합스부르크 가문의 근친혼으로 영아 사망률은 50%에 이르렀다. 당시의 평균 영아 사망률보다 훨씬 높은 수치였다. 카를로스는 열 형제 중 한 명으로 태어났고, 살아남은 유일한 아이였다. 살아남은 것 자체가 기적이었지만 카를로스는 평생 아픈 몸을 이끌고 살아야 했다. 그가 사망한 나이는 서른여덟이었다.

스페인 국왕 카를로스 2세의 검시 결과는 아주 끔찍했다. 그의 심장은 말린 후추 열매 크기였고, 피 한 방울 돌지 않는 상태였다. 고환은 시커멓게 변해서 쭈그러들어 있었다. 내장은 부패했고, 뇌에는 물이 가득했다. 이것도 곱게 설명한 편인데 상상만 해도 등골이 서늘해진다. 이러한 부검 결과는 모두에게 전하는 경고다. 가문에는 새로운 피를 수혈해야 한다. 그렇지 않으면 그렇게 태어나기를 바라지도 않은 사람들이 극심한 고통을 겪게 된다.

후안 카레뇨 데 미란다Juan Carreño de Miranda가 그린 스페인 국왕 카를로스 2세의 잘 알려진 초상화는 미화된 게 분명했다. 특히 국왕을 실물보다 근사하게 표현하려고 그의 전형적인 특징인 턱을 유난히 더 보기 좋게 그린 작품이다. 실제 카를로스의 턱이 어땠는지는 아무도 모른다.

합스부르크 가문의 그 유명한 턱을 갖고 태어난 사람은 카를로스 혼자가 아니었지만, 그 턱 때문에 가장 고통받은 사람은 그였다. 카를로스가 사망한 후, 스페인 왕위 계승 전쟁War of the Spanish Succession은 15년 동안 지속되었다. 스페인의 카를로스 2세가 너무 망가져서 후계자를 남기지 못했고 자신을 망가뜨린 왕국을 구하지도 못했기 때문에 10년하고도 10년의 절반 동안 끔찍한 전쟁이 유럽 전역을 맹렬하게 덮쳤다.

# 10  최초의
여성 극지 탐험가
프론치셰바의
잇몸

　　러시아의 표트르 1세(Peter the Great, 1672~1725)는 18세기 초에
지도를 살펴보다가 비어 있는 커다란 공간을 발견했다. '용이 있
는 곳'이라는 경고 따위는 이 러시아 황제의 영토 확장 욕망을 막
지 못했다. 표트르 1세는 지도에 색을 채워 넣는 야심 찬 프로젝
트를 지원했다. 시베리아의 북극 해안과 북아메리카 해안지대
일부를 그려 넣는 것이 표트르 1세의 계획이었다. 자기가 못하면
다른 누군가에게 그 일을 시킬 작정이었다. 표트르 1세의 프로젝
트를 시행하려면 튼튼한 선박과 그 못지않게 튼튼한 선원이 많

아야 했다. 당시 여성이 남편과 함께 탐험에 나서는 일은 흔치 않
았지만 혼자 집에 남겨지기 싫었던 타티아나 프론치셰바(Tatiana
Pronchishcheva, 1713~1736)는 남편을 따라 탐험에 나섰고, 최초의 여
성 극지 탐험가가 되었다. 프론치셰바 부부는 함께 해안지대의
지도를 그렸고, 자신들이 목격한 자연의 경이를 기록했다. 이들
의 항해는 굉장한 모험이었다.

1735년 두 사람은 야쿠츠크의 레나강을 따라 내려갔다. 하
지만 춥고 어둡고 싸늘한 밤이 다가오자 올레뇨크강 어귀에 정
박해 겨울을 보내야 했다. 1년 중 여덟 달 넘게 꽁꽁 얼어붙어 있
는 곳에서 겨울을 보내자 안타깝게도 선원들의 건강이 나빠졌
다. 선원들은 겨울이 어서 끝나기만을 기다렸다. 많은 사람이 병
에 걸려 사망했다. 프론치셰바 부부도 괴혈병으로 고통스러운
죽음을 맞이했다고 한다. 괴혈병은 비타민C 섭취 부족으로 생겨
나는 끔찍한 질병으로, 해군을 전멸시키고 탐험을 끝내버릴 수
있을 정도로 위협적이었다.


## 비타민C 부족으로 인한 괴혈병 때문?


1999년 러시아 탐험 클럽Russian Adventure Club 회원들이 모스크바의
맥도날드에 모였다. 빅맥과 감자튀김, 채소 조금(밀크셰이크 기계가 작동 중
이었는지는 기록에 남아 있지 않음)으로 배를 채운 이들은 프론치셰바 부부의

시신을 찾으러 갈 계획을 세웠다. 러시아 북부 시베리아의 사하 공화국Sakha Republic 내 블룬스키Bulunsky 지역에 18세기 정착지가 남아 있다는 기록이 있었다. 그곳에 탐험가 부부의 무덤을 표시해둔 낡은 십자가가 있다는 소문이 떠돌았다. 탐험 클럽 회원들은 프론치셰바 부부의 시신을 찾으러 떠났고, 마침내 무덤을 찾아서 삽을 꺼냈다.

그 무덤에서 나란히 누워 있는 두 구의 유골이 나왔다. 남자와 여자 유골이었다. 남녀 유골은 둘 다 체구로 보아 러시아 서부 지역 출신의 유럽인이었다. 뼈를 분광 분석한 결과에 따르면 그 지역 사람이 아니었다. 무덤 속의 부장품과 옷가지도 러시아라는 광대한 땅의 일부 지역을 찾아온 서구 방문객의 것이었다. 유골의 신원은 정확하게 몰라도 고향 땅에서 멀리 떨어진 곳에서 사망한 사람임이 분명했다.

바실리 프론치셰바Vasily Pronchishchev는 해군 대위였다. 열네 살 때부터 모스크바 수학 및 항해 학교Moscow School of Mathematics and Navigation에서 공부했다. 1721년에는 타티아나의 가족이 항구도시 크론슈타트Kronstadt로 이사 갔다. 타티아나는 그곳에서 북쪽 해안에 주둔한 표트르 1세 함대에서 근무하던 바실리를 만났다. 바실리는 나중에 표트르 1세 북방 대원정Great Northern Expedition 파견대의 사령관이 되었다. 탐험 대원들은 사령관이자 항해사인 비투스 베링Vitus Bering의 지휘를 받으며 러시아 영토의 지도를 완성했다. 바실리와 타티아나는 1733년에 결혼했고, 바실리는 지휘권을 얻었을 때 아내를 데리고 항해를 떠났다. 바실리가 아내의 승선을 허가받았는지는 알려지지 않았다. 타티아나의 승선은 매우 드문 일이어서 타티아나 프론치셰바는 그런 탐험에 합류한 최초의 여성이 되었다.

머리뼈를 조사한 조사학자들은 바실리의 치아나 턱에서 괴혈병 흔적을 발견하지 못했다. 하지만 바실리의 한쪽 다리에서 흥미로운 상처를 찾아냈다. 바실리는 뒤에서 날아오는 날카로운 무기에 다친 적이 있었다. 그때 무기가 바실리의 피부를 뚫고 들어가면서 그의 정강이뼈에 구멍을 냈다. 사망 2주 전에 생겼던 이 상처는 치유되고 있던 것으로 보였다. 이로써 바실리가 기록처럼 상처 치유를 방해하는 괴혈병으로 사망했을 가능성은 희박해졌다.

정강이뼈 골절이 바실리의 사망 원인일 수도 있다. 상처 부위에 치명적인 감염이 쉽게 발생할 수 있었다. 골절로 지방 색전이 떨어져 나와 혈액을 통해 소동맥에 박히면 빠르게 사망에 이를 수 있었다. 여러 가능성이 있으므로 러시아의 땅속에 묻힌 뼈만 봐서는 정확한 사망 원인을 알아낼 수가 없다. 바실리의 연조직이 남아 있었다면 쓸모가 있었겠지만 그는 거의 200년 동안 땅속에 묻혀 있었다. 부러진 다리로 보아 바실리 프론치셰바가 괴혈병으로 죽었다는 주장은 논란의 여지가 있다. 하지만 바실리가 상처를 입었을 때 괴혈병에 걸렸을 가능성이 있었다. 질병은 보통 합병증을 동반하는데도 성급하게 한 가지 병명만 진단하는 일이 잦다. 신체에 비타민C가 부족하면 상처가 천천히 치유된다. 그러므로 괴혈병 환자가 상처를 입으면 극도로 위험해질 수 있다.

최초의 여성 극지 탐험가인 바실리의 아내에 관한 기록은 많지 않았다. 바실리의 아내는 항해사의 항해 일지에 '대위님의 아내'로 가끔 언급되었다. 이름이 타티아나였지만 이 세부 정보도 1982년에 연구학자들이 러시아 기록 보관소의 오래된 서류에서 발견한 것이었다. 그전까지만 해도 타티아나의 이름은 대개 마리아<sub>Maria</sub>로 잘못 알려져 있었다. 프론치셰바 부부가 괴혈병으로 사망했다는 추정처럼 마리아라는 이름도 좀처럼 사라지지 않았다. 어떤 사실은 인터넷에서 수십 번 복사되고 여기저기에 붙여넣어지면서 마치 진실처럼 굳어진다. 그 결과, 여전히 잘못된 이름과 불확실한 병명이 자주 등장한다.

타티아나의 유해에는 그녀가 남편처럼 외상을 입었다는 명확한 증거가 없었다. 그녀의 머리뼈에는 만성 질병의 징후도 전혀 없었다. 다만 치아 두 개가 빠져 있을 뿐이었다. 괴혈병으로 분해된 연조직은 오래전에 흙으로 돌아갔기 때문에 유일한 증거라곤 뼈밖에 없었다.

프론치셰바 부부가 괴혈병으로 사망하지 않았다면 어째서 사망 원인이 괴혈병으로 기록된 걸까? 그 이유는 매우 많다. 추정은 종종 누군가가 만들어내는 것이다. 더욱 나쁘게 말하자면 역사는 남은 자에게 득이 되는 방향으로 기록된다. 하지만 실제로 존재하지도 않는 뭔가를 찾아내려고 할 위험도 항상 도사리고 있다. 많은 원정 대원이 괴혈병으로 사망했다고 기록되어 있기에 프론치셰바 부부의 가장 확률 높은 사망 원인은 괴혈병이다. 진단 전문의의 말처럼 흔한 병이 자주 발생한다. 타티아나의 치아도 괴혈병으로 잇몸이 썩어서 떨어져 나갔을 수 있다.

## 채소와 과일을 먹었더라면

비타민C 부족 현상이 오래 지속되면 괴혈병이 생긴다. 비타민은 신체 기능 유지에 필요한 유기 화합물이다. 그런데 인간의 신체는 비타민C를 생산하지 못한다. 그렇기에 비타민C는 식단에 꼭 들어가야 하는 영양소다. 인간을 포함한 영장류, 기니피그, 큰 박쥐는 비타민C를 자체적으로 합성하지 못하는 동물이다. 인간은 음식을 통해 비타민C를 얻어야 한다. 아스코르브산이라고도 하는 비타민C는 결합조직을 만드는 구조 단백질인 콜라겐 생성에 사용되기 때문에 매우 중요하다. 콜라겐은 관절과 피부, 혈관계, 장기 등 사방에서 발견된다. 인체에는 콜라겐이 많이 필요하고, 비타민C는 콜라겐 생산율을 높인다. 분해된 콜라겐을 대체해 넣지 못하면 출혈이 발생하고 살이 썩어 들어가는 궤양이 발생한다. 괴혈병에 걸린 사람은 살아 있는 동안에도 썩어 들어간다.

300년 전만 해도 선박 소유자는 괴혈병으로 선원의 절반을 잃을 수 있음을 고려하여 선원을 모집했다. 인력 확충이 절실한 해군에서 사회적 약자를 강제 징집한 건 놀랄 일이 아니었다. 하지만 선원들만 괴혈병으로 고통받은 건 아니었다. 괴혈병은 바다 공기 때문에 생기는 질병이 아니었다. 장소와 상관없이 가난한 사람들과 노숙자들한테서도 찾아볼 수 있었다. 하지만 그중에서도 선원들은 망망대해에서 몇 달이나 계속 배에 갇혀 지내기 때문에 육지에 상륙하지 않는 한 배 안의 식량으로만 살아야 한다. 그렇다 보니 괴혈병에 더욱 취약했다.

선원들의 식단은 저장된 고기에 귀리와 귀리죽, 비스킷을 곁들인 것이라 만족스럽지 않았다(didn't cut the mustard). 여기서 만족스럽다는 뜻으로 사용된 'cut the mustard'라는 관용구처럼 비타민C가 많이 들어 있는 겨자가 있었다면 유용했을 텐데 말이다.

프론치셰바 부부의 러시아 탐험에서 많은 선원이 사망하기 전부터 괴혈병은 어느 정도 잘 알려져 있었다. 1535년에 프랑스 탐험가 자크 카르티에Jacques Cartier는 얼어붙은 세인트로렌스강에 갇혔을 때 원주민의 도움을 받은 것으로 전해졌다. 원주민은 자크에게 나뭇잎과 나무껍질로 차를 만들어주었고, 그 덕분에 자크의 선원들은 아무도 괴혈병에 걸리지 않았다. 몇몇 선장들은 배에 신선한 과일과 채소가 실려 있다면 선원들이 괴혈병으로부터 무사할 수 있다고 생각했다. 1734년에 네덜란드 의사 요하네스 바흐스트롬Johannes Bachstrom은 신선한 채소를 설명하면서 괴혈병을 치료해준다는 의미의 '항괴혈병제antiscorbutic'라는 용어를 처음으로 사용했다. 다시 말하자면 괴혈병을 예방하는 방법이 있다는 사실은 알려져 있지만, 이에 대한 합의된 표준적인 해결책은 아직 존재하지 않았다는 뜻이다.

1747년에 스코틀랜드 해군 외과 의사 제임스 린드James Lind는 항괴혈병제를 찾으려고 했다. 몇몇 식품을 항괴혈병제로 사용할 수 있다는 사실은 알았지만 그게 정확히 어떤 식품인지, 혹은 그 식품을 가장 효과적으로 준비하거나 저장하는 방법이 무엇인지는 몰랐다. 그래서 해군 군함 솔즈베리HMS Salisbury에 승선한 선원들을 대상으로 실험을 진행했다. 제임스 린드는 환자 12명에게 여섯 가지 다른 처치를 한 후에 결과를 확인한 최초의 실험을 통해 그 업적을 인정받았다. 소규모 집단 실험이었지만 그게 시발점이었다. 제임스 린드는 신선한 과일이 도움이 될 수 있다는 결론을 내렸다. 1753년에는 「괴혈병에 관한 논문Treatise on Scurvy」을 썼다. 이 논문은 그 이후로 비판받았지만 오늘날의 괴혈병 지식을 확장하는 데 이바지했다. 의학 실험과 새로 습득한 지식은 항상 그렇듯이 의사 결정자에게 전해지기까지는 오랜 시간이 걸린다. 신선한 과일 주스를 배에 싣는 일은 또 다른 골치 아픈 문제였다. 과일을 삶아서 액체로 만들면 비타민C가 파괴되었기 때문이다.

1730년대에 프론치셰바 부부와 그들의 선원에게는 괴혈병을 치료할 방법이 없었다. 타티아나가 괴혈병에 걸렸다면 처음에는 무기력해지고, 동작이 느려지며, 다리가 무거워졌을 것이다. 관절이 아프고 살짝만 건드려도 피부에 멍이 든다. 잇몸이 무너져내리면서 물렁물렁해지고 피가 난다. 처음에는 잇몸이 치아를 뒤덮을 정도로 심하게 부어서 외과의가 피가 흐르는 잇몸을 칼로 잘라내야 했을지도 모른다. 그러다가 피가 나면서 썩어들어가는 잇몸이 너무 약해져 치아가 빠진다. 괴혈병 환자의 입에서는 악취도 난다. 입 안쪽의 점막과 혈관 내벽은 콜라겐으로 만들어져 있어서 코피가 심하게 날 수 있다. 사지는 부어오른다. 괴혈병 환자는 자기 몸의 썩은 살을 칼로 베어냈다고 한다. 오래된 상처는 다시 벌어진다. 괴혈병에 걸린 선원이 과거에 뼈가 부러진 적이 있었다면 다 나아서 굳은 뼈가 다시 부러질 수도 있다. 괴혈병은 주로 피를 짜내고 살을 도려내고 구토제를 사용해서 체액의 균형을 맞추는 방법으로 치료했다. 이 바람에 신체는 더욱 손상되고 통증은 더욱 심해졌다. 당시 의학계에서 우세했던 4체액설 이론(네 가지 체액, 즉 피, 점액, 황담즙, 흑담즙이 균형을 이뤄야 건강하다는 이론-옮긴이)에서는 괴혈병의 원인이 모공과 땀샘을 차단하는 체액의 불균형 때문이라고 주장했다.

린드는 1753년에 자신의 주장을 책으로 출판했다. 하지만 1795년에 이르러서야 또 다른 해군 외과의 길버트 블레인Gilbert Blane이 해군을 설득하는 데 성공해서 레몬주스를 선원들에게 나눠줄 수 있었다. 이로써 해군 군인들의 삶이 크게 달라졌지만 한계는 여전했다. 괴혈병은 여전히 탐험대와 군인들, 가난한 사람들을 위협했다. 괴혈병은 비타민 부족으로 생겨나는 질병이라서 천연두 같은 감염병처럼 뿌리 뽑을 수가 없다. 전쟁과 가난, 기근이 존재하는 한 괴혈병도 사라지지 않는다.

영국 해군은 괴혈병을 예방하려고 라임을 들고 다녀서 '라이미Limey'라는 별명을 얻었다. 하지만 비타민C는 다른 과일과 채소, 녹색 잎사귀, 심지어는 양파로도 섭취할 수 있다. 비타민C는 당분이나 녹말이 있는 식품으로 자연스럽게 섭취할 수 있다. 육식 위주로 먹는 이누이트족이나 완전 육식주의자는 탄수화물을 섭취할 때 비타민C를 추가로 섭취해야 한다는 사실을 보여주었다. 비타민C와 포도당이 유사한 구조라서 세포 내 수용체에 먼저 흡수되려고 서로 경쟁하므로, 포도당 섭취가 늘면 비타민C 흡수가 감소해 이를 추가로 섭취해야 하는 것 같다. 고기만 먹고도 괴혈병에 걸리지 않으려면 신선한 고기만 먹어야 한다. 하지만 몇 달 동안 배에서 보낼 때는 그렇게 할 수가 없었다. 항해 중에는 신선한 고기보다는 레몬과 라임을 섭취하는 게 훨씬 쉬웠다. 물론 일부 사람들은 과일이 불필요하고 너무 비싸다고 생각했지만 말이다.

타티아나 프론치셰바는 겨우 스물여섯이라는 젊은 나이에 생을 마감했다. 18세기에 괴혈병이 탐험대를 죽음으로 몰아넣지 않았다면 타티아나가 무엇을 성취하고 어디까지 탐험할 수 있었을지 상상해보라!

# 11 전쟁을 일으킨 로버트 젱킨스의 귀

1731년 로버트 젱킨스Robert Jenkins 선장은 현문 사다리gangplank를 건너 영국 상선 레베카Rebecca호에 승선했다. 그는 선원들에게 출항을 명령한 뒤, 자메이카를 떠나 영국의 런던을 향해 항해를 시작했다. 상선에는 인기 상품인 설탕도 실려 있었다. 레베카호의 귀중한 화물은 모두 장부와 일치했다. 하지만 바다의 상선은 종종 선적 목록과 정확하게 일치하지 않는 화물도 싣고 다녔다. 밀수품에 대한 수요는 높았고, 암시장의 유혹은 강력했다.

몇 년 전 앤Anne 여왕과 하노버 왕가 계승자들은 카리브해 무역에 관한 일련의 조약에 서명했다. 1715년 스페인 왕위 계승 전쟁이 끝난 직후 영국은 위트레흐트 조약 Treaty of Utrecht 으로 노예무역 독점권 아시엔토 Asiento 를 얻었다. 아시엔토는 스페인이 자국의 미국 식민지에 연간 5천 명의 노예를 공급해달라고 영국에 넘겨준 독점권이다. 영국은 아시엔토를 남해회사 South Sea Company 에 넘겼다. 스페인은 노예들의 고향인 서아프리카에 영향력을 행사하지 못하면서도 노예를 이용해서 아메리카 대륙을 착취했고, 영국과 같은 노예무역국과 거래하며 필요한 인력을 공급받았다. 영국은 노예무역권뿐 아니라 현재 파나마의 포르토벨로 Porto Bello 와 현재 멕시코의 베라크루스 Veracruz 에 선박 두 대를 보내 연간 500톤씩의 상품을 판매할 수 있는 권리를 부여받았다. 프랑스는 그곳에서 많은 돈을 벌어들였고, 프랑스 상품으로 항구를 가득 채웠다. 이에 영국도 그곳 무역에 참여하고 싶어 했다. 스페인은 영국이 조약을 이행하는지 확인하기 위해 카리브해에서 선박을 멈춰 세우고 검문할 권한을 가지고 있었다. 레베카호가 자메이카를 떠난 그날, 마침 이러한 검문이 이루어졌다.


## 영국과 스페인 사이의 전쟁을 촉발한 '젱킨스의 귀'


해안경비선이자 사략선(정부의 허락을 받은 해적-옮긴이)이기도 했던 이사벨라 Isabella 호가 레베카호를 멈춰 세웠다. 영국 선박 레베카호는 스페인 선원들의 승선 수색을 받았다. 별다른 화물은 발견되지 않았다. 하지만 스페인 선장 후안 데 레온 판디뇨 <sup>Juan de León Fandiño</sup> 는 밀수품이 배에 실려 있다고 확신했기 때문에 만족하지 못했다. 결국 다시 선박을 수색했고 선원들을 구타했다. 젱킨스 선장은 그저 지켜보기만 할 뿐 아무것도 내놓지 않다가, 결국은 공격당했다. 젱킨스 선장은 목에 밧줄이 걸린 채 딱 죽기 직전까지 매달려 있었다. 하지만 판디뇨 선장에게 아무것도 실토하지 않았다. 영국으로 안전하게 돌아가는 데 필요한 소량의 돈을 제외하면 아무것도 숨긴 게 없다고 주장했다. 하지만 판디뇨 선장은 전혀 수긍하지 않고 젱킨스를 제압해서 그의 귀를 잘라냈다. 밀수할 생각을 했다가는 젱킨스와 똑같은 운명을 맞이할 거라고 영국 왕에게 경고한 것이었다. 젱킨스는 신체 일부가 절단되어 피를 철철 흘리며 분노했다.

귀는 두 개의 주요 부위로 구성되어 있다. 귓바퀴라고 하는 외이(外耳)는 겉으로 보이는 부분이다. 젱킨스에게 무척 다행스럽게도, 귓바퀴가 손상되거나 없어져도 청각은 완전히 사라지지 않는다. 귓바퀴는 물렁뼈로 되어 있다. 하지만 자기 귀를 잘라본 사람이라면 알 수 있듯이 귓바퀴는 상당한 혈액 공급이 이루어지는 부위이기도 하다. 귓바퀴가 사라져도 귀 안쪽의 관과 솜털, 귀지, 고막, 신체의 모든 뼈 중에서 가장 작은 뼈인 이소골은 여전히 기능할 수 있다. 귓바퀴는 소리를 내이(內耳)로 보낸다. 그러므로 귓바퀴가 없으면 소리를 듣기가 어려워진다. 귓바퀴에 흉

터나 딱지가 생기면 소리 전달에 지장이 생길 수 있지만 귓바퀴를 잃는다고 세상이 끝나는 것은 아니다. 그 때문에 전쟁이 터지지만 않는다면 말이다.

피부가 손상되면 으레 그렇듯 감염이 일어날 수 있다. 심하게는 국지적 감염에 대한 전신성 반응으로 패혈증이 생길 수도 있다. 젱킨스는 공격받고도 살아남아서 자신의 귀를 병에 담아 영국으로 가지고 돌아갔다.

젱킨스가 지저분한 몰골의 선원들과 함께 런던에 도착하자 그의 이야기에 많은 관심이 쏠렸다. 젱킨스는 스페인과의 협정으로 인해 받은 부당한 대우에 항의하려고 용액에 절인 귀를 왕에게 바쳤다. 하지만 그 일은 조용하게 넘어갔다. 젱킨스가 아무것도 듣지 못해서가 아니라…… 정치는 완전히 다른 차원의 문제이기 때문이었다. 그런데 유리하게 써먹을 기회가 생기자 젱킨스의 귀 이야기가 다시 한번 거론되었다. 몇 년 후, 토리당이 장기 집권하던 월폴Walpole의 휘그당을 몰아내려고 할 때였다. 스페인의 잔인한 행동을 전하는 많은 이야기가 영국 해안에 들려왔는데 하나같이 각색된 게 분명했다. 젱킨스 사건 역시 그런 여러 이야기들 중 하나로 취급되고 있었다.

젱킨스를 비롯한 카리브해 지역의 많은 선장들이 화물과 선박, 심지어는 목숨을 잃을 뻔했다는 이야기가 여럿 나돌았다. 한 네덜란드 선장은 스페인 해안경비대에게 손이 잘린 뒤 강요에 못 이겨 그것을 먹어야 했다는 끔찍한 이야기도 전해졌다. 젱킨스도 한 번 더 불려 나가 자신의 절단된 귀가 담긴 병을 들고 국회 앞에서 행진해야 했다. 정의를 요구하는 목소리가 높았지만, 사실 정의 구현보다 카리브해의 무역 증대가 훨씬 더 큰 목적이었다. 젠킨스와 잘려 나간 그의 귀는 정치적 자산이 되었다. 당시에 월폴이 잔혹하게 절단된 신체 부위를 보고 기절한 모습이 그림으로 남아 있다. 영국은 서인도 제도에서 더욱 많은 것을 얻어내고 싶어서 젠킨스의 귀를 선전포고의 명분으로 내세웠고, 결국 전쟁이 불가피하게 되었다.

그로부터 100년도 더 지난 후, 토머스 칼라일Thomas Carlyle은 그 충돌을 '젠킨스의 귀 전쟁'이라 이름 붙이며 그에 관한 글을 썼다. 시선을 끄는 문구는 누구나 좋아하기 때문에 '젠킨스의 귀 전쟁'이라는 명칭이 이후에도 계속 사용되었다. 스페인은 그 전쟁을 '게라 델 아시엔토Guerra Del Asiento'라고 했다. 여기서 게라는 전쟁, 아시엔토는 스페인과 다른 국가들의 무역 조약 중에서 특히 노예무역 조약을 뜻했다. 스페인 관점에서 이 전쟁은 험난한 시작이었지만 종국에는 스페인이 자국의 위치를 지켜냈다. 영국은 영토를 얻어내려고 했지만 추가적인 무역 기회마저 좌절되었다. 젠킨스의 귀 전쟁 이후, 영국은 1750년에 마드리드 조약 Treaty of Madrid으로 아시엔토를 잃었다.

한 논평가는 젠킨스의 귀가 역사상 가장 유명한 귀라는 다소 파격적인 주장을 펼쳤다. 하지만 가우디Gaudi의 저서에서는 그 전쟁을 일컬어 '잊힌 전쟁'이라고 했다. 젠킨스의 귀가 절단된 귀로 역사상 가장 유명하다고? 그렇다는 확신이 들지 않는다. 좀 더 최근에 절단된 또 다른 귀가 떠오르기 때문이다.


## 고흐는 왜 귀를 잘랐을까?

1888년 12월, 화가 빈센트 반 고흐(Vincent van Gogh, 1853~1890)는 그림과 캔버스에 둘러싸여 친구이자 동료인 고갱과 함께 아를Arles에 있는 집에서 동거하고 있었다. 하지만 고흐는 삶도 인간관계에도 서툰 사람이었다. 두 화가는 잘 어울려 지내지 못했다. 결국은 서로 다투다가 고갱이 파리로 돌아가겠다고 으름장을 놓았다. 그해 12월 23일 고갱은 고흐가 잘라낸 신문지 조각을 받아 들고 밖으로 나가버렸다. 신문 기사엔 '살인마가 달아났다'라고 쓰여 있었다. 반 고흐는 떠나겠다는 고갱의 으름장에 화가 나서 공격적으로 변한 상태였고, 고갱은 약간 짜증이 나서 호텔로 떠나버린 후였다. 그날 밤늦게 반 고흐는 면도날을 자신의 왼쪽 귀에 갖다 대고 자기 살을 잘라냈다. 그러고는 피 묻은 물렁뼈와 피부 덩어리로 변해버린 절단한 귀를 종이에 고이 싸서 자주 들르는 유곽으로 가져갔다. 고흐는 절단된 자신의 귀를 레이첼Rachel이라는 여자에게 전해달라고 하면서 "조심스럽게 간수해달라고" 부탁했다.

다음 날 아침, 경찰이 피 묻은 침대보에 누워 있는 반 고흐를 발견했다. 고흐가 아무런 반응도 보이지 않자 경찰은 그 화가가 죽었다고 생각했다. 누구라도 그렇게 생각하지 않겠는가? 집 안이 온통 피투성이였다. 하지만 고흐는 그렇게 많은 피를 흘리고도 살아남았다. 병원에 입원해서 깨어났을 때는 아무것도 기억나지 않는다고 했다. 고흐는 자신이 왜 자기 귀를 잘랐는지 설명하지 못했다. 고흐의 진단명은 급성 조증과 일반 섬망증이었다. 이후에 고흐는 병을 치료하려고 생레미드프로방스Saint-Rémy-du-Provence의 정신병원에 제 발로 들어갔다.

많은 사람이 반 고흐가 자기 귀를 스스로 자른 이유를 알아내려고 애썼지만 결정적인 가설은 하나도 없었다. 한 학파에서는 귀 절단이 처벌과 관련이 있다고 기술한 당시의 인기 있는 저서를 언급했다. 어쩌면 고흐는 그 이야기에서 영감을 얻었는지도 모른다. 대중문화가 나쁜 영향을 미친 게 분명했다. 희생자의 귀를 잘라냈던 살인마 잭Jack the Ripper 이야기가 영향을 미쳤을지도 모른다는 설도 있었다. 하지만 충격적일 정도로 그 근거는 빈약하다. 유다가 예수님을 배신한 후, 베드로가 예수님을 잡으러 온 대제사장의 시종 말고Malchus의 귀를 자른 이야기와 관련이 있다고 주장하는 사람들도 있다.

귀 절단은 역사적으로 전 세계에서 처벌의 수단으로 사용되었다. 형틀 기둥에 귀가 못 박혀서 귀를 잃고 나서야 자유롭게 풀려날 수 있는 사람들도 있었다. 1538년 잉글랜드에서 토머스 배리Thomas Barrie라는 한 젊은이가 귀가 잘려 나간 후에 쇼크로 사망했다고 한다. 헨리 8세가 사망했다는 소문을 퍼뜨렸다는 게 그 젊은이의 죄목이었다. 이는 실제로 아주 심각한 죄였다. 같은 시기에 소위 '부랑죄vagrancy'를 저지르면 귀 절단형을 받았고, 이후에 다시 죄를 저지르면 교수형에 처해질 수 있었다. 17세기 잉글랜드에서는 왕실에 반하는 종교적 이념을 출판하면 귀가 잘렸다. 고대 아시리아의 법과 바빌로니아의 함무라비 법전에도 귀를 절단한다는 이야기가 나온다. 19세기에는 미국의 일부 지역에서도 귀를 절단하는 처벌을 사용했다. 고흐가 면도날을 집어 들었을 때 그러한 역사 중에서 무엇을 떠올렸을지는 상상하기 어렵다.

고흐의 귀는 어느 정도 잘려 나갔을까? 이에 관해서도 연구자들의 이야기는 제각각 다르다. 고흐의 귀가 얼마나 잘려 나갔는가 하는 이야기는 고흐의 성격을 어떻게 생각하느냐에 따라 축소되거나 윤색된다. 고흐는 도와달라고 외쳤던 걸까? 아니면 뭔가 다른 뜻을 전하려고 했던 걸까? 고흐의 자해는 도와달라는 외침으로 귀를 약간 잘라낸 것에 불과했을까? 아니면 훨씬 더 위험하게 출혈이나 감염 위험까지 감수하고 귀 전체를 잘라낸 것일까? 어쩌면 고흐는 정신 착란 증세가 너무 심해서 아무런 설명을 하지 못했는지도 모른다.

젱킨스의 귀와 반 고흐의 귀만 신문 머리기사에 오른 것은 아니었다. 1992년의 한 정쟁은 제니퍼의 귀 전쟁War of Jennifer's Ear으로 불렸다. 당시에 제니퍼Jennifer라는 여자아이가 의료보험 혜택을 받아 중이염을 치료하려고 1년을 기다렸다. 노동당은 제니퍼의 이야기를 정치 선전에 이용했고, 어린아이를 정치적 목적으로 이용한 이 사건으로 윤리적 파문이 거세게 일었다. 결국 노동당은 선거에서 패했다. 이쯤 되니 한 가지 공통점이 보이기 시작한다. 귀를 들먹였다가는 패배할지도 모른다는 것.

1997년에는 마이크 타이슨Mike Tyson이 복싱 경기에서 이밴더 홀리필드Evander Holyfield의 귀를 물어뜯었다. 그렇지 않아도 경기장 바깥에서 논란을 일으키는 행동으로 비난받던 타이슨에게 이 사건은 결정적인 전환점이 되었다. 귀를 깨문 타이슨의 행동은 그의 무모한 행동 중에서도 특히 오랜 기간 사람들 입에 오르내렸다.

고흐의 귀는 적어도 그의 그림 못지않게 유명해졌고, 이는 많은 사람이 고흐하면 제일 먼저 떠올리는 이야기다. 현재 고흐의 귀는 DNA 복제술로 복제되어 독일의 미술 박물관에 전시되어 있다. 고흐의 귀는 그의 해바라기 그림처럼 하나의 예술품이 되었다.

# 12 올버니 공작의 죽음을 부른 혈액

올버니Albany 공작 레오폴드(Leopold George Duncan Albert, 1853~1884) 는 1884년에 타일 바닥을 걷다가 미끄러져서 넘어졌다. 그대로 바닥에 부딪혀 충돌하면서 무릎 혈관이 터졌다. 그때 머리도 부 딪혀서 머릿속 혈관이 파열됐다. 젖은 바닥에서 갑자기 미끄러 지는 바람에 자존심에 멍이 드는 일은 누구에게나 생긴다. 보통 은 혈관이 터져도 출혈을 막을 방법이 있다. 하지만 레오폴드에 게 출혈은 좋지 않은 일이었다. 레오폴드의 피는 한 번 흘렀다 하 면 멈추지 않았기 때문이다.

올버니 공작은 빅토리아 여왕의 아들이었다. 1853년에 올버니 공작이 태어났을 때 빅토리아 여왕은 스코틀랜드의 산부인과 의사 제임스 영 심프슨James Young Simpson이 발견한 새로운 약제인 마취제 클로로포름chloroform을 사용해서 유명해졌다. 흥미로운 여담이지만 레오폴드 출생 당시에 사용된 클로로포름은 레오폴드의 혈관 문제에 아무런 영향을 미치지 않았다. 오히려 빅토리아 여왕의 왕가에 문제가 있었다. 그들의 피는 비록 왕족의 '푸른 피'라 불렸지만, 적절하게 응고되지 않았다.

보통 혈관 벽이 파열되면 일련의 사건들이 연쇄적으로 일어난다. 피부가 찢어지거나 신체 내부 조직이 파열되면 혈액 손실을 막기 위해 응급조치로 혈액 응고가 필요하다는 신호가 전달된다. 그 즉시, 12개의 단백질(응고인자)이 혈액 응고 연쇄반응을 일으키기 시작한다. 하나의 인자가 다른 인자의 활성화를 촉진한다. 이 과정의 최종 결과물은 피브린fibrin이다. 피브린은 혈관의 손상된 부위를 막고, 다른 응고 인자를 불러 모아 출혈을 멈추는 역할을 한다. 그러나 이 연쇄 과정 중 하나라도 방해받으면 혈액 응고가 제대로 이루어지지 않으며 그 영향의 정도는 다양하다.

레오폴드는 혈액 응고 연쇄반응에서 혈액 응고 9인자 단백질을 암호화하는 유전자에 결함이 있었다. 이 혈액 응고 인자가 없으면 출혈이 멈추지 않는다. 아주 작은 상처만 입어도 혈액 손실로 이어져 시간이 지나면 목숨까지 잃을 수 있다. 레오폴드에게는 혈관 출혈을 막아주는 피브린 응고 물질이 없었다. 레오폴드는 평생 그 문제로 고통을 겪었지만 서른 살에 발생한 뇌출혈은 최악이었다. 피가 두뇌 조직에 계속 스며들었다. 결국 올버니 공작은 뇌출혈로 몇 시간 후에 사망했다.

## 한 번 터지면 멈추지 않는다

1819년에 빅토리아가 태어났을 때는 왕가에서 그러한 질병이 나타난다는 명백한 징후가 없었다. 왕가의 혈우병이 빅토리아 여왕의 자연발생적 돌연변이에서 시작됐다는 사실이 알려진 지는 오래되었다. 그게 빅토리아 여왕이 적출이 아니라는 증거라고 떠들어대는 사람도 있었다. 최근에 나온 증거를 보면 혈우병은 빅토리아의 모계 쪽 조상에서 찾아볼 수 있다. 혈우병은 19세기에 유전적 출혈 증상으로 인지되기 시작했고, 왕족에 국한되어 나타나는 질병이 아닌데도 '왕실병'으로 알려졌다.

혈우병은 단 하나의 건강 이상을 일컫는 게 아니다. 혈액 응고 연쇄반응의 일부가 소실되거나 손상되면서 응고에 문제가 발생하는 여러 질환의 집합이다. 혈우병A는 8인자가 손상되어 나타나고, 혈우병B는 9인자가 손상되어 생긴다. 이런 열성 유전 질환은 X염색체에서 단백질을 암호화하는 유전자가 제 기능을 하지 못하면서 발생한다. 남성은 X염색체를 하나만 갖고 있어서 혈우병에 더욱 취약하다. 반면, 여성은 두 개의 X염색체를 가지

므로 하나의 X염색체에 변이가 있더라도 정상 유전자가 보완할 수 있어 혈우병이 나타날 가능성이 더 작다.

생후 1년이 지나 아이가 걷기 시작하면서 여기저기 부딪히고 넘어질 때 혈우병과 관련된 문제가 드러난다. 자발성 혈관절증(관절강 내에 혈액이 차 있는 상태-옮긴이)은 고통스러운 염증성 질환이다. 그렇기에 운동과 기능 범위가 감소한다. 이 질병에 걸리면 쇠약해질 수 있다. 그래서 젊은 레오폴드는 아주 작은 상처에도 죽을 때까지 피를 흘릴지도 모르는 위협을 안고 살았다. 1884년 겨울, 공작은 심한 관절 통증을 앓았다. 그러자 주치의는 치유에 더욱 적합한 환경이 도움이 될지도 모른다고 조언했다. 잉글랜드는 춥고 눅눅해서(의사의 말이 틀리지 않았다) 올버니 공작은 프랑스의 칸Cannes에 있는 집으로 돌아가야 했다. 그곳의 따뜻한 봄 날씨가 건강에 좋을지도 몰랐기 때문이다. 춥고 눅눅한 잉글랜드의 집에 임신한 아내를 남겨둔 채 떠난 그곳에서 올버니 공작이 쓰러졌다. 다른 이들은 쉽게 회복할 수 있는 작은 사고였다.

빅토리아 여왕은 자녀 아홉 명 중 세 명에게 혈우병을 물려주었다. 빅토리아 여왕의 자녀는 유럽 전역으로 퍼져 나가 중요한 전략적 결혼을 하면서 혈우병 유전자도 퍼뜨렸다. 빅토리아는 유럽의 할머니로 알려졌다. 그녀의 가문이 유럽 대륙 전역에 퍼져 있는 왕가와 결혼했기 때문이었다. 빅토리아 여왕에게는 프리드리히Friedrich라는 손자가 있었는데 겨우 두 살 때 혈액 손실로 사망했다. 또 다른 손자 레오폴드는 서른두 살에, 모리스Maurice

는 스물세 살에 사망했다. 레오폴드의 딸 앨리스<sup>Alice</sup>도 그 유전자를 물려받았고, 앨리스의 아들 루퍼트<sup>Rupert</sup>까지 그 유전자를 지닌 채 태어났다.

1904년 러시아의 황태자 알렉세이 니콜라예비치(Alexi Nikolaevich, 1904~1918)는 빅토리아 여왕의 손녀인 알렉산드라<sup>Alexandra</sup>한테서 그 유전자를 물려받았다. 알렉세이가 태어났을 때 탯줄에서 피가 계속 흘렀다. 부모 눈에는 깜짝 놀랄 일이었다. 알렉세이는 가문에 유전되는 출혈 질병을 안고 태어난 게 분명했다. 자라면서 피멍에 출혈, 관절 통증으로 고생했지만 대중에게는 이러한 사실이 알려지지 않았다. 언제나 그렇듯 비밀 유지는 그 공백을 메우기 위해 알렉세이의 질병을 추측하는 무성한 소문을 낳았다. 알렉세이는 막 열세 살이 된 1918년에 볼셰비키 당원들에게 살해당했다.

알렉세이가 10대에 사망하면서 그 질병도 함께 사라진 것은 아니었다. 유럽의 다른 곳에서는 스페인의 알폰소 13세가 빅토리아 여왕의 또 다른 손녀인 잉글랜드의 빅토리아 에우헤니아 바텐베르크<sup>Victoria Eugenie Battenburg</sup>와 결혼했다. 이 두 사람의 아이들은 문제의 유전자를 갖고 태어났다. 그러다 넷째 아들 후안<sup>Juan</sup>이 태어나고 나서야 비로소 혈우병에 걸리지 않은 왕위 계승자를 얻게 되었다. 스페인 법에서는 신체적 손상이 없는 아들만 왕이 될 수 있다고 규정했다. 왜 그런 규정이 존재했는지 모르겠다면 합스부르크 왕가를 보면 알 수 있지 않겠는가. 대중의 시선은 빅토리아 에우헤니아 왕비에게 쏠렸고, 그녀가 '불순한 피'를 왕실에 들여왔다며 비난했다. 이에 따라 스페인 왕실은 국민의 신뢰를 유지하는 데 어려움을 겪었다.

혈우병을 일으키는 유전자를 보유한 가문은 비극적인 결말을 맞이할 수 있다. 혈우병 유발 유전자는 왕가에도 중대한 정치적 영향력을 가할 수 있다. 알렉세이의 부모는 황태자 알렉세이를 돌보느라 그들 모두의 목숨을 거둬간 정치적 음모를 주시하지 못했다. 알렉세이가 살아남아 황제가 됐다면 러시아는 어떻게 됐을까? 알렉세이 본인은 또 어땠을까?

# 13 전쟁을 일으킨 빌헬름 2세의 왼팔

빅토리아 여왕의 자손들이 유럽 전역에 퍼지며 그들의 신체 부위는 20세기에 중대한 영향을 미쳤다. 그중에서 가장 중요한 신체 부위는 카이저 빌헬름 2세(Wilhelm II, 1859~1941)의 왼쪽 팔이었다. 그는 혈우병 유발 유전자를 물려받지는 않았지만 다른 신체 문제를 안고 있었다. 빌헬름 2세가 독일 군대를 동원해 오스트리아-헝가리 제국을 지원하자 제1차 세계대전의 발발로 이어졌다. 어머니 빅토리아의 문제 많은 양육 방식과 그의 약하고 여윈 왼팔로 인해 형성된 콤플렉스는 종종 20세기 초 참혹한 전쟁과 대학살의 원인 중 하나로 지목되어왔다. 빌헬름 2세의 왼쪽 팔은 전쟁을 일으킨 또 다른 신체 부위였을까?


## 짧고 약한 왼팔을 가지고 태어나다

빌헬름 2세는 1859년에 프로이센의 포츠담에서 빅토리아 여왕의 맏손자로 태어났다. 왕위 계승 서열은 2위였다. 빌헬름의 어머니는 빅토리아의 맏딸로 비키Vicky라고 불렸다. 비키는 아직 어린 10대 시절에 빌헬름의 아버지와 결혼해서 바로 임신했다. 출산 과정은 정신적으로나 육체적으로나 굉장히 힘들었다. 태아가 둔위 자세(엉덩이가 아래에 있는 자세)를 취하고 있어서 발부터 나왔다. 비키가 산통으로 괴로워하자 의사는 손을 써야 했다. 비키에게 구토를 유발하는 강력한 구토제인 토근 시럽을 마시게 했다. 이 얼마나 엉뚱한 치료법인가. 또한 마취제 클로로포름도 약간 들이마시게 했다. 아이를 구할 수 있는 시간이 점점 바닥나고 있어서 무언가 조치해야만 했다. 태아의 엉덩이가 먼저 나왔고, 의사는 태아의 다리를 잡아당겼다. 이어서 자궁에 걸린 태아의 왼쪽 팔도 세게 잡아당겨서 빼내는 바람에 팔 위쪽 신경인 팔신경얼기 윗부분이 손상되고 말았다. 이때 신경이 늘어나고 찢어졌다. 아기가 태어났을 때 처음에는 전혀 움직이지 않았다. 다들 아기를 살리려고 세게 때리기까지 했는데, 그제야 아기가 울음을 터트렸다. 이는 빌헬름을 살리기 위한 중요하고도 공격적인 최초의 의료적 개입이었다. 힘든 출산 과정으로 빌헬름은 오른팔보다 약 15센티미터나 짧고 약한 왼팔을 영원히 지닌 채 살아가야 했다.

이런 증상을 일컬어 에르브 마비Erb's palsy라고 한다. 어깨 난산으로 팔 신경이 손상될 때 에르브 마비가 일어난다. 태아의 머리가 나오자마자 어깨가 걸리고 팔이 끼면서 에르브점Erb's point의 신경이 손상된다. 에르브점은 C5와 C6 신경근이 합쳐지는 팔신경얼기 내에 있다. 빌헬름은 그 부위를 거의 움직일 수가 없었다. 에르브 마비는 처음 이 증상을 묘사했던 의사의 이름을 딴 명칭이다. 에르브 의사도 성이 빌헬름Wilhelm이었다. 어깨위동맥과 근피부, 겨드랑 신경은 주로 에르브 마비에 영향을 받는다. 이런 신경은 다수의 운동 요소와 신경 요소를 갖추고 있는데, 손상되면 근육에 적절하게 분포되지 못한다. 결과적으로 삼각근과 이두박근, 위팔근이 약해진다. 빌헬름은 한평생 사진을 촬영할 때마다 팔을 등 뒤로 돌려놓거나 손을 주머니에 넣어서 약한 팔을 숨기려고 애썼다. 이렇듯 자기 팔이 창피해서 감추려 애썼기 때문에 실제 빌헬름의 팔을 본 사람은 많지 않았다.

생후 3일째, 갓난아기였던 빌헬름은 왼팔을 정상적으로 움직이지 못했다. 냉습포 찜질에 소금물 마사지도 받았다. 하지만 몇 달이 지나도 빌헬름의 팔은 예상대로 성장하지 않았다. 비키는 어머니 빅토리아 여왕에게 편지를 써서 빌헬름의 팔을 고치려고 어떤 노력을 기울였는지 일일이 고했다. 토끼를 죽여서 아직 따끈한 사체를 빌헬름의 말라비틀어진 팔에 올려놓는 치료법도 사용했다. 이는 따뜻한 혈액의 생명력을 빌헬름의 팔에 전달해서 팔의 성장을 촉진하려는 시도였다. 결국 생명력을 구하기 위해 살아 있는 토끼를 죽였다는 사실. 이 아이러니라니!

## 전쟁을 일으킨 빌헬름 2세의 콤플렉스

비키는 자신을 탓하며 아무런 효과가 없는데도 더욱더 극단적이고 비과학적인 치료법을 강행했다. 빌헬름의 오른팔을 묶어놓고 왼팔만 사용하게도 했다. 하지만 이로 인해 팔뚝이 제대로 움직이지 않아 사고로 이어졌다. 빌헬름의 부모는 그가 왼팔을 드럼 위에 올려놓자 그게 드럼에 흥미가 있다는 뜻이기를 바랐다. 그리고 드럼을 빌헬름의 몸에 묶어놓고 드럼 스틱도 아이 손에 묶어주며 드럼을 쳐보라고 격려했다. 빌헬름은 몸을 늘려주는 기계를 사용했고, 강한 어깨 쪽으로 머리가 기울지 않게 막아주는 버팀대를 착용했다. 매일 사지를 결박당한 채 전기 충격 치료까지 받았다. 비키는 어머니에게 편지를 써서 아이가 짜증과 화를 잘 내고 변덕스러워졌다고 전했다. 몸이 불편한 아들을 보듬어주기보다 냉대하고 학대에 가까운 치료를 끊임없이 했으니 어찌 성격이 삐뚤어지지 않을 수 있을까.

고흐의 귀, 퀴리의 골수

빌헬름은 왕위 계승자로서 다른 어린 왕자들처럼 수영과 승마, 사격을 배웠지만 배우기가 쉽지 않았다. 특히 승마가 어려웠다. 숱하게 말에서 떨어지고 고난을 겪은 끝에 사람들 앞에서 그럭저럭 말을 탈 수 있게 되었다. 다행스럽게도 음식을 잘라주거나 넘어질 때 잡아주는 하인은 항상 구할 수 있었다. 커서는 군사학교에 들어갔다. 빌헬름은 군사학교 생활을 즐기면서 군대와 지배계층의 사상과 국수주의를 쭉쭉 빨아들였다. 빌헬름이 황제가 됐을 때는 주로 프로이센 국수주의를 노골적으로 옹호하면서 주변의 인정을 받으려고 애쓰는 불안정한 사람이 되어 있었다. 종국에는 국수주의를 옹호하는 자신의 이념을 강경하게 실행해 나갔다.

1888년 빌헬름의 아버지가 빌헬름 1세가 됐지만 겨우 몇 달만에 인후암으로 사망했다. 어린 빌헬름은 새로운 통치자가 되었다. 그는 그 즉시 주변의 모든 사람과 멀어졌다. 국내에서는 사회 개혁과 교육 개혁을 주도했지만 프로이센의 국력을 맹신해서 유럽의 지도자들과 사촌, 먼 친척들에게는 골칫거리가 되었다. 눈치가 없어도 너무 없어서 주변 사람 모두의 화를 돋우었다. 영국에서는 빌헬름의 사촌인 조지 5세가 왕좌에 올랐다. 러시아에서는 그의 사촌 니콜라스Nicholas가 황제가 되었다. 이렇듯 사촌들이 통치자가 어떠해야 하는지 보여주는 훌륭한 본보기로 우뚝 섰으니 빌헬름이 '어깨에 나뭇조각을 올려놓은 것처럼'(Have a chip on one's shoulder, 누가 건드리기만 해도 화를 내기 쉬운 상태라는 뜻의 영어 관용구-옮긴이) 금방이라도 폭발할 지경이 된 건 놀랄 일도 아니었다. 물론 오른쪽 어깨에 나뭇조각을 올려놓았을 것이다. 왼쪽 어깨는 이미 쓸모가 없으니 말이다.

빌헬름은 국수주의를 선호해서 어머니의 진보적인 영국<sup>English</sup> 사상을 거부했다. 영국에는 전혀 관심이 없었다. 출생 당시에 그의 팔을 망가뜨린 의사가 영국인이었다. 아버지의 인후암을 양성으로 오진한 의사도 영국인이었다. 빌헬름은 의사가 어머니의 생명뿐만 아니라 자신의 생명을 구하려 했다는 사실은 무시한 채 아주 큰 앙심을 품었다. 그러고는 주변 사람들에게 그 화를 풀어냈다. 뭔가 증명해 보여야 할 게 있기라도 한 사람처럼 유럽 전역의 사촌들을 적대시했다.

세르비아의 검은손 조직이 프란츠 페르디난트<sup>Franz Ferdinand</sup> 살인사건의 배후로 밝혀졌을 때 오스트리아는 빌헬름의 독일 군대를 끌어들여 세르비아에 전쟁을 선포했다. 러시아는 세르비아를 도우려고 나섰고, 빌헬름도 전쟁 도발자의 수장으로 나서 전쟁에 뛰어들었다. 빌헬름의 눈치 없고 오만한 성정은 모두가 알고 있었다. 그 유별난 성격에 서쪽으로는 영국과 프랑스가, 동쪽으로는 러시아가 발끈하면서 빌헬름과 전 세계는 전쟁에 휘말렸다.

1918년 11월, 제1차 세계대전이 끝날 무렵에 빌헬름은 네덜란드로 도망쳐서 퇴위한 후 그곳에서 망명 생활을 했다. 독일 군주제는 무너졌고, 수백만 명이 사망했다. 빌헬름은 히틀러가 군주제를 복원해주기를 바랐지만 1941년에 폐색전증에 걸려 죽고 말았다. 불치의 장애로 인해 아주 큰 앙심을 품고 살았던 젊은 빌헬름은 20세기 전반에 전 세계를 바꿔놓았다.


## 독일 역사상 최악의 인물


최근 연구에 따르면 빌헬름 2세가 그토록 수치심을 느꼈던 이유가 단순히 에르브 마비 때문만은 아니었을 수도 있다는 주장이 제기되었다. 어쩌면 자궁 내 성장 제한이 원인이었을 수도 있다. 빌헬름은 작고 약하게 태어나서 에르브 마비와 유사한 태반 손상을 보였을 가능성이 제기된 것이다. 더욱 최근에는 빌헬름이 출생할 때 팔만 손상된 게 아니라 저산소증으로 뇌에 손상을 입어서 사회적 기술이 부족하고 과민한 데다 변덕스러웠다는 의사의 주장도 나왔다. 물론 그렇게 진단할 수도 있다. 하지만 에르브 마비 때문에 전쟁이 일어났다는 주장과 마찬가지로, 빌헬름이 독일을 전쟁터로 끌고 들어간 이유를 찾아내려고 너무 애쓰는 주장 같기도 하다.

작가 크리스티나 크로프트Christina Croft는 빌헬름이 장애를 보상받으려고 전쟁을 일으킨 게 아니라고 주장했다. 그보다는 빌헬름의 적들이 제1차 세계대전을 정당화하려고 그에 관해 허위 사실을 퍼뜨렸다고 했다. 빌헬름은 유럽을 물어뜯는 괴물 같은 인물, 혐오스럽고 두려운 인물로 묘사되었다. 하지만 크로프트는 그가 전쟁을 막으려고 애썼던 점잖은 신사였고, 전쟁광과는 거리가 먼 사람이었는데 크게 오해받았다고 했다.

역사적으로 오해받는 인물이 있다면 그 사람의 명예를 회복해줄 책이 나오는 것은 자연스러운 일이다. 어쩌면 빌헬름은 우리처럼 영웅과 악당 그 중간쯤이었을 가능성이 더 크다. 그의 진짜 성격이 어떠했든 우리가 아는 이야기는 그의 오만과 자만이 세계를 가장 피비린내 나고 암울한 전쟁으로 몰아넣었다는 것이다. 그는 팔 하나를 못 써도 진정한 남성이나 지도자가 되는 데 장애가 되지 않는다는 것을 증명하고 싶어 했다. 그러나 오늘날 빌헬름은 대개 독일 역사상 최악의 인물로 기억된다.

# 14

## 소독제의 발명을 이끈 빅토리아 여왕의 겨드랑이

겨드랑이는 움푹 들어간 해부학적 공간이라 신체 부위라고 하기에는 좀 이상하지만 나름의 기능을 수행한다. 엄밀히 말해 '액와(腋窩)'라고 하는 겨드랑이는 림프절과 신경, 혈관, 근육이 모여 있는 어깨 관절 아래쪽의 아주 분주한 부위다. 겨울날에 차가워진 손을 녹이기에 좋은 곳이기도 하다. 피부 아래로 큰 혈관이 지나고 있어 냉찜질팩을 넣어 열사병에 걸린 사람의 몸을 식혀 줄 수도 있는 곳이다. 그런데 빅토리아(Victoria, 1819~1901) 여왕의 겨드랑이에서는 통증이 심한 혹이 자라고 있었다.

## 극심한 통증을 동반한 겨드랑이 종기

빅토리아 여왕의 겨드랑이에 문제가 생기기 겨우 10년 전인 1861년 프랑스 화학자 루이 파스퇴르Louis Pasteur가 세균 이론을 창시했다. 미생물이 질병을 유발한다는 파스퇴르의 개념이 그 당시의 대중에게 받아들여지는 데는 시간이 걸렸다. 그전까지만 해도 부패한 공기(독기)가 질병을 퍼뜨린다는 생각이 지배적이었기 때문이다. 부패 물질이 공기를 치명적인 입자로 가득 채운다는 이론이었다. 수천 년 전에 고대 그리스인들이 이에 관한 글을 쓴 이후로 주변에 떠도는 악취로 독기를 식별해냈다. 시설이 좋은 병원은 독기가 빠져나가도록 매일 창문을 열고 환기했다. 이게 더 나은 환경을 조성하는 시발점이었지만 병원은 여전히 위험한 곳이었다. 환자가 수술 후에 사망하는 일이 자주 일어나자 그런 현상을 병원증(hospitalism, 처음에는 시설이나 병원의 위생 문제를 의미하다가 나중에는 집단적 수용 생활로 나타나는 심신 장애를 의미하는 용어로 바뀜-옮긴이)이라고 부르기도 했다.

사람과 사람이 접촉하거나 가까이 있을 때 질병이 퍼질 수 있다는 사실은 다들 이해했지만, 질병의 궁극적인 원인은 마녀와 지진, 혜성이라고 생각하거나…… 또는 신이 보내주신 것이라고 생각했다. 반면 세균 이론에서는 눈에 보이지 않는 작은 생세포인 미생물이 질병의 주범이라고 했다. 실제로 빅토리아 여왕의 땀내 나는 따뜻한 겨드랑이에서는 세균이 파티를 벌이고 있었다.

1871년에 빅토리아 여왕은 스코틀랜드의 밸모럴Balmoral성에서 지내고 있었다. 이맘때쯤 빅토리아 여왕의 겨드랑이 혹은 성가실 정도로 부풀어 올라 더 이상 참고 견딜 수가 없었다. 빅토리아 여왕은 오렌지만큼 커진 농양 때문에 팔을 움직이는 것도 힘겨웠다. 빅토리아 시대의 외과의 조지프 리스터Joseph Lister가 에든버러에서 불려왔다. 석탄산 분무 기계를 가지고 밸모럴성까지 가는 길은 리스터에게 상당히 고된 여행이었지만 그는 빅토리아 여왕의 왕진 요청을 거절할 수 없었다.

빅토리아 여왕의 겨드랑이에는 고름 덩어리인 농양이 자라고 있었다. 피부 농양은 피부 아래 주로 모낭과 땀샘에서 생긴다. 피부 아래의 종기가 여러 개 모이면 '옹종'이라는 커다란 통증 덩어리가 된다.

피부 종기는 보통 박테리아 중에서 황색포도알균이 베인 상처처럼 찢어진 피부나 모낭에 들어갔을 때 생긴다. 황색포도상구균이 주요 원인이었지만 피부 위에서나 점막에서는 보통 아무런 문제도 일으키지 않는다. 황색포도상구균의 표면에는 세포외기질의 단백질과 결합하는 접착 단백질이 모여 있으며, 이것이 이것이 피부 표면이 아니라 들어가서는 안 되는 체내에 침투하면 달라붙을 수 있다.

처음 감염됐을 때는 면역체계가 반응해서 백혈구가 감염 부위로 몰려든다. 백혈구는 그곳에서 고름을 형성하며 세균 감염을 치료하려고 애쓴다. 고름은 면역세포와 세균, 죽은 피부로 구성되어 있다. 엄밀하게 말해서 농청(膿淸)이라고 하는 고름은 벽에 둘러싸인 주머니 형태로 생겨서 피부를 밀어내고, 그 바람에 피부가 팽팽해질 수 있다. 혈액이 감염 부위로 몰려들면서 감염 부위가 붉게 부풀어 오르고 뜨거워지며 통증이 생긴다. 이는 염증이 생겼다는 증거다.

빅토리아 여왕의 겨드랑이에 손을 넣어 종기를 만져본다면 고름이 가득해 단단하고 동그랗게 느껴질 것이다. 종기가 팔 아래쪽 피부를 자극하면서 빅토리아 여왕은 아마도 종기를 긁고 문지르고 찔렀을 것이다. 이런 행동은 종기 치료에 전혀 도움이 되지 않고, 오히려 종기를 더욱 악화시킨다. 주머니를 절개해 고름을 짜내지 않으면 빅토리아 여왕의 경우처럼 종기가 점점 더 커져서 문제가 심각해지고 통증도 심해진다. 빅토리아 여왕이 팔을 움직이지 못하게 되자 도움을 청하지 않을 수 없었다. 조지프 리스터보다 상처를 절개해서 염증 악화를 막을 준비가 잘된 사람은 없었다. 당시 그는 빅토리아 여왕의 종기와 같은 화농성 상처를 치유하는 답을 찾으려고 애쓰고 있었다.

리스터는 화농성 상처, 즉 고름이 나오는 상처로 사람이 죽을 수도 있다는 사실을 알고 환자의 감염을 치료하고 막아낼 방법을 연구했다. 파스퇴르의 세균 연구를 분석해서 독성 물질이 세균과 바이러스 같은 미생물을 죽여서 감염을 막아낼 수 있다는 사실도 알아냈다. 리스터는 독성 물질을 뿌리는 분무 기계를 개발했다. 일명 소형엔진donkey engine이라 불리는 기계였다. 이 기계는 감염 부위에 페놀이라는 석탄산을 고운 안개처럼 분무해서 뿌렸다. 이 물질에 닿으면 모든 세균이 죽었다. 석탄산 농도는 세균 정균에서 멸균 수준까지 다양하게 조절할 수 있었다. 다시 말해 세균 증식을 억제하는 수준에서 완전히 파괴해 없애는 수준까지 가능했다. 리스터는 농도를 완벽하게 맞추어 분무하도록 기계를 보완했다. 이 기계는 석탄산으로부터 생성되어 바닥에 모인 증기를 분사했다. 리스터는 특유의 톡 쏘는 향이 나는 노란색 안개를 방 안에 뿌리다가 실수로 여왕의 얼굴에도 뿌렸다. 여왕이 잠시 투덜거렸다고 한다.

리스터는 분무 공간을 가장 넓게 확보하려고 빅토리아 여왕에게 손을 머리 위로 올리라고 했다. 그러고는 종기를 절개해서 고름 덩어리를 빼냈다. 냄새가 끔찍했겠지만 여왕에게 그 이야기를 차마 할 수는 없었으리라.


## 여왕의 몸에 칼을 댄 유일한 사람

빅토리아 여왕이 최신식 의료 기술에 의존한 것은 이번이 처음은 아니었다. 막내아들 레오폴드Leopold를 낳을 때도 출산을 돕는 클로로포름을 사용했다. 빅토리아 여왕은 왕국에서 새로 부상한 산업의 아이디어를 장려하는 습관이 있었다. 인상적이고 유용한 마취 기술이 발달했지만 처음에는 어려움을 겪었다. 더 많은 환자가 수술에서 살아남았지만, 상처가 곪아서 죽어가는 이들도 늘어났다. 외과의는 수술 환자가 마취된 상태에서 몸속을 들여다볼 시간이 더 늘어난 데 비해 환자의 감염 위험은 더 커졌다. 리스터가 마취 기술에 소독 기술을 더해서 수술 분야에 큰 변화를 몰고 오기 전까지는 그랬다.

1867년 리스터는 의학 저널 《랜셋The Lancet》에 수술 상처 감염을 줄여주는 석탄산 사용에 관한 연구 결과를 발표했다. 의학 발달 분야에서 자주 그렇듯 리스터는 반발에 부딪혔다. 반발한 사람 중에는 클로로포름 형태의 마취제를 수술 분야에 도입한 의사인 제임스 영 심프슨도 있었다. 빅토리아 여왕은 이 두 의사의 치료법을 모두 승인했을지 몰라도, 이들은 서로를 인정하지는 않았다. 그러나 리스터는 한 가지 점에서 우위를 점했다. 빅토리아 여왕이 수술받고도 살아남자 여왕에게 칼을 대고도 무사히 빠져나온 유일한 사람이 됐기 때문이다. 빅토리아 여왕을 암살하려고 시도한 사람들이 있었지만 조지프 리스터만큼 칼을 들고 빅토리아 여왕에게 가까이 접근한 사람은 없었다.

# 15 위생의 역사를 바꾼 제멜바이스의 손

빈<sup>Vienna</sup>의 한 병원 밖에는 방문객들에게 제멜바이스여성병원 Semmelweis Womens' Clinic을 알려주는 표지판이 서 있다. 제멜바이스여성병원은 19세기 헝가리인 의사 이그나즈 제멜바이스(Ignaz Semmelweis, 1818~1865)의 이름을 딴 병원이다. 그 외에 대학교에도 제멜바이스의 동상이 있고, 제멜바이스의 이름을 딴 소행성도 있다. 제멜바이스의 초상화는 우표에서도 찾아볼 수 있다. 제멜바이스는 개척자로 역사에 기억된다. 제멜바이스가 알았다면 무척이나 놀랐으리라. 2세기 후에 자신이 그렇게 사랑받으리라고는 상상도 못 했을 테니까. 제멜바이스는 소독과 관련해 생명을 구하는 방법을 제시했다가 정신병원에 갇혀 구타와 조롱을 당하다 사망했다. 이게 다 의사들에게 손을 씻어야 할지도 모른다는 제안을 한 탓이었다.

## 집에서보다 병원에서 산욕열 발생률이 높은 이유

제벨바이스는 저소득층 여성들이 무료로 이용할 수 있는 산부인과 병원에서 일했다. 저소득층 여성들은 의사와 간호사의 훈련을 도와주는 실습 환자로 취급받는 사실을 알면서도 그 병원을 이용했다. 제멜바이스는 병동을 누비면서 시체를 해부하다가 바로 아이를 받아내기 일쑤였는데 걱정스러운 문제 하나 때문에 고민에 빠졌다. 당시에는 산모가 산욕열(산후열)로 사망하는 비율이 놀랄 정도로 높았다.

산욕열은 출산 후 며칠 동안 지속된다. 산모는 복부 통증과 경련으로 고생한다. 산모의 신체가 산욕열에 맞서 싸우려고 하면서 체온이 급격하게 치솟고, 호흡이 가빠지고, 심박동 수도 증가한다. 자궁 내부나 생식관 주변 조직 내부가 감염되면 산모가 사망할 수 있고, 실제로도 그런 일이 자주 발생했다. 산욕열은 18세기와 19세기 산모 사망률의 가장 흔한 원인이었다. 제멜바이스는 병원에서 그 문제를 발견하고 원인을 파악하려고 애썼다. 처음에는 환자를 과잉 수용해서 그런 문제가 발생한다고 생각했다. 하지만 환자 수가 증가한 것은 아니었다. 기후와 환경 요인에서도 아무런 단서를 발견하지 못했다. 그러다 1847년에 제멜바이스가 돌파구를 찾아냈다. 그 당시 야코프 콜레치카Jacob Kolletschka라는 동료 의사가 시체 해부에 사용했던 메스에 베어 사망했다. 야코프 자신도 모르는 사이에 병원성 미생물이 상처 부위에 침입했고, 그곳은 온기와 먹이가 있어서 세균 번식에 이상적인 장소였다. 이 작은 생명체는 점차 증가해서 야코프의 혈액으로 들어갔다. 야코프는 체온이 오르면서 열감을 느꼈다. 관절과 머리에 통증이 생겼다. 제멜바이스는 친구 야코프가 사망하기 직전에 호소했던 열병과 그 밖에 다른 증상이 자신이 일하던 병동의 산모들이 산욕열로 사망했을 때 호소했던 증상과 놀랄 정도로 유사하다는 사실을 알아냈다.

대개 의사들은 병원 내에서 다른 일을 하다가 산모의 출산을 돕기 위해 호출됐다. 주로 시체 안치소에서 시체를 해부하고 있었다. 그곳에서 곧장 산부인과 병동으로 직행해 더러운 손으로 산모의 출산을 도왔다. 가는 길에 손을 씻으려고 멈추지도 않았다. 왜 손을 씻어야 한단 말인가? 감염의 원인은 공기 중에 떠도는 독소라고 철석같이 믿던 시기였으니.

제멜바이스는 산모가 조산사가 아니라 의사나 의대생의 도움을 받으면 산욕열에 걸릴 가능성이 훨씬 크다는 사실을 발견했다. 의사들은 산모의 출산을 돕기 직전에 시체 깊숙한 곳에 팔을 넣고 있었던 반면 조산사는 시체를 건드리지 않았다는 것이 차이점이라는 사실을 깨달은 것이다. 사망률이 높아지는 경우는 의사들이 시신에서 나온, 그가 '시체 입자cadaverous particles'라고 부른 것을 산모들에게 옮겼을 때뿐이었다.

제멜바이스는 이유가 뭐든 간에 출산 도우미가 간단하게 손을 씻기만 해도 산욕열 발생을 크게 줄일 수 있다는 사실을 알아냈다. 현재 우리에게 손 씻기는 지극히 일상적인 행동이지만 당시에는 그렇지 않았다. 심지어는 인상을 찌푸리고 반박할 행동이기도 했다. 조산사보다는 고등교육을 받아 최신 의료 사상으로 무장한 의사한테서 더 나은 치료를 받는다고 생각할 수 있을지도 모르겠다. 하지만 실제로는 그렇지 않았다. 분만 후 발열 문제에 관해서는 의사의 더러운 손에 감염되는 위험에 노출되느니 차라리 거리에서 조산사의 도움을 받아 출산하는 게 훨씬 안전했다.

환자를 진료하기 전에 손을 씻어야 한다는 규칙을 도입하려고 했을 때 제멜바이스는 조롱을 받았다. 병원 내 권력층은 손 씻기 행동을 아예 금지해버렸다. 자신들이 무의식적으로나 의도적으로 열병의 원인이 됐다는 사실을 믿으려고 하지 않았다. 제멜바이스는 그처럼 계몽된 사람들이 여성들을 죽음으로 몰아넣었다고 비난하는 대담한 짓을 저지른 것이었다. 그는 자신의 위생 개념에 대해 들으려고 하는 사람이라면 누구에게나 이야기해주었고, 동료들에게도 위생 관념을 가르치려고 애썼지만 근거가 충분하지 않았다. 자신의 위생 관념을 뒷받침해주는 구체적인 과학 이론은 없었다. 이때는 제멜바이스의 시체 입자를 설명해주는 세균 이론이 아직 확립되지 않은 시절이었다. 제멜바이스는 자신의 주장을 끈질기게 밀어붙였지만 인정받지 못했고, 세균만 끈질기게 들러붙어 사라지지 않았다.


## 손 씻기의 중요성을 깨달은 남자의 최후

손 위생은 조롱받다 못해 위협으로 여겨졌다. 제멜바이스와 그의 가족이 유럽 전역을 휩쓴 혁명(1848년에 유럽 전역에서 발생한, 빈 체제에 반발하는 일련의 혁명-옮긴이)에 참여했다는 비난까지 받으면서 제멜바이스의 명예는 더욱 추락했다. 제멜바이스는 말썽꾼으로 낙인찍혔고, 그의 연구는 인정받지 못했다. 결국 제멜바이스는 불안증과 우울증에 시달렸다. 그를 공격하는 공개 항의서에는 훨씬 신랄하고 공격적인 어조가 담겼다. 제멜바이스는 심적으로 무너져 내려 술을 마시기 시작했다. 많은 생명을 살리는 방법을 제시했다가 거절당한 사람이 달리 무엇을 할 수 있었겠는가? 어느 날 제멜바이스의 동료들이 정신병원을 둘러보자면서 그를 데려가서는 병실에 들어간 순간 뒤에서 문을 잠가버렸다. 제멜바이스는 구속복을 입은 채 구타당하다가 결국 사망했다. 이때 그의 나이는 47세에 불과했다. 구타당해 손에 생긴 상처에 감염이 발생했을지도 모른다. 결국에는 괴저가 발생했다. 처음에는 피부가 창백해졌다가 보랏빛으로 변했고, 조직이 죽으면서 검게 변했다. 감염은 손과 팔 위쪽으로 번져 혈액까지 퍼졌다. 손 씻기의 중요성을 깨달은 최초의 남자는 자기 손에 발생한 감염으로 사망했다. 병원 내 산모의 사망률은 다시 치솟기 시작했다.

그로부터 머지않아 제멜바이스의 주장이 옳았음이 입증되었다. 루이 파스퇴르가 실험실에서 연구한 세균에 관한 이론을 출간했고, 조지프 리스터는 환자들을 다루면서 예방과 치료의 임상적 측면을 중점적으로 연구했다. 당시에 제멜바이스의 주장이 진지하게 받아들여지지 않은 건 사실 이상한 일이었다. 특히 산과와 산욕열 분야에서 제멜바이스가 감염 이론에 의문을 제기한 최초의 의사도 아니었다. 제멜바이스보다 50년 전에 태어난 스코틀랜드의 한 의사가 출산 도우미와 산욕열 사망 사건의 연관성을 찾아냈지만 제멜바이스와 비슷하게 조롱받으며 외면당했다. 알렉산더 고든Alexander Gordon은 자신을 포함해서 의사와 조산사가 환자들에게 감염병을 옮긴다는 사실을 인정했다. 1795년에 출판한 그의 「에버딘의 유행성 산욕열에 관한 논문Treatise on the Epidemic Puerperal Fever of Aberdeen」에서는 산모의 질병과 사망이 초래된 자리에 있었던 의사와 조산사의 명단까지 작성했다. 그는 1791년 3월에 키스 부인Mrs. Keith의 보살핌을 받았던 30세 산모 엘스펫 파이프Elspet Fife에 대해 기록을 남겼다. 엘스펫은 병에 걸렸지만 치유되었다. 이후에 존 덩컨John Duncan의 아내(이름은 기록되지 않음)도 키스 부인의 도움을 받아 출산한 후에 병에 걸렸다. 덩컨의 아내는 출산 7일째에 사망했다. 프린트필드PrintField의 화이트 부인Mrs. White도 병에 걸린 후 5일째에 사망했다고 기록되어 있었다. 누가 이들의 출산을 도왔을까? 짐작하겠지만 바로 키스 부인이었다. 고든은 상세한 기록에 일가견이 있었다. 조산사들은 이름이 언급됐어도 크게 신경 쓰지 않았다. 오히려 도시에 산욕열을 유행시킨 사람은 자신들이 아니라 고든이라고 주장했다. 당연히 조산사들은 고든에게 적대적인 태도를 보이기 시작했다.

고든은 제멜바이스처럼 환자들의 환경을 바꿔놓으려고 애썼을 뿐이었다. 당시의 다른 의사들과 마찬가지로 체액의 균형(모든 산모에게 필요한 것)을 맞추기 위해 피를 빼내고 설사제를 처방하는 동시대의 고전적인 치료법을 사용했다. 또한 산모의 옷을 훈증소독하고 시트를 태워야 한다고도 주장했다. 고든은 해군에서 근무하면서 다른 해군 외과의들과 그들의 청결 및 위생 관념에 영향을 받았다. 그중에서 제임스 린드James Lind는 선원들의 괴혈병을 치료하기 위해 노력한 의사였다. 궁극적으로는 제멜바이스와 고든 둘 다 똑같은 난관에 봉착했다. 이들은 뭔가를 발견했지만 그게 무엇인지 설명하거나 자신들이 알아낸 것을 믿어달라고 다른 사람들을 설득하지 못했다. 청결을 권고한 이들의 의견은 철저히 무시당했다.

미국에서는 또 다른 의사가 감염의 원인이 독기가 아닌 다른 뭔가라고 동료들을 설득하느라 애를 먹고 있었다. 올리버 웬델

홈스<sup></sup>Oliver Wendel Holmes는 청결을 촉구하는 논문을 저술했다. 「산욕열의 감염성The Contagiousness of Puerperal Fever 」(1843)이라는 논문에서 홈스는 고든의 연구를 인정했다.

고든과 홈스, 제멜바이스는 이전의 린드처럼 자신들의 연구를 인정받지 못했다. 이뿐만 아니라 이들의 연구 결과는 몇십 년 동안 시행되지도 못했다. 이론에서 벗어나 입증을 거쳐 실행에 이르기까지의 과정은 여전히 환자들에게 너무 긴 시간이다.

어쨌든 손은 씻는 게 좋다.

# 16 하늘을 향해 치켜세운 갈릴레오의 중지

이탈리아 박물관 선반에 놓인 유리 보관함 안에는 갈릴레오 (Galileo Galilei, 1564~1642)의 가운뎃손가락이 담겨 있다. 갈릴레오의 중지는 위쪽을 향해 천장을 가리키고 있었다. 그 모습을 보면 갈릴레오가 자신의 연구에 반박하는 적들에게 도전적으로 중지를 치켜세웠다고 상상할 만하다.

이 손가락은 종교적 유물이 아니다. 종교적 유물은 특히 몇몇 종교에서 아주 흔하다. 그중 몇몇은 진짜이고, 또 다른 몇몇은 그 가치와 관심도를 높이기 위해 성인(聖人)의 일부라고 주장하는 유물이다. 세속적인 유물도 있다. 세속적 유물은 보통 건조되거나 미라화되어 특정 신체 부위인지조차 식별하지 못할 때가 많지만, 종교적 유물과 똑같은 방식으로 보존, 전시, 숭배된다. 빅토리아 시대 사람들이 특히 세속적 유물을 잘 만들었다. 예를 들어 로켓에 넣어둔 머리카락은 세상을 떠난 사랑하는 사람을 기억하는 소중한 추억이자 우리의 죽음을 상기시키는 메멘토 모리이자 삶을 온전히 살아야 한다고 일깨워주는 경고이기도 하다. 사실 갈릴레오는 성인과 정반대되는 교회의 적이자 이단자였다. 그리고 그의 가운뎃손가락은 피렌체 과학사 박물관(최근에는 갈릴레오 박물관으로 더 많이 알려져 있다)을 찾는 방문객들을 향해 치켜세워져 있다.

## 박물관에 전시된 갈릴레오의 가운뎃손가락

갈릴레오의 중지는 골동품 전문가 안톤 프란체스코 고리Anton Francesco Gori가 갈릴레오 사후에 해골로 남은 손에서 잘라낸 것이었다. 중지에 속하는 가장 큰 손허리뼈뿐만 아니라 위쪽에서 시작해 점점 작아지는 근위 지골과 중위 지골, 원위 지골이라는 세 가지 지골도 볼 수 있다. 지골 주변에는 마른 피부가 달라붙어 있다.

갈릴레오 갈릴레이(영화 〈보헤미안 랩소디〉에서 갈릴레오를 외치는 프레디 머큐리 Freddy Mercury의 목소리를 떠올리지 않으려고 애쓸 것)는 이탈리아의 천문학자이자 기술자요, 수학자이자 자연과학자였다. 렌즈와 관을 이용해 망원경을 발명하면서 낙하하는 물체의 운동법칙과 발사체의 포물선 궤적 이론을 정립했다. 하지만 하나님이 창조한 우주의 이론에 이의를 제기하면서 많은 문제에 연루되었다. 로마 가톨릭교의 종교 재판에 소환되어 태양계의 모든 것이 지구가 아니라 태양 주위를 돈다고 주장한 코페르니쿠스의 태양중심설을 지지했다고 비난받았다.

아리스토텔레스는 무거운 물질의 추락 속도는 무게에 비례한다는 잘못된 주장을 펼쳤다. 갈릴레오는 그 이론에 의문을 제기하면서 적을 만들었지만 자신의 주장을 굽히지 않았다. 갈릴레오의 중지는 단호하게 위로 치솟아 올라갔다. 갈릴레오는 1632년에『두 가지 주요 세계관에 관한 대화Dialogue Concerning the Two Chief World Systems』를 저술해서 몇몇 사람들의 화를 돋우었다. 교회 교리에 반하는 저서라서 갈릴레오는 출판물을 포기하라는 경고까지 받았다. 하지만 갈릴레오는 그러지 않겠다고 했고, 남은 나날을 가택 연금 상태로 보내야 했다. 갈릴레오가 사망했을 때는 이단으로 선고받아 가족과 함께 매장되지 못했다.

갈릴레오는 사후 100년에야 무죄를 입증받았다. 교회도 갈릴레오의 저서를 블랙리스트에서 빼고, 갈릴레오의 시신을 파내어 정중하게 재매장했다. 갈릴레오의 유해는 성 코스마스와 다미안Saints Cosmas and Damian의 작은 예배당에서 옮겨져 이탈리아 피렌체의 산타 크로체Santa Croce 교회 본당에 있는 묘지에 매장됐다. 마침내 정중한 장례를 치렀지만, 갈릴레오의 손가락 몇 개는 이미 도난당해 전시된 이후였다. 갈릴레오는 바로 그 손가락으로 별을 가리키거나 망원경을 조작했다. 프란체스코 고리는 갈릴레오의 엄지와 검지, 중지가 현대과학 시대에 아주 큰 의미가 있어서 교회에서 성인을 대하듯이 유물로 대우해야 한다고 주장했다.


## 치켜세운 중지에 담긴 모욕의 기원

중지를 치켜세우는 게 모욕을 뜻하는 이유를 설명해주는 기원설은 아주 많고 다양하다. 서구에서 이 행동은 유럽인보다는 미국인의 손짓으로 여겨진다. 하지만 그 손짓은 사실 미국보다 훨씬 오래되었다. 라틴어로는 중지라는 단어 자체가 '음란한 손가락digitus obscenus'이나 '외설적 손가락'이라는 뜻으로 '외설'을 의미했다. 영국에서는 왕가인 플랜태저너트Plantagenets의 신화와 전설에 장궁을 들고 프랑스를 누비며 적에게 손가락을 치켜세웠다는 이야기가 전해진다. 적에게 사로잡힌 장궁 사수들은 손가락이 잘려 더 이상 활을 쏘지 못할 위험에 처했고 아직 손가락이 붙어 있는 사람들은 반항의 뜻으로 프랑스인들에게 손가락을 흔들어 보였다.

"잘 봐, 우린 아직 손가락이 있어서 활을 쏠 수 있어."

하지만 셰익스피어의 희곡 「헨리 5세」에서 헨리 5세가 부하들에게 '돌파구를 향해 한 번 더 돌진once more unto the breach'을 외치던 때보다 오래전인 기원전 423년에 아리스토파네스Aristophanes가 「구름The

Clouds」이라는 연극에서 중지를 치켜세우는 외설적 동작을 언급했다.

그리스인도 중지를 치켜세우는 동작을 취했다. 사실 손가락으로 바닥을 가리키는 아랍 사람과 검지로 중지를 잡아당기는 러시아인을 포함해서 전 세계에는 중지를 움직이거나 과시하는 손짓에 관한 이야기가 전해져 오고 있다. (여기서 중지를 잡아당기는 손가락은 다른 손의 검지를 말한다. 같은 손의 검지로 중지를 당길 수 있을지는 잘 모르겠다. 아마도 지금 당장 시험해보는 사람이 있을 것 같다.)

갈릴레오의 손가락은 수평으로 전시할 수도 있었지만, 일부러 수직으로 전시한 게 분명하다. 어쩌면 그냥 별을 가리키거나, 아니면 상대를 모욕하면서 '아마도 내가 항상 옳았나 보다'라는 뜻을 전하고 있는지도 모른다.

# 17 로버트 1세와 퍼시 셸리의 심장 순례

스코틀랜드의 던펌린 수도원Dunfermline Abbey 자리에 우뚝 솟아오른 교회 탑에는 '로버트 드 브루스(Robert the Bruce, 1274~1329)'라는 글자가 새겨져 있다. 그곳은 스코틀랜드 북부의 옛 통치자들이 묻힌 매장지였다. 잉글랜드에 맞서 싸웠던 1차 스코틀랜드 독립 전쟁의 우상이자 스코틀랜드의 왕 로버트 1세도 그곳에 묻혀 있었다. 로버트 1세의 신체 대부분이 그곳에 잠들어 있었지만 심장은 다른 곳에 있었다. 로버트 1세의 심장이 그곳까지 가는 길은 상당히 지난한 여정이었다.

## 로버트 브루스의 유언

로버트 1세는 1329년에 사망했다. 존경받는 스코틀랜드의 왕이 나병으로 세상을 떠났다는 이야기가 수년 동안 세간에 떠돌았다. 지금이야 믿기 어렵지만, 군주의 죽음에 대한 많은 신화처럼 이 이야기 역시 여전히 남아 있다. 로버트 1세가 사망하자 관습대로 그의 시신을 갈라 내장을 꺼냈다. 내장은 시신에서 아주 빠르게 문제를 일으킨다. 박테리아가 가득한 대변이 방치되어 있다가 새어 나갈 때가 그렇다. 내장을 제거하면 시신을 방부 처리하기가 훨씬 쉽다. 제거한 내장은 악취를 풍기기 전에 빠르게 묻어야 한다. 로버트 1세는 자신이 죽음을 맞았던 카드로스 Cardross에 묻혔다. 심장은 따로 떼어내 방부 처리했고, 나머지 부위는 던펌린 수도원에 잠들었다.

로버트 1세는 성지로 떠나는 십자군 원정에 자기 심장을 가져가 예루살렘 성묘교회에서 기도를 올려달라고 요청했다. 이 귀중한 유물은 금속 유골함에 담겨 그의 친구 제임스 더글러스 Sir James Douglas 경에게 목걸이 선물로 보내졌다. 더글러스는 친구의 심장을 상자에 담아 성지로 향했다. 스페인에서 카스티야 Castille의 국왕 알폰소 11세는 무어인의 왕국 그레나다 Grenada에 맞섰고, 더글러스와 그의 동료들도 기독교인들과 함께 싸웠다. 테바 Teba에서 성을 포위하는 동안 스코틀랜드 파견대는 고난을 겪었다. 다른 사람들한테서 떨어져 나와 포위당해서 꼼짝도 하지 못했다. 적군, 특히 영국인들에게 공포를 안겨주어 블랙 더글러스<sup>Black Douglas</sup>라 불렸던 그는 스페인에서 살해당했다. 그의 마지막 행동은 무어인에게 검을 뽑기 전에 왕의 유골함과 심장을 적을 향해 던진 것이었다.

"네가 먼저 가, 롭<sup>Rob</sup>."

스코틀랜드 귀족 더글러스가 이렇게 외쳤다. 아니 이 비슷한 말을 외치며 던졌다. 하지만 더글러스도, 로버트 1세의 용맹한 심장도 성지에 도착하지 못했다. 이들의 유해는 스코틀랜드로 보내졌고, 로버트 1세의 심장은 나머지 시신이 매장된 던펌린 수도원이 아니라 친구 더글러스와 함께 멜로즈 사원<sup>Melrose</sup>에 나란히 묻혔다.

로버트 1세의 나머지 시신은 던펌린에 흩어진 수도원의 잔해 아래 파묻혔다. 로버트의 무덤 대부분은 스코틀랜드 종교개혁<sup>Scottish Reformation</sup> 당시에 파괴되었다. 1818년 던펌린 수도원의 동쪽 성가대 자리에 새 교구 교회를 짓던 노동자들이 높은 제단이 들어설 자리 근처에서 무덤을 발견했다. 특별한 뭔가가 있는 무덤이었다. 흑색과 백색 대리석 조각 사이에 커다란 돌 두 개가 있었다. 그중 하나는 묘비였고 다른 하나는 약 6피트(182cm) 정도의 좀 더 커다란 크기였다. 묘비 아래에는 참나무 관이 있었고, 그 안에는 두 겹의 납으로 감싼 유골이 금빛 수의로 덮여 있었다. 유골은 납으로 된 왕관을 쓰고 있었다. 유골을 자세히 살펴보면 내장을 제거하려고 가슴뼈를 절단한 것이 분명했다.

전체적으로 봤을 때 아무래도 로버트 1세의 유해 같았다. 연조직이 흔적조차 남아 있지 않아서 로버트 1세의 시신이 심장과 함께 묻혔는지는 알 수 없었다. 로버트 1세의 심장은 1920년 복구 작업 당시에 멜로즈 사원에서 발굴됐지만 표석 없이 다시 매장됐다. 1996년에 이르러서야 로버트 1세의 심장이 들어 있다고 여겨지는 유골함이 다시 발견됐다. 연구학자들은 그게 진짜 로버트 1세의 심장이라고 확신할 수 없다고 했다. 하지만 300년 만에 부활한 스코틀랜드 초대 정부의 초대 장관 도널드 듀어Donald Dewar는 말했다.

"그건 별로 중요하지 않습니다."

로버트 1세가 스코틀랜드를 위해 싸웠던 이후 700년이 지나 스코틀랜드가 독립을 추진하던 시기에 도널드 듀어는 브루스의 심장으로 유력시되는 유해를 표석 아래에 묻었다. 그게 진짜 브루스의 심장이든 아니든 많은 것을 상징했다.


## 끊임없이 박동하는 심장이 상징하는 것


심장이 상징하는 바는 전 세계에서 역사적으로 변천해왔다. 심장은 모든 문화의 신화와 얽혀들었다. 어떤 이들에게는 심장이 영혼의 중심이자 감정이 자리한 곳이었다. 쉬지 않고 규칙적으로 박동하는 심장에서 모든 것이 흘러나온다. 아리스토텔레스는 심장이 우리의 삶을 지배하는 주요 기관이라고 믿었다. 히포크라테스와 플라톤은 그렇게 확신하지 못했다. 뇌가 더 큰 목소리를 낸다고 생각했기 때문이다. 하지만 박동하는 심장에서 대단한 열정이 방출된다는 사실은 다들 부인하지 않았다.

심장 모양 이모티콘은 고대 사회부터 예술적 장식으로 사용되었다. 해부학적으로 심장과 똑같은 모양이 아니더라도 심장을 상징하는 이모티콘은 심장의 영적인 특성, 감정과 애정, 사랑의 본질, 영혼이 머무는 장소를 의미한다. 고대 멕시코 테오티우아칸Teotihuacan의 문화에서는 심장이 생명체에게 얼마나 중요한 기관인지를 잘 알고 있었다. 심장 제거는 곧 죽음을 의미하고, 죽음은 심장 제거나 손상으로 심장의 영적인 힘이 꺼져버린 탓이라고 확신했다. 기독교인에게 그리스도의 신성한 심장은 예술과 기도에서 아이콘이 되었다.

로마 황제 마르쿠스 아우렐리우스Marcus Aurelius의 주치의 갈렌Galen은 초창기 인체 의학 지식을 제공하는 데 크게 공헌했다. 갈렌의 인체 의학 지식은 이후 수백 년 동안 의학의 기둥이 되었다. 갈렌은 심장에 연결된 동맥과 정맥뿐만 아니라 심장의 판막과 심실에 대해 기술했다. 16세기에는 해부학자 안드레아스 베살리우스Andreas Vesalius가 심장을 더욱 면밀하게 관찰했고, 레오나르도 다빈치Leonardo da Vinci는 최초로 심장을 정밀하게 그렸다.

1628년 윌리엄 하비William Harvey는 혈액이 간에서 생성되어 정맥으로 흘러가 소진된다는 널리 알려진 개념에 이의를 제기하는 저서를 내놓았다. 그는 끊임없이 박동하는 심장이 혈액을 보충해 넣지 않고 계속 신체 전체로 퍼 나른다는 결론을 내렸다. 이것이 심장의 유일한 기능일 가능성이 크다고도 했다.

윌리엄 하비는 운 좋게도 의식이 있는 인간의 몸 안에서 박동하는 심장을 엿볼 수 있었다. 휴 몽고메리Hugh Montgomery라는 젊은 귀족이 앞가슴벽anterior chest wall을 다치는 위험한 사고를 당하고도 살아남았다. 당시 상처 감염으로 농양이 생겼고, 가슴의 피부와 조직이 검게 변해 괴사하면서 구멍이 생겼다. 하비는 몽고메리의 가슴에 난 구멍으로 박동하는 심장을 볼 수 있었다. 몽고메리는 가슴 구멍에 금속판을 댄 채 인생을 한껏 살았다. 여행을 다니고, 군인이 되어 전쟁에 나가 싸우고, 결혼도 두 번이나 했다. 수술이나 부상 후 머리뼈에 구멍이 생기는 일은 드물지 않았지만 가슴에 구멍이 생기는 건 믿기 어려운 일이었다.

비현실적으로 들리겠지만 정상적으로 기능하는 인간에게 영원히 닫히지 않는 구멍이 생긴 게 이때가 마지막은 아니었다. 나중에는 위장에 구멍이 생기는 사건도 발생했다(174쪽참조). 하지만 1600년대에는 몽고메리가 크게 주목받았다. 국왕 찰스 1세Charles I는 몽고메리에게 일어난 의학적 기적을 전해 듣고는 그를 불러들였다. 몽고메리의 가슴에서 박동하는 심장을 들여다보고 만져보기도 했다. 당신이라면 그러지 않았겠는가? 그나마 왕의 손길에 닿았으니 몽고메리는 피부샘병scrofula에 걸릴 일이 없었다. 일명 왕의 병King's Evil이라는 피부샘병, 혹은 연주창은 왕족과의 접촉으로 예방할 수 있다고 여기던 시대였기 때문이다. 몽고메리의 박동하는 심장에 관한 글을 비롯해 하비의 저술 덕분에 심장 기능에 관한 지식이 크게 달라졌다.

## "왕의 심장은 먹어본 적이 없어요"

오늘날에는 심장 박동과 신체 전반의 혈액 이동 상태를 잘 알고 있다. 그런데도 여전히 심장을 강력한 상징으로 삼아 욕망과 감정을 표현한다. 심장은 언제나 단순한 펌프 이상을 상징한다. 부유한 귀족이 사망하면 다른 장기 중에서 특히 심장을 꺼내 특별한 장소에 매장하는 일이 잦았다. 반면 나머지 신체 부위는 또 다른 사람들에게 특별한 어딘가에 매장될 수 있었다. 영국의 리처드 1세Richard I가 1199년에 사망했을 때 그의 심장은 루앙의 사원에 매장됐지만 나머지 시신은 퐁트브로Fontevraud로 보내져 부모 곁에 잠들었다. 에드워드 1세Edward I의 아내인 카스티야의 엘리너Eleanor가 영국의 링컨 근처에서 사망했을 때 그녀의 시신은 웨스트민스터 사원에 매장되었다. 하지만 심장은 런던 강가의 블랙프라이어스에 있는 소규모 도미니카 수도원에 묻혔다. 언젠가 아들 알폰소Alphonso의 심장이 매장될 곳이기도 했다. 엘리너의 심장을 묻은 묘는 정교한 건축 기념물이 인상적이었다. 조각과 벽화로 장식되어 있고, 돌출형 돌로 된 차향 아래 천사상이 세워져 있었다. 16세기에 수도원이 해체되면서 그 기념물도 다른 많은 기념물처럼 파괴되고 소실되었다.

프랑스 왕들은 자신들의 심장을 꺼내 유리병에 넣고 쿠션을 받쳐 전시하라고 했다. 태양왕 루이 14세Louis XIV가 사망했을 때 그의 나이는 77세였다. 프랑스 군주 중에서 가장 오래 집권한 통치자였다. 그의 지친 심장은 방부 처리되어 파리의 생 앙투안 거리Rue Saint-Antoine에 있는 예수회 교회Eglise des Jesuites에 안치되었다. 하지만 프랑스 혁명 당시에 도난당해 감쪽같이 사라졌다. 루이의 심장 일부는 영국으로 건너가 진귀품 수집가이자 요크 대주교Archbishop of York인 하코트 경Lord Harcourt의 소유가 되었다. 1848년 하코트가 만찬을 열었을 때 윌리엄 버클랜드William Buckland라는 친구가 만찬에 참석했다. 버클랜드는 지질학자이자 동물학자로, 특이한 교수법과 다양한 이국적 애완동물 돌보기, 생소한 음식 섭취에 집착하는 성향으로 유명했다. 살아 있는 모든 생명체를 한 조각씩 먹고 싶다는 게 버클랜드의 야심이었다. 두더지와 병파리도 먹어보고 싶었다니 생각만 해도 끔찍하다.

하코트의 만찬 식탁에 앉은 손님들은 만찬 주최자의 흥미로운 수집품을 돌아가며 감상했다. 버클랜드는 왕의 작은 심장 일부를 손에 넣었을 때 맛보지 않을 수 없었다. 왕의 심장 조각을 집어 들어 입안에 쏙 집어넣은 버클랜드가 말했다.

"이상한 것을 많이 먹어보았지만 왕의 심장은 먹어본 적이 없어요."

제발 바라건대, 입안에 든 것을 다 먹고 난 후에 한 말이었으면 좋겠다.

## 불에 타지 않은 심장

사랑하는 사람의 심장을 간직할 수 있다면 그렇게 할 것인가? 고딕 소설가이자 『프랑켄슈타인』의 작가인 메리 셸리(Mary Shelley, 1797~1851)는 당연히 그렇게 했다. 남편의 심장을 책상 서랍에 보관해둔 것이었다. 1852년 셸리가 사망한 후에 셸리의 아들이 그 중요 장기를 상자 안에서 발견했다. 메리 셸리가 남편의 심장을 비단과 남편의 마지막 시 「아도네이스Adonais」가 적힌 종이로 감싸서 보관했다는 것은 이상해 보인다. 남편 퍼시 비시 셸리(Percy Bysshe Shelley, 1792~1822)와 그렇게 행복한 부부 사이는 아니었으니 말이다. 적어도 먹지는 않았다. 바이런 경Lord Byron이 친구 퍼시의 불에 탄 심장을 마주했을 때는 점잖게 행동한 것 같다.

시인 퍼시 비시 셸리가 1822년에 사망했을 때 그의 나이는 겨우 스물아홉 살이었다. 그는 30여 년에 가까운 세월 동안 많은 일을 했지만, 늘 행복했던 것은 아니었다. 일행과 함께 스페치아 만을 가로질러 항해하던 중 폭풍우를 만나 조난을 당했다. 그의 배 돈 후안Don Juan호는 전복되었고 일행은 모두 익사했다. 그로부터 열흘 후 비아레지오의 해변에 떠밀려 올라온 시신이 발견됐다. 심하게 부풀어 오른 데다 부패해서 시신의 형체를 알아볼 수 없었다. 퍼시 비시 셸리의 시신은 퍼시가 1년 전에 죽은 친구 존 키츠John Keats한테서 받아 익사 당시에 코트 주머니에 넣어두었던 시집과 옷차림으로 겨우 신원을 확인할 수 있었다.

퍼시 비시 셸리는 낭만주의 시인이었지만 정치 문제와 사회 문제도 다루었다. 옥스퍼드대학교에서는 무신론자라고 천명하는 바람에 퇴학당했다. 그는 강의를 거의 듣지 않았지만 자기 방에 실험실을 차려 책을 읽고 실험했다.

퍼시 비시 셸리는 첫 번째 부인 해리엇 웨스트브룩Harriet Westbrook과 함께 도망쳤다. 그때 해리엇의 나이는 열여섯 살이었다. 1814년 셸리는 그의 멘토인 윌리엄 고드윈William Godwin을 방문했다. 그는 기자, 철학자, 소설가였으며 페미니스트 작가 메리 울스턴크래프트Mary Wollstonecraft의 남편이었다. 거기서 고드윈의 딸 메리와 사랑에 빠졌다. 셸리는 메리와 함께 세인트 판크라스 올드 처치야드St. Pancras Old Churchyard에서 머물며 메리의 어머니 무덤을 찾아갔다. 그때 두 사람은 서로에게 사랑을 고백했다. 퍼시 비시 셸리는 아직 해리엇과 결혼한 상태였고, 이번에는 메리가 겨우 열여섯 살이었다. 고드윈은 자기 딸과 퍼시 비시 셸리의 관계를 알고는 상관하지 않기로 했다. 그냥 두 사람을 내쫓았다. 그 후 퍼시 비시 셸리는 메리와 함께 유럽으로 떠났다. 친절하게도 임신한 해리엇에게 약간의 돈을 남겨두었다. 퍼시 비시 셸리는 아들이자 후계자가 태어났지만 유럽에서 메리와 함께 지내느라 너무 바빠서 그 모든 일에 신경 쓸 수가 없었다.

메리는 돌아오자마자 임신했지만, 두 사람은 돈도 없었고 빚만 쌓여갔다. 퍼시 비시 셸리에게는 많은 일이 일어났지만, 셸리 자신이 직접 이룬 게 하나도 없었으며, 건강도 나빠졌다. 퍼시 비시 셸리는 또한 공황 발작 장애를 안고 있었다. 환각에도 시달려서 악몽을 꾸고 나면 비명을 질러서 집 안 사람들을 모두 깨우곤 했다. 의사는 퍼시 비시 셸리에게 이탈리아의 따뜻한 공기와 기후가 건강에 좋을 수 있다고 권했다. 그리하여 퍼시 비시 셸리와 메리 두 사람은 다시 떠났다.

유럽으로 돌아온 후 메리는 아이를 낳았지만, 안타깝게도 그 아이는 열흘 만에 세상을 떠났다. 한편 퍼시 비시 셸리는 치마를 두른 여자만 만나면 바로 바람을 피웠다. 퍼시 비시 셸리의 첫 번째 부인 해리엇은 고향 집으로 돌아갔다가 서펜타인Serpentine강에 몸을 던져 익사했다. 이후 메리는 또 한 명의 아들을 낳았지만, 그 아이도 세 살 때 사망했다. 퍼시 비시 셸리의 삶은 순조롭게 흘러가지 않았고, 그로 인해 심신이 괴로웠다. 심지어 폭풍우에 배가 가라앉아 익사하기 전에도 셸리의 건강 상태는 이미 그렇게 좋지 않았다.

시신 여러 구가 이탈리아 해안에 떠밀려 올라왔을 때 셸리의 친구 에드워드 존 트렐로니Edward John Trelawney가 발견해서 리 헌트Leigh Hunt와 바이런 경과 함께 장작더미를 모아서 화장을 치러주었다. 불길이 퍼시 비시 셸리의 몸을 감싸 살을 태우고 장기를 집어삼

컸지만, 그의 심장은 천천히 타올랐다. 그의 심장은 주변의 살처럼 타오르는 걸 거부했다. 헌트는 불 속에서 심장을 꺼내 술에 담가 안전하게 보관했다. 셸리의 재는 로마로 보내져 개신교 묘지에 매장되었다.

퍼시 셸리의 심장이 타지 않았던 이유는 상태가 주변 조직과 달랐기 때문이었다. 수년 동안 퍼시 셸리는 여자들에게 연이어 마음을 빼앗겼고, 칼슘 침착 때문에 심장 근육을 잃었다. 칼슘은 심장 근육 위에 층층이 쌓여 단단한 돌처럼 변해갔다. 퍼시 셸리는 메리가 우울증을 앓았고 자살 충동을 지녔으며 자신에게 적대적이라고 글로 남겼지만 정작 심장이 돌로 된 사람은 퍼시 셸리 자신이었다.

석회화는 병리학적 과정으로 발생한다. 칼슘 침착은 고혈압과 흡연, 만성 신장 질환과 관련이 있다. 칼슘은 체내에 있어야 한다. 주로 뼈와 치아와 관련이 있지만 근육 수축 기능과 신경 자극 전달 기능, 혈액 응고 기능 등 몇 가지 기능에도 중요한 역할을 한다. 하지만 가끔은 칼슘 인산염이나 다른 석회염 침전물이 무기질화가 정상적으로 이루어지지 않은 부위에 쌓인다. 신체 부위에 염증이 생기면 일반적으로 무기질이 염증이 있는 상처 부위에 침착된다.

관상동맥에 쌓인 칼슘의 양을 보면 심장마비 가능성을 알 수 있다. 칼슘 침착이 판막에서 일어나면 판막 기능에 이상이 생길 수 있다. 이러한 현상은 대사 질환의 결과로 퍼시 셸리처럼 29세에 나타나는 게 아니라 말년에 발생하는 경향이 있다. 심근(심장근육)에 나타나는 칼슘 침착은 심장이 결핵 감염으로 손상됐다는 징후다. 퍼시 셸리는 어렸을 때 결핵을 앓았다고 한다. 그게 심장 석회화의 원인일 가능성이 크다. 흉부 엑스레이를 촬영한다면 심장 주위가 밝게 보이겠지만 이때는 엑스레이를 발견한 마리 퀴리Marie Curie가 태어나기 전이었다. 심장 석회화는 보통 엑스레이를 촬영하거나 부검할 때, 혹은 시신을 태우려고 할 때 우연히 발견된다.

영국에서는 《더 쿠리어The Courier》 신문에 퍼시 셸리의 죽음에 대한 논평이 실렸다.

> 무신론적 시를 쓴 시인 퍼시 셸리가 익사했다. 이제 그는 신이 있는지 없는지 안다. 퍼시 셸리는 여전히 낭만적인 전설의 대상으로 여겨지지 않는다.

퍼시 셸리를 사랑했던 시인들과 소설가들은 친구의 죽음에 대한 글을 썼다. 퍼시 셸리는 불에 타지 않으려 했던 심장의 소유자이자 영원히 불운한 젊은 낭만주의 시인으로 '희생된 천재'가 되었다. 결국 셸리의 심장은 1889년에 사망한 아들 퍼시 플로렌스 셸리Percy Florence Shelley와 함께 가족 묘지에 묻혔다.

# 18 세상을 바꿔놓은 아이젠하워의 심장

심장이 어떤 감정을 불러일으키든 그 기능은 온몸에 혈액을 공급하는 근육 펌프, 즉 두 개의 펌프가 나란히 놓인 것과 같다. 왼쪽 근육은 더욱 힘든 일을 하기 때문에 오른쪽 근육보다 훨씬 두껍고 탄탄하다. 왼쪽 근육은 혈액을 몸 전체로 보내고 오른쪽 근육은 혈액을 가까이 있는 폐로 보낸다. 심장 근육은 매우 독특해서 운동 근육이나 창자 벽에서 발견되는 섬유조직과는 다르게 구성되어 있다. 사람이 살아 숨 쉬는 한 밤낮으로 1분 1초도 쉬지 않고 계속 움직일 수 있어야 하는 게 심장 근육이다. 심장 근육은 심장에서 나오는 주요 혈관이며, 대동맥 뿌리의 관상동맥에서 혈액을 공급받는다. 심장의 길이를 따라 섬유가 뻗어 있는 심장의 전기 전도계는, 심장을 쥐어짜 혈액을 내보내는 수축을 일으키는 자극을 규칙적으로 전달한다.

심장은 일부 병리 현상을 견뎌낼 수 있다. 구멍이 생기거나 석회화가 일어나도 버틸 수 있지만 심장이나 주변 혈관이 손상되면 재앙이 일어난다. 아무도 그런 사태를 바라지 않겠지만, 심장 질환은 여전히 주요 사망 원인이며, 이는 우리의 생활 습관 때문이다.

## 심장 질환이 포화지방 때문이라고?

미국의 34대 대통령 드와이트 D. 아이젠하워(Dwight D. Eisenhower, 1890~1969)의 심장은 세상을 바꿔놓았다. 아이젠하워는 미국 대통령이 되기 전에 유럽 연합군 원정군 Allied Expeditionary Force 의 최고사령관이자 5성 장군이었다. 그는 인상적인 인물이었지만 그의 심장은 다른 사람들과 똑같이 병적 스트레스와 중압감에 취약했다. 1955년의 어느 날, 아이젠하워는 심장 이상을 느꼈다.

그해 9월 24일 아이젠하워는 콜로라도주 덴버 Denver에 있는 장모님 댁에 머물고 있었다. 전형적인 미국 식사인 햄버거로 점심을 때운 후에 골프장으로 향했다. 하지만 기분이 별로 좋지 않았고, 심장 통증을 느꼈다. 아이젠하워는 제산제를 먹고 골프를 계속 쳤다. 그런데 몇 시간 후, 뭔가 더 불길한 일이 벌어질 게 분명해졌다. 실제 그의 증상은 점점 더 심각해져서 의료적 도움이 필요한 지경에 이르렀다. 의사들은 아이젠하워에게 심장마비가 발생했다고 말했다.

아이젠하워는 심장마비에도 살아남았지만, 파급효과가 즉각적으로 일어났다. 월스트리트 주가가 폭락한 것이었다. 아이젠하워의 인기가 높았던 터라 모든 시선이 그에게 쏠렸다. 기자회견에서 아이젠하워의 건강, 심지어 배변 문제까지 거론됐으니 서구 사람들을 괴롭히는 심장마비라는 의학적 문제를 더욱 잘 이해할 수 있는 좋은 기회였다.

바로 이 시기에 심장병에 관한 새로운 지식을 제시한 앤셀 키스Ancel Keys의 이름으로 나온 학설이 주목받았다. 키스는 미네소타대학교의 생리학자로 영양학을 연구했다. 그의 가설은 아이젠하워의 흡연을 무시하고 대신 포화지방 섭취로 나타나는 고콜레스테롤에 초점을 맞췄다. 키스는 저지방 저콜레스테롤 식단과 통곡물 같은 고탄수화물 식단이 심장 질환을 예방해준다고 했다.

한편 대서양 건너편의 영국에서 식단과 영양을 연구하는 또 다른 연구학자 존 유드킨John Yudkin의 생각은 달랐다. 그의 저서 『순수하고 하얗고 치명적인Pure, White and Deadly』에서는 설탕이 비만과 심장 질환 관련 진단을 유발한다는 가설을 제시했다. 이에 설탕 업계는 비난의 화살을 다른 데로 돌리려고 학계에 재정 지원을 후하게 했다. 결국 유드킨은 재정적 지원을 많이 받는 목소리 큰 사람들에게 저지당했고, 결국 포화지방이 심장 질환을 유발한다는 앤셀 키스의 가설이 승리했다. 그러자 모든 것에서 포화지방이 제거되기 시작했다. 지방은 인간을 현재의 모습으로 만든 영양소로, 뇌를 만들고 신경을 절연하고 지질막으로 모든 체세포를 감싼다. 그러한 지방이 이제 공공의 적이 되었다. 이런 결론이 나오면서 소수의 사람과 기업은 부자가 됐지만 일반 대중은 아직도 그 대가를 치르고 있다. 지방이 심장 질환의 원인이라는 생각은 모든 이성적 사고나 행동주의를 거부하며 오늘날에도 힘을 얻고 있다.

아이젠하워의 심장 주변 동맥 내에서 일어나는 일은 관상동맥 질환, 즉 죽상 동맥경화증<sup>atherosclerotic plaques</sup>의 특징이었다. 지질과 콜레스테롤, 염증성 분자, 섬유질 원소가 쌓이면 동맥의 내강이 좁아지고 단단해진다. 또한 플라크<sup>plaque</sup>가 터지고 혈전이 떨어져 나와 혈관을 타고 가다가 작은 혈관에 갇혀 혈류를 막을 수도 있다. 심장 근육은 혈액 공급에 의존하기 때문에 혈액 공급이 중단되어서는 안 된다. 죽상 동맥경화증은 소리 없이 발생하고 수년에 걸쳐 진행되다가 심장마비와 같은 질환을 일으킨다. 결국은 사람이 쓰러지거나 돌연사할 수 있다.

## 도그마를 깨는 데는 오랜 시간이 걸린다

포화지방 섭취로 콜레스테롤이 높아진다는 가정은 잘못된 것이었다. 부검할 때 동맥을 열어 지방반<sup>fatty plaque</sup>을 제거하면 어째서 지방과 콜레스테롤이 곧장 동맥을 막는 주범으로 지목되는지를 이해하기 쉽다. 하지만 문제는 그렇게 간단하지 않다. 이러한 가정 때문에 세계적으로 엄청난 재앙이 수년 전부터 꿈틀댔기 때문이다.

음식에서 포화지방을 제거하자 그 맛과 식감을 대체할 것이 필요해졌고, 지방산 길이가 다른 설탕과 산업용 종자유가 그 자리를 대체했다. 예전에는 인간의 식단에서 다가불포화지방산이 자연적으로 많은 양이 발견되지 않았다. 미국 정부의 자문위원과 식품 생산업자, 새롭게 결성된 미국심장협회는 모두 그러한 변화를 지지했다. 이 새로운 식품은 생산비가 저렴하고 유통기한이 길어서 맛 좋은 간편 식사로 개발하기 쉬웠다. 게다가 중독성이 있었다. 소비자를 제외한 모두에게는 윈-윈 전략이었다. 이런 식품이 훨씬 저렴해지고 구하기 쉬워지면서 비만과 고혈압, 통풍, 당뇨병과 같은 만성 질환 발병률은 증가했다. 학교와 병원, 교도소 등 여러 기관에서는 천연 포화지방을 제거했다. 저지방 열풍이 새롭게 불었음에도 서구 세계 사람은 점점 더 뚱뚱해지고 더욱 자주 병에 걸렸다. 이제는 모든 미국인의 90% 이상이 대사증후군 증상을 보인다.

아이젠하위는 심근경색으로 불편을 겪어야 했지만 급성 관상동맥증후군은 제때 발견하기만 하면 혈전 용해(혈전이나 응혈의 화학적 분해)와 혈관 성형술(혈관을 열어 혈관 허탈을 막으려고 예방용 스텐트를 주입하는 방법)로 치료할 수 있다. 이러한 절차는 심장 질환 발생 시에 훨씬 더 나은 결과를 가져온다. 예방은 여전히 큰 과제이며, 혈전 용해보다 더욱 성공하기 어려운 것이 바로 도그마 용해dogma-lysis다.

10억 달러 규모의 산업체가 만든 수백만 달러짜리 광고 캠페인은 믿기 쉽다. 하지만 식물성 기름이 재앙이라는 게 현실이다. 전 세계가 비만과 질병의 위기에 직면해 있는 지금, 식단 문제에 있어서 누구를 믿을지 선택하는 것은 중요한 문제다. 1961년 1월, 자신의 논문을 칭송하는 《타임》의 표지에 실린 앤셀 키스가 뉴스 가판대 바깥세상을 내다보고 있었다. 최근 몇 년 동안 앤셀 키스는 지방 반대 운동으로 나타난 끔찍한 결과를 책임져야 했다. 그건 그리 간단한 문제가 아니었다. 키스는 또한 장수를 추구하는 사람들에게 인기 있는 생활 방식인 지중해 식단의 건강상 이점을 믿었다.

포화지방이 심장 질환을 유발하는 게 아니라면 주범은 도대체 뭘까? 최근에는 염증과 설탕의 역할, 인슐린 저항성, 지방 세포(내분비 기관인 지방 세포)와 식물성 기름의 역할을 집중적으로 조명한다. 이러한 물질은 세포에서 분해될 때 염증 화학물질을 생성하고 미토콘드리아를 파괴하는데도 건강에 기가 막히게 좋다고 판매되었다. 심지어는 창자의 마이크로바이옴을 비만의 원인으로 보고 연구하는 사례도 있다. 심혈관 질환은 설탕이 포화지방을 대체하면서 더욱 극심해진 게 분명하다. 이러한 심혈관 질환을 일으키는 근본적인 분자 메커니즘이 무엇이든, 식물성 식단을 지지하는 학자들을 포함해 이 분야의 연구를 이끄는 전문가들은 포화지방이 심장병을 유발하지 않는다는 데 동의한다. 벌써 여러 차례 살펴봤듯이 의료 연구는 지침을 마련하고 대중 의식에 침투하기까지 상당한 시간이 걸린다.

드와이트 아이젠하워가 심장마비 통증을 느끼면서 우리의 식단을 잘못된 길로 인도한 이후로 70년이 흘렀다. 다시 올바른 길을 찾아가려면 시간이 꽤 걸릴 것이다.

# 19 인간의 한계를 넘어선 라인홀트 메스너의 폐

결핵은 전 세계 인구의 7명 중 1명을 죽음으로 몰아넣는 사망 원인으로 추정된다. 결핵균은 기침과 재채기를 통해 가까이 있는 사람에게 전염된다. 면역체계가 침입자에 맞서 싸우면서 결핵에 걸린 폐는 부패하기까지 몇 년이 걸릴 수 있다. 몇 세기 동안 폐결핵으로 알려진 이 질병은 서서히 인류의 신체를 갉아먹었다. 폐의 환경은 따뜻하고 아늑해서 박테리아가 번성하고 증식하기 좋다. 결과적으로 몸이 쇠약해진다.

건강한 폐는 놀라운 조직이며, 인간의 노력에 관한 놀라운 이야기의 핵심 소재다. 지구상에서 가장 높은 산 정상의 가장 희박한 공기 속에서뿐만 아니라 가장 극한 환경에서도 생존하도록 도와주는 게 폐다.

1999년 여름, 나는 친구와 함께 스코틀랜드 고지대에 있는 식당에 갔다. 몇 세기 전부터 있었던 오래된 곳처럼 주인 가족의 흑백사진으로 장식되어 있었다. 산악인인 내 친구는 벽에 걸린 등산가 사진을 보고는 최근에 에베레스트산Everest 비탈에서 조지 리 맬로리George Leigh Mallory의 시신이 발견됐다는 사실을 떠올렸다. 나는 맬로리 이야기를 막연하게 알고 있을 뿐이었다. 하지만 이후 몇 년 동안 맬로리와 그의 등반 동반자인 앤드루 어빈Andrew Irvine의 이야기에 집착하게 되었다. 많은 사람은 그들이 실종되기 전에 지구 최정상에 도착했을지를 집중적으로 파헤쳤다. 하지만 나는 항상 '어떻게'가 궁금했다.

그게 나의 새로운 집착 대상이 되었다. 나는 많은 자료를 읽었고 심지어 히말라야 등반가의 강의도 들었다. 그가 청중들에게 경로와 등반한 바위, 필수 도구를 설명할 때 나는 높은 고도가 인체에 미치는 영향에 대해 생각했다. 신체가 기후 변화에는 어떻게 적응할까? 극한 고도와 온도에 어떻게 반응할까? 큼직한 다운 슈트를 입고 어떻게 대변을 볼까? 내가 손을 들고 이러한 질문을 했을 때 청중은 등반가의 대답에 웃음을 터트렸다. 그의 대답은 이러했다.

"의사들은 참 이상한 사람들이군요."

## 에베레스트의 미스터리

그해 초, 에베레스트산 비탈을 높이 올라간 등반가 콘래드 앤커 Conrad Anker는 무전기를 켰다.

"차(茶)와 스니커즈 때문에 멈춰야 할지도 몰라."

앤커는 산에서 무전으로 동료들에게 이렇게 말하고 징 박힌 부츠에 관해서도 뭐라고 언급했다. 하지만 여기서 스니커즈는 초콜릿 바나 대체용 신발을 뜻하는 게 아니었다. 1924년 에베레스트 원정에서 실종된 등반가들을 찾으러 나섰을 때 흥미로운 무언가를 발견하면 사용하기로 한 음어였다. 앤커는 시신을 발견했다. 달라붙어 있던 옷과 여전히 발에 신겨진 부츠로 보아 시신은 오래전의 등산가처럼 보였다.

시신은 미라화된 상태였고, 추위와 높은 고도 덕분에 잘 보존되어 있었다. 비바람에 풍화된 시신의 등과 엉덩이, 다리의 피부는 피렌체 미술관 조각상이 그렇듯 대리석처럼 보였다. 천연섬유 옷은 70년의 세월에 침식되었다. 징 박힌 부츠와 허리춤의 낡은 밧줄, 무릎 위까지 내려오는 헐렁한 반바지의 버클이 모두 남아 있어서 최근에 사망한 시신이 아님을 암시해주었다. 연구팀은 그 시신이 샌디 어빈 Sandy Irvine이라고 생각했다. 하지만 주머니의 내용물과 아직 옷에 달려 있던 라벨을 조사해보자 전설적인 등반가 맬로리의 유골이라는 사실이 이내 명확하게 밝혀졌다.

조지 리 맬로리는 1886년 6월 18일에 태어났다. 그는 케임브리지대학교를 졸업한 후 교사가 되었다. 유럽에 전쟁이 일어났을 때 그의 나이는 28세였다. 처음에는 징집을 면제받는 직업에 종사하고 있어서 입대하지 않았지만 결국에는 자기 차례가 되어 전선에 뛰어들었다. 많은 젊은이와 달리 맬로리는 전쟁터에서 집으로 돌아와서도 안절부절못했다. 가까운 곳에서 고통과 죽음, 파괴를 목격한 다른 사람들처럼 맬로리도 단순하게 전쟁 전의 일상생활로 돌아가는 것보다 더욱 많은 도전과 할 일, 더 많이 베풀 것이 있다고 느꼈다. 그와 같은 젊은이들은 증명해야 할 일이 있었고, 제국주의 패권을 열심히 과시하고 싶었던 영국도 마찬가지였다. 북극과 남극을 정복하는 경주에서 패배한 영국은 지구에서 가장 높은 곳인 에베레스트산 정상에 깃발을 꽂는 경주에서 이기고 싶었다.

맬로리는 운동을 잘했고 단호한 성격이었다. 등반 열정에 사로잡혀 웨일스Wales와 스코틀랜드, 유럽의 산을 올랐고, 그러던 중 가장 높은 산에 도전해보라는 요청을 받았다. 그리하여 1921년과 1922년에 에베레스트를 찾았다. 두 번 모두 원정대를 꾸렸지만 정상에 오르지는 못했다. 1922년 원정에서는 산소의 도움을 받아 더욱 높은 고지에 오를 수 있는지 알아보았다. 고국에서는 산소 사용에 관한 논란이 거세게 일었다. 몇몇 등반가들은 산소의 도움을 받는 게 텐트나 부츠와 같은 다른 도구를 사용하는 것과 다르지 않다고 생각했다. 보통 자기 영역을 벗어나 본 적 없는 반대자들은 산소 사용을 속임수라고 싫어했다. 산소를 사용하는 건 공평하지 않다고 주장했다. 이들이 1924년에 에베레스트로 돌아갈 때 젊은 앤드루 어빈이 합류했다. 어빈은 공학적 사고의 소유자였고 기계를 잘 다루는 귀재였다. 산소 장치를 관리하는 게 어빈의 업무였다. 이들 일행은 가장 높은 북쪽 고원에서 지구상 가장 높은 지점을 향해 출발했다. 맬로리와 어빈은 정상을 향해 길을 떠났고, 정상에서 800피트(245미터) 떨어진 지점에서 목격되었다. 하지만 그 이후로 그들의 살아 있는 모습을 아무도 보지 못했다. 100년이 지난 지금도 그들에게 무슨 일이 일어났는지 알아낼 수 있다고 확신하지 못한다.

1924년 원정은 맬로리에게 세 번째 시도였고, 맬로리는 더 이상 실패를 받아들일 수 없었다. 경험이 부족한 젊은 어빈은 햇볕에 타고 탈수 상태가 됐지만 계속 나아갔다. 캠프5에서 맬로리는 하루 뒤처진 동료 노엘 오델Noel Odell에게 메모를 남겼다.

여기 기압이 90이라서 산소통 두 개를 들고 가려는데 굉장히 무거운 짐이 될 것 같다.

맬로리는 산소를 사용해서 거기까지 갈 수 있었다고 기록했지만 산소통 무게가 무겁다고 불평했다. 맬로리 일행이 살아 있는 모습을 마지막으로 목격했던 노엘 오델은 그들이 "정상을 향해 힘차게 나아가고 있었다"라고 말했다. 그들이 산을 오를 때 사고가 발생했는지, 아니면 의기양양하게 돌아올 때 사고가 발생했는지는 아무도 모른다.

정상을 정복했다고 인정받으려면 살아서 내려와야 한다. 그러므로 맬로리와 어빈이 정상에 올랐다고 해도 30년 후에 에베레스트에 오른 에드먼드 힐러리Edmund Hillary와 텐징 노게이Tenzing Norgay가 최초의 에베레스트 정복자가 되었다. 나는 1924년에 맬로리와 어빈이 비록 산소통 하나의 도움을 받았더라도 세계 최고봉에 올랐다고 생각하고 싶다.

시신의 위치로 보면 맬로리가 산 아래를 향해 미끄러져 내려온 게 분명했다. 그는 바위와 얼음 위로 떨어지지 않으려고 애썼는지 팔을 쭉 뻗은 채로 멈춰 섰다. 추락이 멈췄을 때는 아직 살아 있었다. 다만 오른쪽 다리 아래쪽 뼈가 꺾였다. 맬로리는 골절된 오른쪽 다리를 보호하려고 온전한 왼쪽 다리를 그 위에 올렸다. 분명 골절로 통증을 느꼈을 것이다. 하지만 그가 할 수 있는 일은 없었고 구조될 기회도 없었다. 맬로리는 산에서 곧 죽을 예정이었다. 뼈가 부러져 피가 났고, 몸이 얼어붙기 시작했으며 폐는 액체로 가득 차올랐다.

보충 산소를 사용해도 살아남을 수가 없었다.

폐는 휴식을 취하거나 집중할 때, 서 있거나 앉아 있을 때, 좋은 책을 읽거나 산을 오를 때 무의식적으로 끊임없이 규칙적인 박자에 맞추어 박동한다. 폐 주위의 근육이 수축하고 이완하면서 위쪽의 기관(氣管)을 통해 공기를 빨아들였다가 다시 밀어낸다.

기관은 입과 코 뒤쪽에서 시작되어 가슴을 지나 왼쪽과 오른

쪽 폐로 갈라지는 큰 관이다. 세기관지라는 가는 관은 점점 더 작아져서 폐포라는 주머니에서 끝난다. 바로 여기에서 가스 교환이 이루어진다. 산소는 공기주머니를 둘러싼 혈관 속의 혈액으로 들어간다. 이산화탄소와 수분은 날숨 과정에서 공기와 함께 밖으로 배출된다. 이러한 일은 질병이나 다른 이유로 산소가 더욱 많이 필요하거나 더욱 많은 이산화탄소를 배출해야 할 필요 없이 휴식을 취할 때는 1분에 약 14번 일어난다.

맬로리가 높은 산을 걸을 때 그의 경동맥에 있는 센서들은 혈액 속 산소 수치가 점점 낮아지는 것을 감지했다. 그래서 가슴 근육을 세차게 움직여 더욱 많은 산소를 흡입하고, 이산화탄소와 물을 밀어내라고 지시한다. 숨을 많이 들이쉴수록 더욱 많은 산소를 흡입하고 노폐물을 더욱 빠르게 제거할 수 있다. 이산화탄소를 배출하는 건 좋은 일이지만 너무 많이 배출하면 위험할 수 있다. 다른 모든 것과 마찬가지로 균형이 필요하다. 다른 감각기관, 다시 말해 뇌에 있는 감각기관들은 과호흡으로 이산화탄소 수치가 너무 낮아졌을 때 이를 감지한다. 호흡 조절에 있어서는 산소 부족보다 이산화탄소 수치가 낮아지는 것이 더 중요한 경우가 많다. 이산화탄소 수치가 너무 낮아지면, 특히 밤에는 고도가 높은 곳에서 잠자던 등반가가 갑자기 숨을 헐떡이며 깨어날 것이다. 높은 고도에서 잠을 잘 자지 못하는 이유 중 하나다. 그래서 등반가들은 산소마스크를 써서 폐에 공기를 가득 채우며 잠을 자야 한다.

## 세계 최초 에베레스트 무산소 등정에 성공한 메스너

세계에서 가장 높은 산의 눈 덮인 비탈을 높이 올라가 마주하는 죽음의 지대에서는 인간이 목숨을 이어가지 못할 정도로 산소 압력이 낮다. 하지만 공기 1리터당 각 기체의 비율은 사실상 해수면의 기체 비율과 같다. 블레즈 파스칼Blaise Pascal은 1648년에 실제로 고도가 높아짐에 따라 대기압이 낮아진다는 사실을 증명했다. 정상 근처의 높은 곳에서는 대기압이 매우 낮지만, 또 다른 문제가 있다. 폐 안에서 산소의 부분 압력이 상대적으로 더 낮아지는 이유는 같은 공간을 차지하는 수증기의 양 때문이다. 오랜 기간 이곳 죽음의 지대에서는 한껏 숨을 들이마셔도 혈액으로 들어갈 산소가 충분하지 않아 살아남는 게 불가능하다고 생각해왔다. 지금도 지구의 가장 높은 지점이 조금이라도 더 높았다면 그곳에서 인간이 생명을 유지할 수 없었을 것이라고 여겨진다.

맬로리가 넘어져서 다리를 다쳤을 때는 이미 폐에 많은 부담을 지우면서 죽음의 지대를 오르고 있었다. 그러다 쓰러졌으니 투쟁-도피 반응(급성스트레스 반응)이 발동했을 터였다. 아드레날린과 노르아드레날린(에피네프린과 노르에피네프린), 코르티솔 등의 코르티코스테로이드가 혈액으로 몰려들면서 심장 박동수가 증가하고, 포도당이 혈액을 채우면서 호흡률이 증가했을 것이다. 다리 통증으로 그 과정은 더욱 두드러졌을 것이다. 호흡이 증가하면 탈수 현상까지 일어난다. 게다가 날이 추운 데다 산소 압력이 너무 낮아서 맬로리는 더는 오래 살아남을 수 없었다. 몇 주 동안 실시했던 신체 적응 훈련도 그를 구할 수 없었다. 고도에 적응하지 못하면 우리는 이런 환경에서 (에베레스트 베이스캠프에서 이 글을 읽고 있는 게 아닌 한) 오래 버티지 못한다. 고도가 높은 곳에서 많은 시간을 보내면 신체는 적혈구 수를 늘려서 낮은 기압에 더욱 잘 대처할 수 있게 된다. 맬로리의 신체는 해수면 가까이 있는 나와 당신보다 훨씬 더 많은 적혈구를 가지고 있었을 것이다.

높은 고도에 적응하는 훈련을 몇 년 더 많이 받은 에드먼드 힐러리와 텐징 노게이는 산소통을 메고 에베레스트에 올라 1953년에 최초로 에베레스트 정상을 정복했다. 여기서 한 가지 의문이 생긴다. 산소 없이도 에베레스트 정복이 가능할까?

대답은 '그렇다'였다. 1978년에 라인홀트 메스너(Reinhold Messner, 1944~)와 피터 하벨러Peter Habeler가 최초로 보충 산소를 사용하지 않고 에베레스트를 올랐다. 메스너는 열 걸음 정도 걷다 멈춰 서기를 반복하면서 폐에 휴식이 필요하면 눈 위로 털썩 주저앉았다고 했다. 그러다 다시 기운을 차리고 일어서서 엄청난 노력을 들여 몇 걸음을 더 내디뎠다. 밤에는 종종 숨을 헐떡이며 깨어났다. 하벨러는 이렇게 썼다.

그곳에서는 내딛는 한 걸음 한 걸음이 고문이다. 모든 동작이 잔인할 정도로 힘들어진다.

메스너는 이렇게 덧붙였다.

> 호흡하는 게 너무 힘들어서 계속 나아갈 힘이 거의 남지 않았다.

마침내 그가 공기 중의 산소만 들이쉬면서 에베레스트 정상에 도달했을 때는 숨 쉬는 것 외에 달리 할 일이 없다고 느꼈다.

> 나는 안개와 산 정상 위를 떠다니며 헉헉거리는 좁은 폐에 지나지 않는다.

메스너 일행의 좌우명은 '공정한 방법으로by fair means'였다. 이는 아마도 산소통을 메고 에베레스트를 등반하는 사람들을 겨냥한 말인 것 같았다. 10년 후인 1988년, 최초의 여성 등반가 리디아 브래디Lydia Bradey가 산소통 없이 에베레스트산 정상에 올랐다. 하지만 그녀는 혼자 등반해서 정상에 올랐다는 증거를 제시할 수 없었기 때문에 그녀의 주장은 논란이 있었다.

조지 맬로리의 시신을 발견한 사람들은 시신을 바위로 덮어 매장하고 작별 인사를 했다. 그들은 현대식 다운재킷을 여미며 죽음의 지대를 떠나 산소가 더욱 풍부한 산 아래로 향했다. 맬로리의 소지품도 챙겨서 베이스캠프로 가져갔다. 맬로리가 실종된 지 75년 만에 돌아온 소지품이었다. 샌디 어빈의 시신은 아직 발견되지 않은 채 에베레스트산 어딘가에 남아 있다. 그에게 무슨 일이 일어났는지 말해줄 수 있는 코닥 카메라도 함께.

맬로리와 어빈의 유해만이 에베레스트산의 높은 경사면에 남겨진 것은 아니다. 혹독한 환경은 많은 생명을 앗아가며, 시신은 종종 쓰러진 자리에 그대로 남겨질 수밖에 없다. 얼어붙은 시신은 때때로 정상에 오르길 바라는 등반가들에게 길잡이 노릇을 하기도 한다. 산소 사용과 온도 조절을 지원하는 더 나은 기술, 영양과 날씨의 양상에 관한 더 나은 지식, 다운재킷으로 자신을 구할 수 있는 더 쉬운 방법이 등장하면서 사람들은 공정한 방법을 사용하거나 반칙을 동원해서 지구상에서 가장 높은 지점까지 오르는 도전에 항상 매료될 것이다.

20     알렉시스 세인트 마틴의
             구멍 뚫린
             위

1715년 루이 14세<sup>Louis XIV</sup>가 사망할 당시 그의 위는 그 나이대 남자의 위보다 두 배나 컸다. 이는 그의 엄청난 식욕과 호화로운 만찬 때문이었다. 물론 그 나이대의 남자들은 대부분 프랑스의 왕이 아니었음을 감안해야 한다. 위는 근육으로 감싸인 주머니로 상황에 따라 늘어날 수 있다. 태양왕의 위는 상당히 많은 음식을 담아야 했으므로 많이 늘어날 필요가 있었다.

한 세기 후 알렉시스 세인트 마틴(Alexis St. Martin, 1802~1880)과 그의 위가 신문 머리기사를 장식했다. 미리 경고하는데 이 이야기를 읽으면서 점심을 먹는 건 좋은 생각이 아니다. 샌드위치를 잠시 내려놓기를 바란다.

알렉시스 세인트 마틴은 미시간주 근처에서 태어난 노동자였다. 문맹(이 이야기에서 중요한 사실)이었던 알렉시스는 미국 모피 회사에서 일하면서 강 건너로 모피를 운송했다. 1822년 6월 6일에는 회사 매장에서 줄을 서서 기다리고 있었다. 그때 바로 옆에서 한 남자가 장전된 머스킷총을 자랑하고 있었다. 그러다 실수로 알렉시스에게 총을 발사했다. 총이 알렉시스 가까이에서 발사되면서 알렉시스의 서츠에 불이 붙었고 알렉시스는 큰 상처를 입었다. 알렉시스가 그 사고에서 살아남은 건 기적이었다. 운 좋게도 근처에 군사 요새가 있어서 외과의가 즉시 달려왔다. 외과의는 도착했을 때 놀라운 광경을 목격했다.

상처는 세인트 마틴의 왼쪽 가슴 바로 아래에 있었다. 살점이 뭉텅 파여 있었다. 갈비뼈가 부러지고 폐와 위가 일부 밖으로 튀어나온 상태였다. 외과의 윌리엄 보몬트(William Beaumont, 1785~1853)는 알렉시스 세인트 마틴이 아침에 먹었던 음식이 위의 상처를 통해 빠져나오는 광경을 목격했다. 윌리엄은 알렉시스의 목숨을 구하려고 했지만 쉽지 않았다. 알렉시스가 목숨을 건지고 나서도 상처 부위에서 음식이 빠져나오는 바람에 음식을 먹을 수가 없었다. 결국 음식이 새어 나가지 않게 위를 잘 묶을 때까지 '경항문(항문을 통한) 영양소 주입(예를 들어 관장을 통해 엉덩이 쪽으로 영양소 주입)'을 받았다. 알렉시스의 몸은 회복됐지만, 복부에 속이 바로 들여다보이는 열린 문과 같은 영구적인 구멍이 생겼다.

알렉시스는 사혈(瀉血)치료를 받았다. 이처럼 심각한 외상 상황에서는 더 많은 출혈이 크게 도움이 되기 때문이다. 그렇지 않은가? 알렉시스는 그런 치료에도 간신히 살아남았지만 건강해졌을 때도 보몬트의 손아귀에서 벗어나지 못했다. 알렉시스가 예전처럼 육체노동을 할 수도 없고, 문맹이라서 사무직으로 일할 수도 없다는 사실이 확실해지자 보몬트는 그를 자기 집으로 데려가서 잡일꾼으로 고용했다. 보몬트는 자신이 알렉시스에게 호의를 베푼 좋은 사람이라고 생각했지만 사실 그의 행동은 이타적인 것과 거리가 멀었다. 그는 알렉시스를 곁에 두고 그의 극히 특이한 상처를 계속 연구할 수 있기를 바랐다.

## 구멍 뚫린 위장과 악연

알렉시스는 총상을 입고도 살아남았지만, 위장에서 바깥세상으로 바로 통하는 구멍인 누공(瘻孔)을 갖게 되었다. 붕대를 제대로 감아두지 않으면 알렉시스가 먹고 마신 음식이 밖으로 새어 나오곤 했다. 상처는 끝내 완전히 아물지 않았지만, 신체는 결국 위 속의 내용물이 새어 나가지 않도록 스스로 밸브 같은 판막을 만들었다.

보몬트에게 이 부상은 일반적으로 접근하기 어려운 장기인

위를 연구할 수 있는 훌륭한 기회였다. 위내시경 검사가 개발되기까지 아직 몇 년이 남아 있었다. 당시로서는 위에 난 구멍을 찔러보고 쑤셔보는 게 호기심 많은 외과의에게 이상적인 연구 방법이었다. 죽은 사람은 작업생리학working physiology 연구에 도움이 되지 않았다. 실험용 동물은 쉽게 죽어버렸다. 소화 작용에 관한 지식이 아직 널리 알려지지 않았던 시기였기에 알렉시스의 위는 소화 과정을 관찰하기에 좋은 아주 드문 기회였다. 화학자 윌리엄 프라우트(William Prout, 1785~1850)는 동물의 위 속 염산이 주요한 소화 작용제라는 사실을 발견했다. 하지만 염산은 너무 강력해서 인간의 몸속에 있을 리가 없다는 게 당시의 지배적인 생각이었다. 그렇게 강력한 산이 어떻게 연약한 인간의 몸속에 있을 수 있겠는가?

음식물 분해 과정은 음식물이 위장에 도달하기 전에 이미 시작된다. 입안에서 음식물은 저작(씹기) 과정을 통해 잘게 절단된다. 그곳에서 타액과 섞이고, 타액 속의 아밀라아제 효소는 녹말을 더욱 작은 분자로 분해한다. 이 과정을 거친 음식물은 위장으로 이동한다. 위장은 창자와 가까운 곳에 있는 자루다. 또한 입에서 나오는 관인 식도의 끝에 자리해 있다. 식도 끝의 본문괄약근cardiac sphincter은 식도를 여닫아 음식물의 출입을 통제하는 원형 근육이다. 본문괄약근을 통과해 위장에 들어간 음식물은 유문괄약근을 지나 소장의 시작인 십이지장으로 이동한다. 어떤 사람들은 복부 전체를 '위'라고 말하지만, 의사들은 특정한 장기를 '위'라고 한다. 음식물은 위에 보관되고, 위는 필요할 때 늘어났다 줄어들었다 하면서 기계적으로 음식물을 분해할 수 있다. 위벽은 상피세포로 둘러싸여 있고, 산과 소화 효소를 분비해 음식물을 소화시켜 혈류에 들어갈 정도로 작게 만든다.

보몬트는 알렉시스의 위 구멍을 찌르고 쑤셨다. 심지어는 혀를 집어넣고 산성 맛이 나지 않는다고 했다. 보몬트는 1822년부터 10여 년에 걸쳐 알렉시스를 관찰하고 실험했다. 다른 지역으로 배치됐을 때도 알렉시스를 데려가서 실험을 계속했다. 알렉시스는 위에 구멍이 났는데도 정상적으로 생활하고 의사가 요청한 일을 수행할 수 있었지만, 그는 갇힌 실험용 생쥐 신세였다. 의사는 알렉시스의 위에 난 구멍을 닫아주려고 하지 않았다. 대신 그를 이용하여 위장이 여러 음식물을 처리하는 과정을 관찰했다. 고기와 다른 물질들을 끈에 매달아서 입이 아니라 알렉시스의 위 구멍에 바로 넣고는 어느 정도 소화되는지를 측정했다. 보몬트는 동물과 마찬가지로 사람의 위에서도 산이 음식을 분해한다는 사실을 발견했다. 이는 기계적인 과정을 넘어서는 화학적 과정이었다. 하지만 위스키는 그냥 흘러나왔다.

어느 날 알렉시스는 도망쳐서 고향으로 돌아갔고, 그곳에서 결혼해 아이 여섯을 낳았다. 보몬트는 격하게 분노했다. 그는 그 소년이 너무 배은망덕해서 남은 평생 실험을 거부할 것 같다고 썼다. 여기서 '소년'은 보몬트보다 불과 몇 살밖에 어리지 않았지만 의사인 보몬트가 문맹의 노동자인 그에 대해 절대적인 권력을 쥐고 있었다. 세인트 마틴은 보몬트의 집 외에는 마땅한 일자리를 구하기 어려운 처지였다.


## 위장 생리학의 아버지

1830년대에 보몬트는 자신의 연구 결과를『위액과 소화 생리학에 관한 실험과 관찰Experiments and Observations on the Gastric Juice, and the Physiology of Digestion』이라는 책으로 출판했다. 그는 소화가 기계적인 과정이라기보다 화학적 과정이라는 사실을 증명했지만 약간의 기계적 움직임도 소화에 관여한다는 것을 밝혀냈다. 보몬트는 240개의 실험을 자세하게 설명하면서 우유가 위에서 분해되는 방법과 직접 맛본 위 내용물의 맛도 기록했다. 보몬트는 소화 생리학의 아버지로 알려졌고, 위액과 소화에 관한 지식의 기반을 마련했다. 작위는 얻지 못했다.

보몬트는 1853년에 계단 꼭대기에서 얼음을 밟고 미끄러져 사망했다. 그 후 알렉시스는 번팅Bunting이라는 의사에게 발견되었고, 그는 알렉시스를 데려가서 사람들 앞에 내보이며 그의 복부에 난 구멍을 구경하러 오라고 했다. 아무도 번팅을 좋아하지 않았고, 알렉시스는 안타깝게도 술주정뱅이가 되었다. 그렇다고 알렉시스가 술에 의지해 자신을 위로했다고 비난할 수는 없다. 적어도 알렉시스는 상처를 효과적으로 싸매는 방법을 알았기 때문에 복부에서 술이 흘러나오지는 않았다.

알렉시스 세인트 마틴은 총기사고로 복부에 특이한 총상을 입고 나서도 60년 넘게 살다가 1880년에 사망했다. 그런데 당시에도 육군 의료진은 여전히 그에게서 관심을 거두려 하지 않았다. 육군 의학 박물관은 알렉시스의 위를 보존하고 싶어 했다. 알렉시스의 가족은 그 제안을 거부하고 알렉시스의 시신을 햇볕 아래 내놓았다. 시신이 부패해서 다시는 의사들이 건드리지 못하게 말이다. 그런데도 군의관들은 알렉시스의 위를 배송해달라면서 가방을 보냈다. 알렉시스의 가족은 그 제의도 거절하고 이런 답변을 보냈다.

*부검하러 오지 마라. 찾아오면 죽어버릴 테니 그만둬라.*

# 21 약속을 지킨
## 잭 케루악의
## 간

　유쾌한(?) 이야기를 잘 소화했으니 이제 샌드위치를 다시 집어 들고 다른 중요 장기 이야기로 넘어갈 수 있다. 근사하든 소박하든 식사를 마치고 나면 분해된 음식은 몸 전체로 운반되기 위해 장벽을 통과해 혈액으로 들어간다. 음식물의 구성 요소는 먼저 문지기 기관인 간을 통과해야 한다.

　소화를 마친 혈액은 장에서 흡수된 영양소를 가득 실은 채 간문맥을 거쳐 간으로 전달된다. 단백질과 아미노산은 여러 호르몬의 전구체인 콜레스테롤처럼 간에서 만들어진다. 간에서는

　　　　　　　　　　　　　고흐의 귀, 퀴리의 골수

포도당이 글리코겐으로 바뀌어 저장되고, 헤모글로빈이 당과 결합하고, 암모니아가 더 안전한 생성물 요소로 바뀐다. 면역체계 기능과 관련된 혈액 응고 요소도 만들어진다. 간은 또한 소모된 적혈구가 정기적으로 분해되면서 나오는 빌리루빈을 제거한다. 간 질환의 명백한 증상 중 하나는 황달이다. 황달은 간에서 제거하려고 애쓰는 빌리루빈이 쌓여서 피부와 눈이 노랗게 변하는 증상이다. 간 조직 내에서는 수백 개의 담관이 간에서 생성되는 담즙을 수집해서 장으로 보낸다. 담즙은 바로 장으로 들어가 지방의 분해와 이동을 돕거나 담낭(쓸개)에 저장되었다가 나중에 사용된다. 이렇게 말하면 마음이 놓일지 모르겠지만 태양왕 루이 14세의 간에 관해서는 뭐라고 더 할 말이 없다. 태양왕의 간은 태양왕이 불편을 호소하지 않은 몇 안 되는 장기 중 하나인 것 같다. 사망한 태양왕의 위를 기준으로 삼아 추측해보면, 간도 그가 즐겨 먹었던 푸아그라만큼 크고 지방이 많았을 것이다.

## 건강한 간을 위해서는 간을 먹어야

나는 어렸을 때 종종 엄마에게 이렇게 물었다.
"저녁은 뭐야?"
그러면 엄마는 보통 이렇게 대답했다.
"그때 되면 알겠지."

엄마는 요리 솜씨가 좋았는데 간과 양파가 높이 쌓인 접시가 나오면 얼마나 실망했는지 모른다. 어렸을 때 엄마가 간이 몸에 좋다며 자꾸 식탁에 올려서 그레이비소스를 뿌린 간을 으깬 감자와 함께 마지못해 코를 잡고 먹은 기억이 난다. 간이 몸에 좋은 건 알았지만 뭐가 어떻게 좋은지는 몰랐다. 특히 간 맛이 끔찍하게 싫을 때는 더더욱 그랬다. 몇 년이 지나서야 엄마도 간을 싫어했지만 단지 건강에 좋다는 이유로 간 요리를 했다는 사실을 알았다. 아마도 우리를 보살피는 게 엄마의 일이라서 그랬을 것이다. 그건 간이 하는 일이기도 하다.

간은 상당히 큰 기관으로 그 크기만큼 중요한 일을 맡고 있다. 효소 합성에서 독소 분해, 담즙 배출, 단백질 생성에 이르기까지 많은 기능을 수행한다. 간은 화학물질을 안전하게 혹은 유용하게 바꾸는 수많은 화학 기능의 본거지다. 간 색깔은 혈액을 많이 공급받아서 짙은 적갈색이다. 건강한 간은 만지면 촉감이 부드럽다. 하지만 알렉시스 세인트 마틴처럼 옆구리에 구멍이 뚫린 게 아닌 한 집에서 간을 만지려 하지는 말기 바란다.

간은 갈비뼈 아래 복부 오른쪽 윗부분에 자리하고 있다. 건강하고 행복한 간은 복부 촉진으로 분간하기 힘들 수도 있다. 하지만 간이 병들어 부어오르면 복부 촉진으로 쉽게 만져볼 수 있다. 놀랍게도 간은 상당 부분이 소실되어도 원래 크기 정도로 재생되어 이전과 똑같이 기능할 수 있다. 간은 많은 사람이 생각하는 여과 기능을 수행하지 않는다. 여과 기능은 신장이 하는 일이다. 간에서는 비타민과 무기질을 많이 요구하는 수천 가지 화학 반응이 일어난다. 코를 잡고 먹든 안 잡고 먹든 간을 먹으면 근육이 많은 고기에 비해서 생리적으로 유용한 비타민과 미네랄을 상당량 섭취할 수 있다. 이러한 이점을 얻기 위해 간을 많이 먹을 필요는 없지만, 나처럼 간을 극도로 싫어하는 사람에게는 간을 조금이라도 먹는 게 쉽지 않은 문제다. 지금은 인체 부위에 관해 이야기하고 있으니 독자 여러분에게 사람의 간을 먹으라고 권하고 싶지는 않다. 그냥 다음 이야기로 얼른 넘어가겠다.

## 알코올을 좋아한 케루악

미국의 작가 잭 케루악(Jack Kerouac, 1922~1969)은 마르가리타나 테킬라를 좋아했으며 알코올의 종류를 까다롭게 가리는 사람은 아니었다. 그의 간은 칵테일 종류를 구분하지 못해서 그냥 전부 다 알코올로 취급해야 했다. 인간의 간은 처리해야 할 일이 많다. 특히 사람들이 가장 좋아하는 자기 위로 수단인 알코올을 처리한다. 숙취의 여파가 지독하다고 생각할 수도 있지만 알코올을 분해하는 간이 없다면 더욱 나빠진다. 알코올은 에너지원으로 사용될 수도 있지만 다량의 독성을 함유하고 있어서 간이 최대한 빨리 분해하려 한다. 하지만 기간이 길어지면 간은 다량의 물질에 압도당할 수 있다. 인류가 달로 향하던 1969년, 잭 케루악은 간 기능이 저하되면서 복부 출혈로 사망했다.

"나는 가톨릭 신자다. 자살할 수는 없으니 죽을 때까지 술을 마실 계획이다."

케루악은 이렇게 말하고 이 말을 지켰다. 혈관이 터져 피가 흘러나왔을 때 잭 케루악의 나이는 겨우 47세였다. 하지만 잭 케루악은 소설과 논픽션, 영화 대본, 시에 이르기까지 15권의 작품을 남기면서 놀라울 정도로 생산적인 삶을 살았다. 심지어 결혼도 세 번이나 했다. 인생의 마지막에 케루악을 알고 지내던 사람들은 함께 지내기에는 그가 얼마나 역겨운 사람인지 깨닫게 되었다. 술은 사람을 그렇게 망가뜨릴 수 있다.

케루악의 가장 유명한 저서 『길 위에서』는 케루악이 데솔레이션 피크Desolation Peak에서 63일 동안 홀로 지낸 후 집필한 작품이다. 그가 불과 연기를 감시하는 화재 감시원으로 근무했던 곳에서 가장 가까운 도로까지 가려면 며칠을 걸어야 했다. 그는 산에서 내려온 후 단 3주 만에 종이 두루마리 한 장에 책 한 권을 썼다. 『길 위에서』는 기존의 질서와 도덕을 거부하는 비트 세대beat generation로 알려진 젊은이들의 마음을 사로잡은 시적 산문이다. 트루먼 카포티Truman Capote는 한때 잭 케루악에 관해 이렇게 말했다.

"우리가 케루악에게 할 수 있는 가장 잔인한 짓은 38세가 되어 그의 작품을 다시 읽는 것이다."

훗날 히피의 아버지로 불린 케루악은 『길 위에서』로 성공을 거두어 유명해졌고 주목을 한 몸에 받았지만, 그로 인해 큰 고통을 겪었다. 그는 그 이후로 글을 쓰거나 생각하는 데 어려움을 겪었는데, 술을 마시는 건 전혀 힘들어하지 않았다.

곡물이나 과일, 설탕을 발효하면 다양한 알코올이 나온다. 우리가 마시는 알코올의 화학 명칭은 에탄올$CH_3CH_2OH$이다. 이 향정신성 물질은 중추신경계 억제제로, 흥분성 신경전달물질인 글루타메이트glutamate를 억제하고 억제성 신경전달물질인 GABA를 증가시킨다. 또한 알코올은 사고와 움직임, 대화, 주의 집중력, 판단력, 기억력에 영향을 미치고, 알코올 소비량이 증가할수록 그 여파도 더욱 심각해진다. 신경전달물질 도파민도 증가시키고, 최악의 몸치도 훌륭한 댄서로 바꿔준다. 알코올은 신체에 그 모든 부정적인 영향을 가하는데도 마시면 기분이 좋아진다. 도파민 분비를 자극하는 모든 물질과 마찬가지로 알코올도 지속적으로 노출되면 그 효과는 감소한다. 즉 같은 만족을 얻으려면 더 많은 양이 필요해지는 것이다. 잭 케루악은 술을 마실수록 더욱 많이 마시고 싶어졌다.

케루악이 술에서 깨 맨정신을 유지했다면 자신의 간이 병들어서 빌리루빈을 제거하지 못해 피부와 흰자위에 누런색이 감돈다는 사실을 알아차렸을 것이다. 케루악은 체중이 줄어들었다. 어쩌면 복부가 체액으로 부풀어 오르는 복수 증상을 느꼈을지도 모른다.

에탄올은 대부분 간에서 알코올 탈수소효소dehydrogenase의 도움을 받아 더 작게 분해된다. 또한 알데히드 탈수소효소aldehyde dehydrogenase는 에탄올을 아세트산염acetate 으로 바꿔놓는다. 케루악의 간에서는 스트레스로 세포 내 생화학적 경로가 손상되면서 알코올의 아세트알데히드acetaldehyde가 염증을 유발하고, 유전자 활성화에도 영향을 미쳤을 것이다. 이어서 체내 면역 반응을 유발하면서 지방 축적과 섬유화(fibrosis, 콜라겐 등이 과잉으로 축적된 상태-옮긴이)를 일으킨다. 간결하게 요약하자면 알코올은 케루악의 간세포를 파괴하고 간 기능을 정지시켰다. 간은 중요한 기능을 굉장히 많이 수행하기 때문에 간 손상은 전신 손상으로 이어진다. 이 문제의 실질적인 해결책은 금주다. 간이 생명을 유지할 수 없을 정도로 크게 상했을 때는 간을 이식해야 할지도 모른다. 하지만 잭 케루악에게는 선택의 여지가 없었다. 간을 이식받고 1년간 생존했던 사례는 1967년에야 처음으로 발생했기 때문이다. 케루악은 술을 마시는 심리적인 원인을 해소해야 했다.

## 알코올보다 식단이 중요

간 질환이나 간경변은 항상 알코올 때문에 발생하는 게 아니다. 알코올을 섭취하지 않았는데도 간 질환이나 간경변에 걸리는 사례를 수년간 목격한 의사들은 당황했다. 종종 의사들은 환자들이 술을 마시지 않는다는 사실을 인정하지 않으려 하고, 환자들이 거짓말을 하는 게 분명하다고 추정했다. 하지만 자세히 살펴보면 그러한 질환의 주범을 찾아내는 게 그리 어렵지 않다. 알코올처럼 간이 처리하지 못하는 식품을 섭취하는 게 문제의 원인이다. 우리의 식단은 포화지방에서 고기, 통 채소(씨앗이나 껍질 등을 제거하지 않은 전체 채소-옮긴이), 고도 가공식품, 간에서 인지하지 못하는 설탕과 기름에 이르기까지 지난 100년 동안 극적으로 변했다. 결과적으로 현재 아이들에게도 비알코올성 지방간 질환NAFLD이 급증하고 있다. 비알코올성 지방간 질환은 심장 질환도 일으킨다. 사람들에게 문제의 본질이 포화지방이 아니라는 것을 설득하기는 어렵다. 인간이 포화지방을 섭취해온 것은 인류가 시작된 이래로 계속된 일이지만, 문제는 건강에 좋다고 교육받은 저지방과 가짜 식용유, 설탕이 듬뿍 든 대체품이다. 이러한 제품을 홍보하는 사람들의 유일한 관심사는 돈벌이다. 주요 스포츠 이벤트를 활용해 자사 제품을 후원하는 대규모 광고 캠페인을 벌이는 행태는 반박하기가 쉽지 않다.

2009년에 미국의 의사이자 연구학자인 로버트 러스티그Robert Lustig 박사는 캘리포니아대학교에서 수많은 사람의 인생을 바꾸는 강의를 했다. 이 강의의 유튜브 조회 수는 2,400만 회가 넘었다. 『설탕, 그 쓰디쓴 진실Sugar, the Bitter Truth』이라는 책에서 그는 간 이식이 필요한 주요 원인이 더 이상 알코올과 파라세타몰Paracetamol이 아니라, 설탕과 가공식품 섭취, 그리고 대사증후군으로 인한 지방 축적으로 발생하는 비알코올성 지방간 질환이라고 지적했다. 지방간은 미국 전체 인구의 3명 중 1명 그리고 어린이 600만 명에게 영향을 미친다. 사실 이 질환은 어린이에게 가장 많이 발생하는 1위 병리 현상이다. 그러므로 간이 가장 경계해야 할 것은 과도한 알코올 섭취가 아니라 식단이다.

22 죽다가 살아난
패니 버니의
가슴

런던의 버러 마켓 Borough Market 은 1750년대에 정식으로 설립됐지만 천 년은 지속될 매력을 지니고 있어서 지금도 매일 수천 명의 방문객을 서더크 Southwark 로 끌어들이고 있다. 오랜 세월 동안 이곳은 사람들이 물건을 거래하고 오래된 런던교를 건너는 부산스러운 곳이었다. 하지만 내가 그곳을 방문한 이유는 버러 마켓에 가려고 한 게 아니라 누군가의 신체 부위를 찾기 위해서였다. 돼지고기 파이와 초콜릿, 장인의 손길이 깃든 음식을 든 군중을 헤쳐나가서는 현대성이 두드러지는 샤드 빌딩의 그림자 안으로 들어가 도로를 건넜다. 거기서 세인트 토머스 거리 St. Thomas Street 를 벗어나 오래된 벽돌 교회로 들어가 시간을 거슬러 올라갔다.

그 교회는 오래된 세인트토머스병원의 일부였다. 판자로 막아놓은 다락방 수술실은 병원이 다른 곳으로 옮겨 간 1862년 이후로 잊혔다. 이 숨겨진 보석은 1956년에야 재발견되어 그 모습을 드러냈다. 현재의 버러 마켓은 이 장소의 가치를 아는 사람들에게는 박물관과 같다.

나는 가파른 나선형 나무 계단을 올라가서 지붕 아래 다락방의 오래된 약초실을 지나 수술실로 들어갔다. 반원형 의자들이 나무 수술대를 내려다보고 있었다. 아래쪽에는 톱밥이 깔려 있었고, 위쪽에는 무시무시한 분위기가 감돌았다. 이런 분위기의 수술실은 마취제가 개발되기 전인 19세기 초반의 외과 수술 시대를 보여주는 유물이다. 버러 마켓에서 물건을 사고팔던 사람들은 환자들의 비명을 들었을지도 모른다.

불길한 기운을 풍기는 쌍여닫이문 뒤쪽은 여성 병동이었다. 이 수술실은 불운한 일을 겪어 병원 치료를 받아야 했던 여성들이 사용했다. 이곳에서는 외과 시연도 이루어졌을 것이다. 학생들과 외과의들이 위태로운 상태에 놓인 환자들을 내려다보며, 수술이 유일한 선택이자 죽음을 무릅써야 하는 상황을 목격했을 것이다. 이것이 수술실 operating theater 이 극장이라는 뜻을 내포한 이름을 가지게 된 유래를 설명한다. 당시의 수술은 실제로 일종의 '쇼'였던 셈이다.

1811년 외과의들은 단두대에 올랐던 범죄자들을 포함해 손에 넣을 수 있는 모든 시신을 해부했다. 병원에서 살아남지 못한 환자도 해부당할 수 있었다. 외과의들은 기술을 단련하려고 시신과 동물 사체로 연습했다(생체 해부). 수술 시 마취는 와인이나 아편으로 하고, 사람 입에 가죽끈을 물렸다. 세균은 아직 발견되지 않은 시기였고, 사체액설(四體液說)이 여전히 의학계를 지배했다. 19세기 초에 수술을 받는다고 생각하면 등골이 오싹해진다.

## 19세기 소설가 패니의 유방암 수술기

프랜시스 '패니' 버니(Frances 'Fanny' Burney, 1752~1840)는 소설가였다. 1800년대 초에 프랑스에 살았던 패니는 가슴 통증을 느꼈다. 의사에게 진료받고는 딱딱한 덩어리가 있어서 수술해야 한다는 말을 들었다. 내 가족과 친구들도 다른 많은 사람처럼 유방암으로 크게 고생했다. 그러므로 수술의 발달사를 보여주는 사례로 유방이 적절하다. 유방 수술은 많은 생명을 살렸지만, 초기에는 종종 괴로운 통증과 두통을 동반했다. 패니는 수술대에서 극심한 고통을 겪거나 나중에 암이 퍼져서 고통스럽게 죽거나 둘 중 하나를 선택해야 했다. 결국에는 많이 위험하긴 하지만 수술을 선택했다.

수술 9개월 후, 패니는 자매에게 수술 경험을 글로 써서 전했다. 그 일을 비밀에 부치지는 않았다. 패니는 더 이상 팔을 들어 올릴 수 없을 정도로 가슴 통증이 심해졌다고 했다. 피부 아래의 가슴 조직과 근막(가슴 근육)은 양팔에 부착되어 있다. 가슴 조직과 근막이 수축하고 이완하고 구부러지면서 양팔을 뻗고 돌릴 수 있다. 이와 함께 심장에서 나와 사지로 뻗어 나가는 혈관이 림프계와 함께 가슴을 통과한다. 신경도 이 부위를 지나간다. 진행성 유방암은 뼈에도 영향을 미칠 수 있다.

패니의 수술은 의대생들이 지켜보는 가운데 수술실에서 진행된 게 아니라 파리에 있는 패니의 집에서 이루어졌다. 방 중앙에 침대가 있었고, 침대에는 값비싼 새 시트를 더럽히지 않으려고 낡은 시트가 깔려 있었다. 체액 때문에 주변이 엉망이 될 수 있었기 때문이다.

패니는 메스 아래 누워 비명을 질렀다. 그때의 경험을 다음과 같이 적었다.

> 상처가 생기고 기구가 빠져나왔을 때도 고통은 전혀 줄어들지 않았다. 갑자기 밀려든 공기가 그 섬세한 부위를 스쳐 지나가면서, 마치 작고 날카로운 단검들이 갈라진 상처의 가장자리를 찢어버리는 듯한 극심한 통증이 느껴졌기 때문이다.

패니는 가슴뼈에 닿아 유방을 잘라내는 금속의 감촉을 느꼈다. 패니의 얼굴을 덮은 얇은 손수건은 반짝이는 금속 메스를 그녀의 가슴 위로 들어 올리는 외과의의 모습을 가려주지 못했다. 통각수용기(통증 수용기)와 감각 신경 종말은 화학물질이나 열과 같은 해로운 자극을 받아 발화한다. 패니에게는 피부를 가르는 외과의의 메스가 해로운 자극이었다. 척추에서 두뇌로 신호가 전달되고, 두뇌는 그 신호를 잠재적으로 위험한 공격으로 인지한다. 이때는 보통 위협적인 자극에서 멀어지려고 빠른 운동 반응으로 대응한다. 설령 패니가 외과의와 메스를 보지 못했다고 해도 통증으로 조직 손상 위험을 인지했겠지만 어차피 움직일 수는 없었다. 메스가 피부와 조직을 찢고 들어와 종양을 제거할 때 가만히 누워 있어야 했다.

유방에는 15~20개에 달하는 유엽이라는 샘이 섬유질 결합조직과 지방 내에 자리하고 있다. 유엽은 젖이 나오는 더욱 작은 소엽으로 갈라져 그 모양이 마치 포도송이 같다. (다들 신체 부위를 음식에 비유하기 좋아하지 않나?) 유방 조직은 흉벽 앞쪽의 가슴 부위에 있다. 유방 조직은 남녀 모두에게 있지만, 사춘기의 호르몬 패턴에 따라 여성은 유방 조직이 발달해 젖샘에서 젖이 생산될 수 있다. 유방은 크게 두 부분으로 나뉘는데 그중 하나는 크기가 훨씬 커서 눈에 잘 띄는 유방이고, 나머지 하나는 겨드랑이로 이어져서 별로 눈에 띄지 않는 겨드랑꼬리다. 여기서도 림프계가 중요하다. 유방암 세포가 림프를 통해 전이되기 때문이다.

## 예나 지금이나 여성을 힘들게 하는 병

기원전 1600년 고대 이집트인들의 파피루스 문서에 유방암이 기록되어 있었다. 그리스의 의사 갈렌Galen은 유방 내 '검은 담즙 응고물'이 유방암의 원인이라는 가설을 제시하면서 사체액설로 유방암을 설명했다. 현재는 유방암에 관한 사실이 더욱 많이 알려졌지만, 여전히 복잡한 질병이다. 유방암은 대부분 유관milk duct에서 발생한다. 세포의 핵 내부에서 DNA는 단백질을 만드는 암호에 해당하는 유전자를 생성한다. DNA 변이가 일어나면 단백질에도 결함이 생긴다. 종양 유전자 내에서 변이가 발생하면 세포 분열이 통제를 벗어날 수 있다. 패니는 충분히 큰 덩어리가 생겼을 때 이를 느낄 수 있었고, 결국은 팔을 움직이는 데 지장이 생겼다. 외과의들은 그 덩어리를 잘라냈다. 패니는 수술 후 회복되는 데 몇 개월이 걸렸지만 살아남았다. 감염은 없었고, 상처는 치유되었다. 하지만 유방 재건 성형술은 하지 못했다. 놀랍게도 패니가 살았던 19세기에 유방 재건 성형술이 등장하기는 했지만 1800년대 후반에야 가능했기 때문이다.

최초의 유방 재건은 1895년 하이델베르크Heidelberg에서 빈센트 체르니Vincent Czerny라는 독일 외과의가 처음 시도했다. 그는 환자의 유방에서 종양을 제거하고, 옆구리에서 지방 덩어리를 잘라내어 가슴 피부 아래에 넣었다. 그는 41세의 가수였던 환자에게 '비대칭 없는' 몸을 만들어주려고 이 수술을 시도했다고 한다. 본인 몸의 조직으로 유방을 예전과 똑같이 복원하는 방법은 매우 놀라웠지만 오래가지는 못했다. 그런데도 체르니는 포기하지 않고 파라핀에서 유리공, 양털, 상아, 소 연골에 이르기까지 온갖 종류의 물질을 여성의 가슴에 쑤셔 넣었다. 이 같은 시술을 받은 여성들의 이름은 그 어떤 기록에서도 찾아볼 수 없었다. 심지어 체르니가 최초로 수술했던 '표현력이 뛰어난 가수'의 이름도 알 수 없었다. 어쩌면 체르니가 기밀 유지에 상당히 신경을 썼기 때문인지도 모른다. 아니면 그 여성들이 이름을 언급할 정도로 중요한 인물이 아니었기 때문이지도 모른다.

패니의 유방암 투병기는 읽기가 조금 힘들더라도 매우 흥미롭다. 현재는 영국 도서관British Library에 소장되어 있다. 당시에는 수술을 받지 못하는 사람이 많았다. 그런 탓에 유방암 말기로 고생했던 다른 여성들의 이야기는 알 길이 없다. 유방암에 걸리면 보통 끔찍한 곰팡이가 피부를 뚫고 들어가 성장하면서 악취를 풍기는 분비물이 새어 나온다. 특히 의료보험 혜택을 받지 못하는 여성에게 그런 일이 일어난다. 심지어는 현대의 런던에서도 일어나는 일이다. 하지만 다행스럽게도 유방암은 조기에 발견할 수 있고, 전이를 막는 치료법도 널리 보급되어 있다.

# 걸어다니는 종합병원, 루이 14세의 엉덩이

 

 

루이 14세는 1643년부터 1715년까지 프랑스의 왕이었다. 70년 넘게 왕좌에 머물렀지만 그 자리가 항상 편안했던 건 아니었다. 루이 14세를 돌보는 의사와 외과의는 분명 그 일에 적격인 사람들이었다. 특히 루이 14세의 엉덩이에 영향을 미치는 누공을 잘 다루었다. 누공은 루이 14세 덕분에 유명해지기 훨씬 전부터 기록된 질환이었지만, 루이의 엉덩이와 전반적인 건강에 대한 기록이 아주 상세하게 남아 있다.

루이의 의사들은 그의 류머티즘과 조울증<sup>vapours</sup>, 체액, 누공,

불면증, 소화불량, 역류, 두통, 발열, 우울증을 기록했다. 또한 비뇨기 질환과 식은땀, 단독(丹毒, 피부감염)도 적어놓았다. 루이는 현기증과 감기, 복통, 치통, 통풍 증상을 보였다. 루이의 건강 문제는 한두 개가 아니었다. 왕이 배출한 모든 것(짐작하겠지만)은 그의 치료 방법을 결정하는 데 도움을 주기 위해 세세히 검사되고 기록되었다. 그 치료법은 피 뽑기, 관장, 구토제, 혹은 틴크(약초 추출물) 등이 될 수 있었다.

요강 내용물을 분석하면 많은 것을 알 수 있다. 소변량, 소변 색깔, 소변 냄새, 심지어 소변 맛도 많은 질병을 감지하는 데 유용하다. 소변 색이 검다면 탈수증, 피가 섞여 나와서 붉다면 결석, 파랗거나 보랏빛이면 포르피린증, 소변에서 달콤한 냄새나 맛이 난다면 당뇨병이다. 아스파라거스를 충분히 먹어본 사람이라면 소변에서 이상한 냄새가 난다는 사실을 잘 알 것이다. 하지만 나는 아스파라거스를 먹어도 지독한 소변 냄새를 못 맡는 사람이 있다고 생각하며, 내가 그런 사람이 되고 싶다.


## 마침내 이뤄진 루이 14세의 누공 절개술

마취제나 세균 이론이 나오기 오래전인 1686년에 루이는 회음부가 부어올라서 아프다고 의사에게 말했다. 회음부는 생식기와 항문 사이를 말한다. 회음부가 부어오르면서 통증이 생겼고

머지않아 종기까지 생겨서 루이는 앉거나 말을 타는 것조차 힘들어졌다. 심지어는 가만히 서 있기도 어려웠다. 의사들은 루이의 다리 사이의 종기에 찜질팩과 압박대를 대주었다. 종기를 짜서 고름을 빼내고 다양한 약물을 종기에 주입하기도 했다. 벌겋게 달군 쇠도 사용했다. 이 중 어떤 치료 방법도 효과가 없었고, 당연하겠지만 전부 다 고통스러웠다. 루이는 체액의 균형을 맞추어 병의 진행을 막으려고 관장제와 완하제를 정기적으로 사용했다. 심지어는 관장을 좋아해서 2천 번까지 해봤다고 한다. 루이는 누군가와 진지한 대화를 나눌 때도 관장하는 중이었을 가능성이 컸다. 관장하면서 대화를 나눈다니 참으로 쾌적하지 않은가? 하지만 관장은 종기 치료에 전혀 도움이 되지 않았다.

찌르고 건드리고, 약물을 투여하는 치료법이 거듭되면서 종기는 머지않아 누공으로 변했다. 누공은 하나의 공간과 다른 공간을 연결해주는 통로다. 이렇게 누공이 생기면 고름과 체액이 누공을 따라 움직인다. 루이 14세의 누공은 창자 내부에서 회음부의 구멍으로 연결된 통로였고, 고름이 이 통로를 따라 흘렀다. 루이의 경우에는 항문 바로 옆에 새로운 구멍이 생긴 것이다. 오늘날 항문종기와 누공은 종종 염증성 창자 질환인 크론병<sup>Crohn's</sup><sup>disease</sup>과 연관되어 있다. 하지만 루이의 경우처럼 크론병 증세가 없어도 누공이 발생할 수 있다.

내과 의사들의 치료법이 아무런 효과가 없자 외과의가 투입되었다. 학식이 높은 내과 의사들은 외과의를 동급으로 취급하지 않고 경시했다. 외과의는 절개로 손을 더럽히는 의사였기 때문이다. 수술은 감염 위험도 있었다. 엉덩이 부위에 화농성 상처가 생기기를 바라는 사람은 아무도 없지만 필요한 일은 해야 하는 법이다. 루이의 수술 필요성은 종기만큼이나 빠르게 커졌다. 왕실과 대중 모르게 비밀리에 수술 일정이 잡혔다.

루이의 수술을 맡은 외과의는 샤를 프랑수아 펠릭스<sup>Charles-François Félix</sup>였다. 그는 지저분한 파리 거리에서 끌려 나온 치아 뽑는 의사가 아니었다. 귀족의 아들이자 주교의 형제였고, 사회적 지위가 있었다. 물론 내과의와 맞먹는 지위를 가지지는 못했지만, 곧 명성을 날릴 사람이었다. 항문 누공 수술을 해본 적이 없는 그가 완벽을 도모하려면 시간이 필요했다. 누공 절개술은 누공의 통로를 열어 노출시키는 수술로, 이를 통해 고름을 배출시키고 치유를 돕는다. '노출<sup>unroofing</sup>'이라는 표현은 특히 음울하게 들리지만, 고름을 빼내어 치유를 촉진한다는 의미다. 펠릭스는 파리 사람들을 대상으로 연습했다. 찌르고 절개하는 수술을 받아도 아무 말 못 하는 대상을 병원과 교도소에서 찾아냈다.

펠릭스는 75명이 넘는 사람들에게 메스를 들이댔다. 그 결과가 어땠는지, 얼마나 많은 사람이 살아남았는지는 모른다. 하지만 그 모든 게 왕의 엉덩이를 치료하기 위한 일이었으니 실험 대상은 바지를 내리고 가죽끈을 입에 무는 수밖에 달리 도리가 없었다. 펠릭스는 두 가지 도구를 개발했다. 그중 하나는 칼날의 만곡부가 긴 게 특징인 특수 메스로 '왕의 탐침'으로 불리게 되었다. 다른 하나는 외과의가 자유롭게 손을 놀릴 수 있게 구멍을 벌려주는 도구로 세 갈래 견인기였다.

펠릭스는 새로운 기술과 기구를 왕에게 사용할 준비를 마치자마자 수술에 들어갔다. 수술은 3시간이 걸렸고, 성공적이었다. 수술 도중에 루이가 깨어났지만, 외과의가 자기 다리 사이에 앉아 손으로 내진하는데도 그다지 불평하지 않았다. 결국 루이는 기분이 나아졌다. 사실 '야호!' 하고 환호할 정도였다. 연습 대상이 된 모든 남자들도 기뻐했을 거라고 확신한다. 적어도 생존한 사람들은 말이다. 내과 의사들은 이에 관해서 많은 이야기를 하지 않았다. 피를 흘린 게 도움이 됐다고만 왕에게 말했다. 펠릭스는 영웅이 되었고, 작위와 토지를 하사받았다. 그 즉시 은퇴해서 새로운 영지로 옮겨 갔고 다시는 수술을 하지 않았다. 누구라도 그러지 않겠는가? 박수 칠 때 떠나는 게 좋으니까.


## 외과 의사의 명성이 올라간 계기

루이 왕의 엉덩이 문제는 종종 그렇듯이 나중에 재치료가 필요했다. 하지만 상처는 그럭저럭 아물었다. 당시엔 왕의 옷차림과 머리 모양, 심지어 습관까지도 유행이 되곤 했다. 일부 사람들은 최신 유행을 따르고 있음을 과시하기 위해 마치 자신들도 같은 수술을 받은 것처럼 엉덩이에 붕대를 감고 다녔다. 궁전 앞에서 어슬렁거릴 요량으로 외과의에게 가짜 누공 수술을 해달라는 사람도 있었다. 누공 수술은 차세대 인기 장신구가 되었다.

이보다 더욱 중요한 파급효과도 나타났다. 왕의 인정을 받음으로써 외과 의사들은 더 많은 신뢰와 인정을 받게 되었다. 특히 프랑스 외과의의 명성이 높아졌다.

음악가 헨델Handel은 프랑스로 여행을 갔다가 까다롭지만 성공적으로 끝난 왕의 수술을 기념하기 위해 작곡된 노래를 들었다. 조지 3세의 공식 작곡가였던 헨델은 그 곡을 〈하나님, 국왕 폐하를 지켜주소서〉라는 곡으로 개사했다. 국왕의 성별에 따라 〈하나님, 여왕 폐하를 지켜주소서〉라고도 불리는 이 노래는 영국과 다른 나라의 국가(國歌)가 되었다. 이 국가의 기원설은 매우 다양하지만, 이 책에서는 엉덩이 기원설을 지지한다.

흥미롭게도 루이 14세가 사망하게 된 이유는 또 하나의 적절한 외과 수술을 받지 못했기 때문이었다. 그는 몇 년 후에 다리 통증을 호소했고, 좌골 신경통이라는 의사의 진단을 받았다. 하지만 루이의 진짜 병명은 괴저였다. 위험한 세균이 찢어진 상처나 물린 상처에 침입해 문제를 일으키면서 생긴 질환이었다. 괴저에 걸린 다리는 처음에 하얗게 변하고, 조직이 죽으면서 보랏빛에서 검은색으로 변한다. 루이 14세는 통증이 너무 심해서 다리를 절단해달라고 했다. 외과의들이 의논을 거듭한 끝에 다리를 절단해 생명을 구할 수 있다고 결론을 내렸지만 이미 때가 너무 늦은 뒤였다.

# 24 일기에 적은 새뮤얼 피프스의 방광 수술

일기 작가 새뮤얼 피프스(Samuel Pepys, 1633~1665)는 방광결석이 심해져서 1658년에 외과 의사의 메스 아래 누워야 했다. 그때 그의 나이는 겨우 스물다섯이었다. 루이 14세가 그랬듯이 17세기 잉글랜드에서는 수술을 결심하는 게 상당히 어려운 결정이었다.

피프스는 런던에 살았고, 그곳에 있는 왕의 해군성에서 고위직에 올랐다. 런던 역사상 가장 흥미로웠던 시기를 놀랍도록 상세하게 기술한 일기도 작성했다. 17세기부터 보존된 피프스의 영향력 강한 일기 덕분에 우리의 지식이 크게 증대되었고, 피프스가 살았던 런던을 더욱 깊이 이해할 수 있게 되었다. 피프스는 내전을 목격했고, 왕이 참수당하고 군주제가 회복되는 과정을 지켜봤으며, 가래톳흑사병과 네덜란드와의 전쟁, 런던 대화재를 목격했다.

새뮤얼 피프스가 수술받기 오래전부터 교육받은 의료진과 성직자는 결석의 영향력을 기록하고, 결석을 치료하려고 애썼다. 고대 그리스에서 메소포타미아, 그리스, 인도에 이르는 기록을 살펴보면 결석이 어떤 증상을 유발할 수 있는지를 알 수 있다. 1901년에는 고고학자 E. 스미스Smith가 이집트의 엘 아므랄 El Amral에 있는 장지에서 결석을 찾아냈다. 5000년 전 누군가의 방광 안에 생겼던 결석이었다.

18세기 무렵만 해도 체내의 결석을 제거하는 쇄석술(碎石術)은 전문가의 손길이 필요한 위험한 일이었다. 쇄석술 전문의는 결석을 제거하려고 유럽 전역을 떠돌아다녔다.

패니 버니의 가슴 수술을 했던 시기의 오래된 세인트 토머스의 교회 위층 수술실에는 17세기에 시행된 쇄석술 수술 도구와 유물이 전시되어 있다. 그곳 방문객은 수술실에서 진행된 쇄석 수술을 설명해주는 포스터와 책을 살펴볼 수 있다. 방광에서 결석을 제거하는 방법을 보여주는 삽화도 있다. 여기서 굳이 방광을 언급할 필요는 없을 것 같지만, 결석은 쓸개에도 생길 수 있다. 방광결석은 새뮤얼 피프스가 살던 시대에 유명해졌다.

## 최초의 다이어리스트가 걸린 방광결석

방광결석은 무기질로 이루어진다. 무기질 중에서도 보통 칼슘으로 생성되지만, 전적으로 그런 것은 아니다. 방광결석을 구성하는 가장 흔한 물질은 요산이다. 요산이 관절에 쌓이면 아주 고통스러운 통풍에 시달리게 된다. 피프스는 처음에 신장에 결석이 생겼다고 생각했다. 케임브리지 대학생 시절에 온종일 걸어 다니다가 복통으로 쓰러져서 결석이 몸 밖으로 빠져나갈 때까지 며칠 동안 침대에 누워 지냈다. 피프스는 평소보다 훨씬 자주 소변을 보고 싶어져서 고통스러웠다. 피가 섞여 나오는 혈뇨 증상으로 소변이 분홍빛을 띠었을지도 모른다. 피프스는 엄청난 통증을 느꼈다. 복부의 치골 상부가 아팠을 뿐만 아니라 소변을 다 봐갈 때 더욱 고통스러운 배뇨 곤란(배뇨 시 통증)을 겪었다. 요즘에는 그러한 증상을 고려하면서 초음파 검사와 엑스레이 촬영, 혈뇨 감별을 동원해 진단을 내린다. 과거에는 밴 뷰런 사운드<sup>Van</sup> <sup>Buren sound</sup>라는 요도 확장용 금속 막대기를 넣어서 결석을 진단했다. 이 금속 막대기가 방광 내의 결석에 닿으면 '진동'이 전달되면서 소리가 났다.

방광은 신장에서 생성되는 소변을 바로 배출하는 게 아니라 한 번에 배출하게 모아두는 저장소 역할을 하는 근육 주머니로, 보통 500ml의 소변을 저장할 수 있다. 하지만 소변이 콜라 한 캔과 동일한 300ml 정도 모이면 방광 벽이 늘어나고, 수용체가 화장실에 가라고 뇌에 신호를 보낸다. 흔하지는 않지만, 소변 과다 저장으로 방광 파열이 일어날 수도 있다. 결투하다가 코를 잃었던 덴마크 천문학자 튀코 브라헤(68쪽 참조)는 지나치게 예의 바른 사람이라서 왕이 이야기하는 동안 만찬 자리를 떠나지 못해서 방광 파열로 사망했다고 전해진다.

마침내 피프스가 수술을 받았다. 수술 날짜는 햇살과 기온이 제일 좋은 봄날로 잡혔다. 이 수술은 사망 위험이 매우 커서 환자는 수술 전에 하나님에게 회개하고 오라고 권고받았다. 피프스에게는 최대한 빨리 수술이 끝나는 게 좋았다. 피프스는 현재 결석 제거술 자세라고 부르는 모양새로 의자에 앉아 있었다. 두 다리를 넓게 벌려 뻗었고, 무릎을 구부렸다. 피프스의 구부러진 양 무릎은 건장한 조수 두 명이 단단히 그러잡았다. 접근 경로는 회음부 사이였다. 세인트 토머스와 세인트바트St.Bart병원 소속의 쇄석술 전문의 홀리어Hollier가 피프스의 다리 사이로 들어갔다. 처음에는 기다란 막대기가 음경을 통해 방광과 바깥세상을 연결해주는 요도를 따라 들어갔다. 홀리어는 방광결석에 닿을 때까지 막대기를 이리저리 움직였다. 결석은 방광 벽에 딱 붙어 있었다. 이후 회음부 내 방광 위쪽에서 절개가 이루어졌다. 그러자 결석이 생식기와 항문 사이의 구멍으로 빠져나올 수 있었다. 상처 난 부위는 체액이 빠져나올 때까지 기다렸다가 소독하고 드레싱했다. 마취제나 소독제를 사용하지 않아서 위험한 수술이었지만 피프스의 수술은 기적처럼 잘 진행되었다. 피프스가 그 수술에서 살아남아 1666년에 발생한 런던 대화재에서부터 흑사병의 공포, 오래전에 죽은 여왕의 시신에 입맞춤하는 일에 이르기까지 1600년대 런던의 삶을 생생히 기록할 수 있었다는 사실에 기쁘기 그지없다.


## 결석을 제거한 날을 기념하며 건배!

홀리어가 피프스의 방광에서 꺼낸 결석은 직경 2.25인치(5.715센티미터)였다. 수술 이후, 피프스는 무와 마시멜로, 레몬으로 만든 차가운 음료를 마셨다. 회복에 도움이 되는 음료였다. 수술 이후, 피프스의 엉덩이에 구멍 하나가 남아 있었지만 한 달 후에 아물었다. 그 후부터 피프스는 고통스러웠던 통증에서 벗어날 수 있었다. 그러나 수술로 인한 합병증에는 감염으로 인한 발열, 방광강에서의 누공, 발기부전, 불임, 심지어 사망까지 포함되었다.

세기가 넘어간 1725년, 프랑스 작곡가 마랭 마레Marin Marais는 쇄석술을 받고 나서 깊은 인상을 받아 그 경험을 최선을 다해서 음악으로 표현했다. 그렇게 〈Le Tableau de l'Opération de la Taille(방광 절제 수술 장면)〉이라는 극적인 작품이 탄생했다.

내가 교회 위층에서 봤던 것처럼 수술 장면을 묘사하는 포스터는 남성의 인체 해부학 구조를 고수하는 경향이 있다. 여성이 결석증에 잘 안 걸린다는 이야기는 들어본 적도 없는데 말이다.

여성이 결석증에 걸렸을 때는 외과의가 요도를 확장해서 방광에 접근했다. 그래도 꺼림칙한 방법 같지만 회음부를 절개하는 것보다는 다소 위험성이 낮은 것 같았다. 결석 제거 수술을 받은 여성 환자 사례가 적은 또 다른 이유는 당시 의료 기록과 저술에서 여성들이 흔히 배제되었기 때문일 수 있다.

피프스는 방광과 방광결석에 관한 모든 문제에 꾸준하게 관심을 가졌다. 1602년에는 외과 의사의 전당Surgeon's Hall에서 열린 스카르보로Scarborough 박사의 해부 시연과 강연에도 참석했다. 특히 비뇨기관을 다루는 강연이었고, 강연 후에는 강연 주제에 관해 대화를 나누는 만찬도 열렸다. 이 정도면 피프스가 방광과 충분히 깊은 관계를 맺어 더는 고통을 겪지 않았으리라 생각할지도 모르겠다.

그러나 이후에도 피프스는 한두 번 더 결석증에 시달렸다. 피프스를 진료했던 한 의사는 피프스를 끝까지 돌보지 못했다. 많은 런던 사람들이 겪었던 운명처럼 피프스도 1665년에 흑사병에 걸려 사망했기 때문이다. 피프스가 사망하기 전에 쇄석술을 한 번 더 받지는 않았지만, 1703년 그의 사망 후에 시행된 부검에서 그의 신장에 남아 있던 다수의 결석이 발견되었다. 또한 그가 마지막 병을 앓는 동안 이전에 회복되었던 회음부의 결석 절개 수술 상처가 다시 터진 것으로 나타났다.

다행스럽게도 외과의는 피프스의 삶의 질을 크게 높여주었다. 일기 작가 피프스는 쇄석술을 받고 매우 감사하게 여겨서 제거한 결석을 상자에 보관했다. 매년 3월 26일에는 유리잔을 높이 들고 건배하며 방광결석을 제거한 날을 기념했다.

# 25 방사능에 죽어간 마리 퀴리의 골수

마리 퀴리(Marie Curie, 1867~1934)의 긴 뼈 아래 깊숙한 곳, 눈에 보이지 않는 곳에 자리한 골수세포는 그녀의 천재성이 초래한 대가를 치르고 있었다. 퀴리가 그 잠재력을 알아보고 방사능을 발견해서 수많은 생명을 구했지만, 정작 그녀의 골수세포는 파괴되어 죽어가고 있었던 것이다.

마리 퀴리는 최초로 노벨상을 받은 여성이었다. 노벨상을 두 번 받은 최초의 (유일한) 여성이기도 했다. 그것도 두 개의 다른 분야에서 명망 높은 상을 받은 유일한 사람이다. 퀴리의 발견은 끝없이 많은 생명을 구하고 있지만 그 대가로 퀴리는 65세에 목숨을 잃었다.

퀴리의 발견은 방사능 연구와 관련된 것이었다. 방사능은 퀴리가 남편 피에르 퀴리와 함께 창조한 새로운 용어로, 두 사람은 광석에서 방사능 원소를 분리해내려고 끊임없이 노력했다. 파리의 물 새는 낡은 실험실에서 오랜 시간 작업한 끝에 퀴리 부부는 수많은 역청 우라늄석에서 단 10g의 순수한 염화라듐을 추출했다. 이는 길고도 힘든 작업이었다.

방사능 연구에서는 물리학과 화학이 통합되었다. 퀴리는 과학자 앙리 베크렐Henri Becquerel한테서 우라늄염이 외부의 에너지 원천 없이 투과성 방사선을 방출한다는 사실을 배웠다. 그 사실에 매혹된 퀴리는 우라늄염의 엄청난 잠재적 활용성을 깨달았다. 그래서 그 분야를 연구하기 시작했고 두 가지 원소를 더 발견했다. 그중 하나는 퀴리 본인의 출생 국가인 폴란드의 이름을 따서 폴로늄polonium이라 불렀다. 나머지 하나는 베크렐이 보여주었던 우라늄보다 방사능이 훨씬 강한 물질로 라듐radium이라고 했다. 1903년 퀴리는 「방사성 물질에 관한 연구Research on Radioactive Substances」라는 논문을 저술했다. 퀴리와 베크렐은 함께 노벨상을 받았지만 마리 퀴리와 피에르 퀴리는 상을 받으러 나오지 않았다. 다른 특별한 이유가 있었던 것이 아니라, 그저 할 일이 너무 많았기 때문이었다.

## 방사선 발견이라는 업적에 숨겨진 아이러니

1906년 피에르 퀴리는 사고로 사망했다. 비에 흠뻑 젖은 분주한 도핀느 거리Rue Dauphine에서 말이 끄는 마차 바퀴 아래 깔렸다. 퀴리는 혼자서 연구를 이어갔고, 대학교에서 남편의 학과장 자리를 맡아 소르본Sorbonne에서 최초의 여성 교수가 되었다.

마리 퀴리의 발견으로 진단과 치료 분야 모두에서 방사능의 유용성이 인정받기 시작했다. 마리 퀴리는 방사선이 살아 있는 세포에 미치는 영향력을 수량화해서 방사선 치료의 발전을 도왔다. 또한 엑스레이가 물질을 통과하고 사진 필름에도 영향을 미칠 수 있음을 증명해 보였다. 그렇다면 엑스레이로 인체 내부를 들여다보고 인간 조직과 병리 현상, 이물질을 찾아낼 수 있다는 뜻이었다. 퀴리는 제1차 세계대전 당시에 엑스레이 장비를 트럭에 싣고 야전 병원을 돌아다니며 부상자의 몸속에 박힌 총알과 파편을 찾아냈다. 외과의에게 엑스레이는 환자 몸속의 상처를 시각화할 수 있다는 뜻이었다. 퀴리는 다른 여성들에게도 운전을 가르쳤고, 야전 병원에 엑스레이 촬영실을 설치했다. 큰딸 아이린Irene을 데려와 훈련시켰고, 아이린도 1935년에 노벨상을 받았다. 정말 놀라운 가족이 아닌가.

퀴리는 수년 동안 아무런 보호 장비도 갖추지 않은 채 라듐과 다른 방사성 물질을 연구했다. 방사선으로 암세포를 치료할 수 있다는 생각이 지배적으로 자리 잡아갔음에도 퀴리는 바로 그 연구 때문에 자신의 건강이 나빠진다고는 생각조차 하지 않으려고 했다. 피에르 퀴리도 비극적인 사고를 당하기 전에 이미 건강이 나빠졌다고 느꼈다. 하지만 그것이 방사선 중독 현상임을 어떻게 알았겠는가?

인간의 신체는 전리 방사선을 감지하지 못한다. 전자파는 사람 눈에 보이지 않는다. 아원자 입자는 아무 냄새도 나지 않는다. 이 물질은 인간의 세포를 헤집고 다니며 분자에서 전자를 분리하고 DNA를 손상시키지만 만질 수도 없고, 느낄 수도 없다. 발견했을 때는 이미 너무 늦어서 어찌할 방법이 없다.

방사선 노출로 생기는 DNA 손상은 회전율이 높은 세포에 심각한 영향을 끼친다. 세포에게 분화 방법을 알려주는 전령 단백질뿐 아니라 새로운 혈액 세포를 생산하는 골수 내 조혈모세포가 위험에 처한다. 전리 방사선은 특정한 파장을 가진 방사선으로, 높은 에너지를 갖고 있어서 화학적 결합을 깨뜨리고, 원자와 분자에서 전자를 제거하고, 세포 내에서 DNA를 손상시켜 변이를 일으킬 수 있다. 퀴리가 위험한 연구에 몸담았을 때 이미 그녀의 세포는 아무도 모르는 사이에 전리 방사선에 노출되고 있었다.


## 그녀의 골수에 일어난 일

그렇게 수년이 지난 후, 퀴리는 재생불량성 빈혈로 고생하다가 사망했다. 줄기세포가 산소를 운반하는 적혈구와 면역 기능을 수행하는 백혈구, 혈액을 응고시키는 혈소판을 생산하는 곳인 골수에 큰 문제가 발생했던 것이다. 뼈는 단백질과 무기질, 공동cavity 내 연성 결합조직으로 이루어져 있다. 골수에서 세포를 생성하는 퀴리의 공동은 범혈구감소증에 노출되어 있었다. 결과적으로 골수에서 세포를 하나도 제대로 생산하지 못했다.

퀴리는 적혈구가 감소하면서 빈혈로 창백해지고, 호흡 곤란과 피로, 어지럼증에 시달렸다. 두통도 심했다. 순환하는 혈액 내에서 평균 120일 동안 생존하는 적혈구가 생성되지 않았다.

또한 그녀의 골수가 백혈구를 생산하지 못하면서(호중성백혈구감소증) 퀴리는 감염에 맞서 싸우기 힘들어졌다. 혈소판도 부족해서 (혈소판감소증) 혈액 응고가 일어나지 않았다. 이처럼 중요한 생리학의 일면에 이상이 생기는 건 걱정스러운 일이었다. 퀴리는 쉽게 멍이 들었고, 작은 점상 발진으로 뒤덮여 있었다. 코와 잇몸에서는 피가 났다. 퀴리의 골수는 지방세포로 가득 차서 혈액을 쉽게 생산할 수 없었다. 결국 퀴리는 귀한 혈액을 잃고 있었다. 그녀의 신장은 정상이었다면 쉽게 제거했을 독소를 걸러내려고 고군분투하며 고통을 겪었다.

퀴리는 알프스산맥의 오트사부아Haute-Savoie에 있는 파시Passy의 산셀모즈Sancellemoz 요양원에서 사망했다. 퀴리가 그 귀중한 원소를 찾으려고 많은 시간을 보냈던 어둡고 지저분한 파리의 실험실에서 한참 떨어진 곳이었다. 1995년 퀴리의 유해는 파리 국립묘지인 판테온에 묻혔다. 그곳에 가면 퀴리의 유해뿐만 아니라 퀴리의 남편 유해도 찾을 수 있다. 위대한 업적으로 존경받는 두 사람의 유해는 방사능 유출로 경의를 표하러 온 사람들에게 해를 끼치지 않도록 한두 층의 납 아래에 묻혀 있다.

퀴리는 실로 놀라운 업적을 달성했다. 당시 여성에게는 기회가 흔치 않았다. 러시아에 지배당했던 폴란드에서는 기회가 거의 없었다. 퀴리의 부모님이 교육자였지만 퀴리의 고국에서는 여성이 학문을 심도 있게 연구할 수 없었다. 결국 퀴리는 더 나은 교육을 받기 위해 고국을 떠나야 했다. 퀴리의 언니가 먼저 파리에서 의학을 공부했다. 그동안 퀴리는 자신도 대학에 진학해 물리학을 공부할 수 있을 때까지 언니의 학비를 벌어야 했다. 당시 퀴리가 교육받을 수 있는 기회는 오늘날 일부 여성에게 그렇듯이 꿈에서나 잡을 수 있는 것이었다.

마리 퀴리는 역사적으로 음울한 실험실에서 음울한 옷차림으로 오랜 시간을 보낸 고독한 사람으로 묘사되었다. 강박적이고 다소 괴팍한 남다른 성격의 소유자로, 가족과 함께 보내는 시간은 물론이고 본인의 삶까지도 과학 연구를 위해 희생했다. 고맙게도 현재 우리는 퀴리의 칙칙한 옷차림과 괴벽이 아니라 퀴리의 업적과 퀴리가 극복해낸 결과를 집중적으로 조명하고 있다.

유럽 전역에는 마리 퀴리의 이름을 걸고 젊은 과학자들에게 수여하는 장학금이 있다. 과학계를 끌어나갈 젊은 여성을 모집할 때 마리 퀴리는 훌륭한 롤모델이다. 마리 퀴리의 이야기를 읽고 나면, 잠시 멈춰서 내가 누리는 기회에 얼마나 감사해야 하는지, 또한 방사선 방호복인 납가운을 얼마나 감사하게 여겨야 하는지 생각하게 된다.

1980년대에 퀴리의 대학교 실험실에서는 오염 물질을 제거하는 작업을 해야 했다. 퀴리의 누렇게 변한 선 그림과 숫자 표, 영감의 순간이 기록된 공책은 여전히 방사능에 오염되어 있어서 다루기가 매우 위험하다.

마리 퀴리의 골수는 역사 속에서 제자리를 찾아냈다. 그 희생은 방사능이 어떻게 작용하고 무엇을 할 수 있는지를 밝혀내려고 애썼던 퀴리의 노력을 상징한다. 퀴리가 '아름다운 라듐'이라 불렀던 물질이 퀴리의 세포를 파괴하기 시작한 이후로, 퀴리의 골수는 전 세계에서 살아남은 수많은 생명 대신 그 대가를 치렀다.

# 26 아일랜드의 거인,
찰스 번의
뼈

 

찰스 오브라이언(Charles O'Brien, 1761~1783)은 1761년에 아일랜드에서 태어났다. 그런데 그의 성장이 멈추지 않으면서 모두의 주목을 받게 되었다. 오브라이언의 키는 230센티미터가 넘었으며, 젊은 나이에 결핵으로 세상을 떠나지 않았다면 계속 자랐을 것이다. 그는 뇌하수체 종양 때문에 성장이 멈추지 않았고, 그로 인해 유명해졌다. 오브라이언은 자신의 거대한 체구를 볼거리로 내세워 생계를 이어가려고 런던으로 갔다가 해부학자들 눈에 띄었다. 그때 그는 찰스 번Charles Byrne으로 알려져 있었다. 사람들은 찰

고흐의 귀, 퀴리의 골수

스에게 사후에 해부용으로 시신을 기증해달라고 했다. 하지만 찰스는 그 요청을 거절했다. 오히려 친구들에게 자신의 유해를 바다에 던져달라고 부탁했다. 그런데도 장의사들은 해부학자들이 그의 시신을 훔쳐 가게 내버려 두었다. 거구의 시신을 몰래 빼돌리는 일이 쉬울 리가 없다. 어느 순간 찰스의 친구들은 갑자기 쓸 돈이 생겼다. 몇 년 후, 찰스의 뼈는 개인 소장품으로 박물관에 전시되었다.

## 찰스의 뼈를 통해 알게 된 성장의 진실

나는 아일랜드의 거인 찰스 번의 뼈를 찾아 런던으로 떠났다. 해부학자 윌리엄 헌터William Hunter의 이름을 딴 헌터리언 박물관Hunterian Museum을 찾아가 여러 해부학 인간 표본 중에서 찰스의 유해를 찾을 계획이었다. 찰스의 유골을 보러 가는 내 행동 또한 해부당하고 싶지도, 전시품이 되고 싶지도 않다는 찰스의 바람을 거스르는 짓이었다. 그 이후로 몇 년이 흘렀는데도 찰스의 뼈를 보고 싶어 했던 내 안의 열망을 떠올리면 다소 거북해진다. 내 양심의 가책을 덜어주려는지 다행스럽게도 헌터리언 박물관은 재단장하기 위해 문을 닫았다. 때마침 1998년 소설가 힐러리 맨텔Hilary Mantel이 저서 『거인 오브라이언The Giant, O'Brien』에서 찰스의 이야기를 소설화했고 관련 단체들이 압력을 가하면서 헌터리언 박물관은 아일랜드 거인의 뼈를 더 이상 전시하지 않기로 했다. 찰스가 친구들에게 자신의 뜻을 밝힌 지 200년이 넘어서야 마침내 그의 유언이 존중받게 된 것이다.

18세기에는 외과의들이 시신을 훔치거나, 해부학적 구조가 특이하거나 흥미로운 사람들에게 사후에 시신을 과학 연구용으로 기증해달라고 요청했다. 몸을 온전하게 보존하지 못한 채 사후세계로 들어가는 건 많은 이들에겐 생각하기도 끔찍한 일이었다. 그런 탓에 처형 후 시신 해부는 피의 법(Bloody Code, 소매치기 등 경미한 범죄를 포함한 222개 범행에 공개 처형을 언도하는 법률-옮긴이)의 일부로 중범죄에 대한 가중 처벌로 사용되었다. 찰스 번은 거대한 체구 때문에 외과의들에게 흥미로운 대상이 되었다. 찰스의 거구는 뇌 속의 작은 세포 덩어리 때문에 생긴 문제였다.

작은 세포 덩어리는 완두콩만 했을지도 모른다. 하지만 이 작은 세포 덩어리가 자리한 뇌하수체는 큰 역할을 담당한다. 대부분의 분비선에서 나오는 호르몬 생성물을 통제한다. 콧날 뒤쪽, 머리뼈 기저부에 움푹 들어간 작은 공간인 터키안sella turcica에서 뇌하수체는 호르몬을 혈액으로 보내 멀리 떨어진 신체 부위까지 전달한다. 유선과 부신, 난소, 고환은 모두 뇌하수체의 지시를 받아 호르몬을 분비한다. 뇌하수체에서 나오는 성장 호르몬 소마토트로핀somatotropin은 간과 뼈, 근육, 지방 조직을 조절해서 성장과 신진대사, 체성분에 영향을 미친다. 찰스 번의 뇌하수체에서는 성장 호르몬이 너무 많이 나와서 성장이 멈추지 않았던 것이다.

2006년 연구학자들은 찰스의 뼈에서 표본을 채취해 DNA를 분석했다. 그 결과, 찰스의 상태가 매우 희귀하다는 사실이 밝혀졌다. 뇌하수체 종양 중에서 찰스와 같은 유전자 변형으로 생겨나는 종양은 5%도 채 되지 않았다. 이러한 유전적 변이는 아일랜드의 같은 지역에 거주하는 네 가족한테서도 발견되었다. 연구학자들은 아일랜드의 네 가족과 찰스의 조상이 같다는 사실을 밝혀냈다. 현재는 그러한 가족들을 치료할 수 있다. 지속되는 성장을 저지해서 거인증의 고통스럽고 심지어는 생명까지 위협하는 합병증을 예방할 수 있다. 하지만 찰스 번은 치료받지 못했다.

헌터리언 박물관 외에도 왕립 외과대학교<sup>Royal College of Surgeons</sup>에서도 찰스의 다른 뼈와 유해를 많이 보관하고 있다. 물론 이러한 표본 중 대다수는 전시해도 좋다는 동의를 받지 않은 채 무덤에서 훔쳐 왔을 가능성이 크다. 그중에서 거인 찰스의 뼈는 전시해도 좋다는 동의를 받지 못한 게 확실했다. 그런데도 찰스의 뜻은 무시당했다.

뼈는 연조직과 같은 방식으로 부패하지 않는다. 그러므로 결합조직과 장기, 다른 물질이 사라진 지 오래 지나도 뼈를 연구하고 다루어서 새로운 지식을 얻어낼 수 있다. 박물관에 보존된 찰스의 뼈는 바다에, 심지어는 땅에 매장됐을 때보다 훨씬 오래 보존될 것이다.

뼈는 대부분 콜라겐으로 이루어져 있다. 우리가 상상하는 것처럼 단단한 구조로 된 게 아니라 튼튼한 다공성(多孔性) 구조를 보여준다. 연조직의 부패를 유발하는 화학적·생물학적·미생물학적 과정에 똑같이 노출되어 손상받기 쉽다. 다만 뼈는 칼슘 및 다른 무기질과 관련된 콜라겐의 내구성과 안정성 덕분에 버틸 수 있고, 바로 그 덕분에 신체는 튼튼해진다. 특정한 효소만 뼈를 분해할 수 있다. 신체가 물이나 외부 공기에 노출되면 박테리아와 균류, 곤충이 무기질 외층 내부의 다공성 조직에 침입하고, 뼈가 부패하기 시작한다. 하지만 매우 건조한 상태에서는 미생물의 수가 훨씬 적고 분해도 거의 일어나지 않는다. 만약 뼈의 부패 속도가 현저하게 느리지 않았다면 우리는 인류의 조상에 관해서 지금만큼 다양한 지식을 얻지 못했을 것이다.

워털루 전쟁에서는 많은 군인이 사망했지만, 유골은 거의 발견되지 않았다. 뼈 조직이 유난히 분해되기 좋은 지역이어서 그랬을까? 아니면 수천 명이 사망했던 라이프치히와 아우스터리츠, 나폴레옹 전쟁의 다른 전쟁터에서 그랬듯이 대규모 무덤 도굴로 뼈를 도난당했기 때문일까? 워털루의 유골은 양배추 재배에 사용됐다는 믿음이 오랫동안 지배적이었다. 그렇다. 여러분이 잘못 읽은 게 아니다. 뼈는 빻아서 가루로 만들면 좋은 비료가 된다. 전쟁터에서 수집한 뼈는 헐Hull 항구를 통해 잉글랜드로 이송되었다. 그곳에서 다시 북부 지방의 동커스터Doncaster에 자리한 공장으로 보내져 비료로 만들어졌고, 그 지역 농부들에게 판매되었다. 뼈의 무기질은 잉글랜드에 남은 사람들이 섭취하는 양배추(그 밖에 다른 채소)의 비료가 되었다.

놀랍게도 양배추는 전사한 사람들의 뼈로 만든 유일한 상품이 아니었다. 유럽 전역에는 프랑스 사탕무 공장이 점점이 흩어져 있었다. 전쟁 당시 영국은 사탕수수를 독점했고, 프랑스의 카리브해 통상로를 봉쇄했다. 설탕 공급이 부족해졌을 때 나폴레옹은 사탕수수가 아니라 국내산 사탕무로 만든 설탕 덩어리에 혹했다. 그래서 사탕무를 재배할 땅을 내주었고, 사탕무 공장 설립을 도와주었다. 이렇게 프랑스 사탕무 공장이 급속도로 발전했다. 설탕을 만드는 몽생장Mont-Saint-Jean 공장의 굴뚝에서는 밤낮으로 연기가 피어올랐다. 워털루 전쟁터의 유골 일부도 몽생장 공장에서 설탕 재료로 사용됐을 가능성이 크다.

워털루 전쟁터에서 뼈 하나를 던지면 닿을 정도로 가까운 몽생장 마을의 사탕무 공장은, 현재 아늑한 침대가 있고, 낡은 중앙 건물에서 달콤한 설탕으로 가득한 아침 식사를 준비해주는 호텔로 변했다. 나는 그곳에서 밤을 보내는 동안 잠을 청하려고 애쓰면서 설탕 생산에 사용될 전사한 군인들의 뼈가 덜커덩거리며 뜰 안으로 들어와 수레에 실리는 모습을 상상했다. 다음 날 아침 식탁에서는 설탕뿐만 아니라 그 그릇조차도 쳐다보기 어려웠다.

워털루 병사 한 명은 잉글랜드의 양배추밭과 프랑스의 설탕 공장을 간신히 벗어났다. 그의 뼈는 2012년까지 땅속에 묻혀 있다가 워털루 전쟁터 근처의 주차장 건설 공사 현장에서 발견되었다. 이 병사의 목숨을 앗아간 머스킷 총알도 여전히 병사의 갈비뼈 사이에 박혀 있었다. 이 병사는 척추 만곡(휘어짐)이 남달랐고,

CB라는 이름 첫 글자가 새겨진 나뭇조각과 숟가락 하나, 동전도 지니고 있었다. 그 정보만으로는 병사의 신원을 확인할 수가 없었다. 좀 더 자세히 살펴보자 F자도 드러나서 조합해보니 이름 첫 글자가 FCB였다. 역사학자 개러스 글로버<sup>Gareth Glover</sup>는 병사들의 기록을 서로 참조해보았다. FCB에 정확하게 들어맞는 병사는 없었다. 하지만 하노버 왕가의 병사 한 명이 조지 3세 왕의 독일군 군단 소속으로 23세의 프리드리히 브란트<sup>Friedrich Brandt</sup>였고, FB라는 이름 첫 글자를 사용했다. 2015년에는 워털루 전쟁 200주년을 기리는 박물관이 건립되었다. 브란트의 유골이라 추정되는 뼈는 200년 전에 그의 목숨을 앗아간 머스킷 총알과 함께 전시되었다. 브란트의 유골은 워털루 전쟁에서 목숨을 잃은 사람들과 전쟁 이후 사람들에게 제공할 식품을 생산하는 산업 공정에서 희생된 사람들을 대표한다.

## 유해가 말해주는 것들

놀랍게도 브란트의 유골이 발견된 해에 잉글랜드의 국왕 리처드 3세의 만곡된 척추뼈도 또 다른 주차장 밑에서 발견되었다. (우리 마을의 폐허가 된 낡은 성 옆에도 주차장이 있다. 어두워졌을 때 그곳을 파봐야 할지도 모르겠다. 누군가의 뼈를 찾을 수 있을지 모르니까.) 고고학자들과 역사학자들은 19세기 유럽의 전쟁터에서처럼 중세의 전쟁터, 특히 장미전쟁 전쟁터에서 전사한 사람들의 유해를 찾으려고 했다. 15세기의 참혹했던 전투에서 국왕 헨리 6세의 랭커스터 군대는 곧 국왕이 될 에드워드 4세의 요크 군대와 맞부딪혔다. 이 전투에서 수천 명이 사망했지만 그들의 유골을 찾기는 쉽지 않았다. 1461년 영국 역사상 가장 잔혹한 전쟁이 벌어졌던 요크 근처의 타우턴Towton에서 랭커스터 군대는 요크 군대에 패해 도망쳤으나 끝까지 추격당했다. 붙잡힌 이들의 최후는 현재 우리 앞에 드러난 유골을 통해 들여다볼 수 있었다.

1996년 건설 인부들이 신축 건물의 토대를 세우려고 땅을 파다가 30구가 넘는 유해가 묻힌 합장 묘지를 발견했다. 타우턴 전투에서 사망한 사람들의 유해였다. 이들이 마지막으로 저항한 이후 600년이 넘는 세월이 흐른 후에야 유해가 발견된 것이었다. 이 시기에는 엑스레이와 방사성 탄소 연대 측정법이 개발됐고, 인체에 관한 지식이 크게 발달했다. 타우턴 전투에서 사망한 사람들의 유해는 그들이 정확하게 어떻게 죽음을 맞이했는지를 알려주었다. 지독한 상처를 입었다는 사실이 드러났다. 얼굴뼈 절단과 도끼에 찍혀서 머리에 난 구멍, 함몰된 머리뼈는 그들이 처형당했음을 시사했다. 폭발물과 화약 때문에 갈기갈기 찢긴 게 아니었다. 근거리에서 손에 쥘 수 있는 무기에 당한 상처였다. 그게 바로 상처의 양상에서 알아낸 놀라운 사실이다. 그들은 상대의 흰자위를 볼 수 있을 정도로 가까운 거리에서 공격당했다. 또한 그들이 얼마나 젊고 건장한 나이에 죽었는지도 밝혀주었다. 그들은 어린 소년이었을 때부터 전투 훈련을 받은 게 분명했다. 최후의 전투를 치르기 몇 년 전에 이미 끔찍한 상처를 입었다가 회복된 상태였다.

전쟁터에서 유골 전체가 온전하게 발견된 경우는 거의 없었다. 1483년에 국왕 리처드 3세가 합장 묘지와 근처 교회의 축성 받은 대지에서 모든 유해를 제거하라고 지시하고 그 비용도 지급했기 때문이었다. 역사학자들에게는 다행스럽게도 그 작업이 철저하게 진행되지 않아서 유해 일부를 발견할 수 있었다.

고고학자 팀 서더랜드Tim Sutherland는 긴 뼈와 머리뼈가 제거되어도 발과 손은 종종 처음 매장된 자리에 남는다고 했다. 그렇다면 리처드 3세의 지시를 받았던 사람들이 1483년에 타우턴 전쟁터로 돌아가 무덤을 팠을 때 긴 뼈는 쉽게 파냈지만 그보다 훨씬 작은 몇몇 결합조직은 여전히 그곳에 남아서 작은 뼈들을 이어주었다고 짐작할 수 있다. 그런 뼈를 수집하는 일은 전혀 즐겁지 않다. 그나마 교회 무덤에 묻힌 뼈는 어느 정도 위엄을 되찾은 편이다. 뼈는 부패 속도가 느려서 더욱 많이 찾아낼 수 있다. 한때 살아 숨 쉬는 인간이었던 유골을 어떻게 정중하게 대할 것인가에 대해 깊이 고민해볼 필요가 있다.

# 27

# 책의 장정이 된
## 윌리엄 버크의
### 피부

에든버러 왕립학회 회원FRSE 녹스 박사Dr. Knox는 11월 4일 화요일 11시
에 인체의 해부학과 생리학에 관한 연례 강연을 시작할 예정이다.
…… 해부용 시신은 충분히 공급할 수 있게 준비해두었다.

　　1828년에 에든버러의 대학교 주변에 붙어 있던 강연 포스터
였다. 전직 군의관이었던 녹스Knox 박사의 해부학 강의는 매우 성
공적이어서 하루에 두 번씩이나 해야 할 정도로 인기를 끌었다.
녹스 박사는 항상 해부 실습용 시신을 충분히 제공받을 수 있었

고, 그게 큰 도움이 되었다. 그런데 그 모든 시체는 과연 어디서 흘러들어 온 것일까?


## 시신의 출처를 둘러싼 미스터리

외과의는 교수형 당한 죄수들을 해부대에 올리고 가열 용기에 넣을 재료로 사용해도 좋다는 허락을 받았다. 하지만 교수대에서 공급받는 시신만으로는 턱없이 부족해 녹스 박사가 쓰기에도 충분하지 않았다. 녹스 박사는 다른 공급자한테서 시신을 구해야 했다. 시체 도굴자는 갓 사망한 시신을 파내기 위해 어둠을 틈타 활동했다. 녹스는 상태가 좋은 시신은 값을 잘 치러주었다. 특히 상태 좋은 시신을 가져다주었던 버크Burke와 헤어Hare라는 두 남자에게 시신의 출처를 묻지도 않고 돈을 두둑하게 챙겨주었다. 시체 도굴꾼 이야기가 나오면 누구나 윌리엄 버크와 윌리엄 헤어를 떠올렸다. 사실 버크와 헤어는 시체 도굴꾼이 아니었고, 죽음의 중간 상인을 거치지도 않았다. 검은색 로브를 걸치고 낫을 휘두르는 해골 같은 사람을 중간 상인이라고 부른다면 말이다. 사실 버크와 헤어는 살인자였다.

두 사람이 처음부터 살인하려 했던 건 아니었다. 두 사람은 운하 건설 현장에서 인부로 일하다가 만나 술친구가 되었다. 버크는 헤어의 아내가 소유한 에든버러의 하숙집에서 지냈다. 헤어의 하숙집에는 나이 든 군인도 묵고 있었다. 몸이 아픈 군인이었는데 몸 상태가 너무 안 좋아서 얼마 지나지 않아 사망했다. 결국 헤어에게는 처리해야 하는 시신 한 구와 죽은 남자가 내지 못했던 하숙비 4파운드라는 빚이 남았다. 헤어는 친구 윌리엄 버크를 찾아가 어떻게 해야 할지 물었다. 버크는 시체 도둑이 해부학자한테서 돈을 받는다는 사실을 익히 들어 알고 있었다. 법 집행자가 아니라 의료인에게 시체 처리를 맡기는 게 돈이 쌓이는 비결이었다.

의과대학에서는 시신의 출처도 묻지 않은 채 포상금을 주고 감사하게 시신을 받았다. 심지어는 버크와 헤어에게 갑자기 사망하는 사람이 근처에 더 있다면 기꺼이 처리를 도와주겠다고 했다. 버크와 헤어는 조금 두둑해진 주머니를 두드리며 술을 마시러 가서 계획을 세웠다. 급사는 자주 일어나는 일이 아니다. 결국 버크와 헤어는 그들의 바람처럼 하숙집에서 노인이 그냥 털썩 쓰러져 죽지 않으면 그런 일이 일어나게 도와주었다. 그들은 10파운드를 벌었다. 그렇게 열여섯 명을 죽였다. 그들은 취약하고 불리한 위치에 있는 사람들, 즉 실종되더라도 눈에 띄지 않을 가능성이 있는 노숙자를 선택했다. 버크와 헤어는 먼저 노숙자에게 술을 자꾸 권했다. 그러다 둘 중 한 명이 희생자를 찍어 눌러 움직이지 못하게 하면, 다른 한 명이 큼직한 두 손으로 희생자의 입을 막고 코를 잡았다. 이 과정은 버크식 질식 절차가 되었다. 노인, 가난한 사람들, 그리고 병약한 사람들은 손쉽게 표적이 되었다. 이들은 실종돼도 찾는 사람이 거의 없었다.

국가에서도 의료인에게 범죄자의 시신을 제공했다. 당시 교수형은 아주 많은 범죄에 언도되는 흔한 처벌이었기 때문에 살인범에게는 더욱 충격적인 추가 처벌이 내려졌다. 실제로 부활의 날을 맞이할 때 온전하지 못한 몸으로 조물주를 만나고 싶은 사람은 아무도 없다. 그래서 해부는 가혹한 처벌로 인식되었다. 몸이 절단되는 건 악몽이었다. 사람들은 자기 시신을 도굴당할까 봐 두려워서 도굴꾼을 막을 다른 방법을 찾아냈다. 묘지를 감시하는 감시탑을 세워 감시원을 배치했고, 해부학자가 사용하지 못하게 부패할 때까지 시신을 시체 안치소에 보관하고 문단속했다. 시신 도굴을 방해하고 막으려고 무덤에 강철 우리를 설치하기도 했다. 결국 시신을 도둑질하기가 점점 어려워지자 버크와 헤어의 해결책은 해부학자에게도, 두 사람의 주머니 사정에도 크게 도움이 되었다.

버크와 헤어는 새끼 양이든 다 자란 양이든 훔치면 똑같이 교수형이라는 생각에 대담하게 살인을 저질렀고 시체 수는 점점 늘어났다. 심지어는 가족까지 죽였다. 버크는 아내 헬렌 맥두걸 Helen McDougal의 사촌 앤Anne을 죽여서 시신을 해부학자에게 팔았다. 내반족(內反足, 발목 관절의 이상으로 발목 밑이 굽어 발바닥이 안쪽으로 향하게 된 발. 섰을 때 발바닥의 바깥쪽만이 지면에 닿는다-옮긴이)으로 지역 학생들 사이에서 유명한 대프트 제이미Daft Jamie라는 젊은 거리 공연자가 있었다. 버크와 헤어는 제이미에게 술을 먹이고 질식시켜 죽였다. 시신이 대학교에 도착했을 때 녹스는 시신의 발을 보고 제이미를 알아보았다. 그 즉시 제이미의 정체를 숨기려고 시신의 발과 머리를 해부했다. 버크와 헤어는 너무 위험한 짓을 저질렀다. 결국 버크식으로 질식사한 시체가 하숙집에서 발견되면서 체포되었다.

버크는 영리한 주동자로 지목당했지만 헤어는 버크를 배신하는 대가로 기소를 면제받았다. 헤어가 오랜 친구 버크에게 불리한 증언을 했고, 버크는 살인으로 유죄 판결을 받았다. 급기야는 사형에 더해 공개 해부를 선고받았다. 버크의 유해를 보존해서 의과대학에 보관하라는 명령도 떨어졌다.

1월 28일, 2만 5천여 명이 윌리엄 버크의 처형식을 보려고 몰려들었다. 밧줄 끝에 매달려 짧지만 격하게 몸부림쳤던 버크는 해부대로 올려졌다. 해부 관람용 표는 매진되었고, 해부실에 다 들어가지 못할 정도로 많은 사람이 몰려들어서 폭동이 일어났다. 에든버러 의과대학의 알렉산더 먼로Alexander Munro는 살인자의 시신을 해부하면서 펜을 피에 적셔서 이런 기록을 남겼다.

이것은 윌리엄 버크의 피로 쓴 글이다.


로버트 녹스 박사는 기소당하지 않았다. 추가 조사를 하면 녹스도 범인으로 지목될 상황이었으니 헤어의 증언이 녹스에게 도움이 된 게 분명했다.

## 버크의 피부로 만든 책 표지

그로부터 거의 200년이 지난 후, 판결문에 명시된 대로 버크의 보존된 유해는 여전히 에든버러 의과대학에 전시되어 있다. 서전스홀 박물관Surgeon's hall Museum 방문객들에게 가장 큰 놀라움을 선사해주는 물건은 버크의 보존된 피부다. 그의 살인 행각을 기록한 책을 장정한 재료가 바로 버크의 피부였다. 책 표지가 된 피부는 특정한 방법으로 보존하지 않으면 금세 냄새가 나고, 초록색으로 변하며, 책에서 떨어져 나간다. 버크의 피부를 오늘날 우리가 보는 그 상태로 보존하려면 무두질해야 한다.

무두질 과정은 피부를 구성하는 단백질을 영구적으로 바꿔놓는다. 그러면 피부가 질겨져서 빨리 부패하지 않는다. 무두질 첫 단계는 소금 또는 소금 용액에 절여 보존하는 것으로 시작된다. 그다음에는 석회에 담그거나 연마제를 사용해 피부 표본에서 버크의 털을 제거한다. 다양한 염제와 산성을 사용해서 pH를 바꾼다. 그러고 나서 오래가는 유용한 가죽을 만들기 위해 피부를 절였다가 중화한다. 이후에는 가죽을 말아놓거나 가죽에 왁스를 칠할 수 있다. 무두질 공장 일꾼들은 사람 피부를 가공했다는 사실을 알았을까? 대체 어떤 사람의 피부를 가공했는지도 알았을까? 가공한 버크의 피부 가죽은 잡아당겨서 바느질해 책을 장정하는 데 사용했다. 버크의 피부로 책을 장정하는 것은 시간과 노력이 요구되는 의도적인 처벌이었다. 외과의가 버크의 피로 글을 쓴 것처럼 즉흥적인 행동이 아니었다.

버크의 피부가 책 장정에 사용된 유일한 범죄자의 피부는 아니었다. 사실 사람 피부로 책을 장정하는 관습은 '인피 제본술 anthropodermic bibliopegy'이라는 명칭까지 붙어 있다. 손으로 만져보고 눈으로 보거나 냄새를 맡아서 인피 장정 도서를 알아내기는 어렵다. 필라델피아 의과대학의 무터 박물관Mutter Museum 팀인 인피 도서 프로젝트Anthropodermic Book Project는 인피로 장정했다는 도서관과 박물관 소장 도서를 조사했다. 지금까지 총 31권의 책을 조사해서 그중 8권만 인피로 장정됐다고 판단했다. 인간 가죽을 식별하는 과정은 일반적으로 주관적인 절차로, 주로 털의 모낭 패턴을 확인한다. 이 모낭 패턴은 종(種)마다 구별될 수 있다. DNA 증거를 사용할 수도 있지만 무두질 과정에서 유용한 DNA가 파괴됐을 가능성이 크다. 필라델피아 팀은 DNA를 사용하기보다는 책 장정에 사용된 인피를 객관적으로 확인하기 위해서 현미경으로 다른 단백질이 남아 있는지 찾아보았다. 이러한 과정을 일컬어 펩티드 질량 지문 추적법peptide mass fingerprinting이라고 한다.

존 허우드John Horwood는 윌리엄 버크만큼 악명 높은 살인범은 아니었다. 하지만 허우드의 시신도 1821년에 버크의 시신과 같은 운명을 맞았다. 존 허우드는 석탄 광부의 아들로 태어나 잉글랜드의 브리스톨에서 살인죄를 선고받아 처형당했다. 허우드는 잠깐 사귀었던 여자와 헤어지고 나서도 여자를 계속 괴롭혔다. 그게 항상 효과가 있기 때문이었다. 어느 날 허우드는 다른 남자와 함께 있는 엘리자를 보고는 돌을 던졌다. 돌은 엘리자의 관자놀이에 명중했다. 처음에 엘리자는 괜찮아 보였는데 나중에 알고 보니 함몰골절이 발생한 상태였다. 엘리자는 병원에 입원했지만 열이 났다. 게다가 상처에 감염이 발생해 외과의는 압력을 줄이고 고름을 제거하기 위해 머리뼈에 구멍을 뚫어야 했다. 나중에 분석해보니 엘리자는 머리뼈에 구멍을 뚫는 수술 때문에 사망했을 수도 있었다. 하지만 처음에 엘리자에게 돌을 던진 사람은 허우드였다. 허우드는 교수형에 처해져 사망한 후에 해부당했고, 허우드의 유골은 본인의 피부로 장정한 자신의 범죄 기록과 함께 200년 넘게 전시되었다. 외과의의 집에 잠시 머물렀던 허우드의 유골은 브리스톨대학교로 옮겨져, 유죄 판결을 받은 범죄자라는 표시인 올가미를 목에 건 채로 진열장에 매달려 있다. 허우드의 유골은 형벌의 증거로 보관되고 있다.

가장 유명한 인피 장정 도서는 아마도 홀바인Holbein의 『죽음의 춤Dance of Death, Danse Macabr』일 것이다. 주제를 고려할 때 적절하게 느껴진다. 프랑스 혁명 당시, 파리 외곽에 엄청나게 많은 시신을 처리하기 위해 인피 공장이 세워졌다는 소문이 돌았다. 그게 사실이었다면 참수당한 프랑스 귀족의 피부로 장정한 책이 더욱 많았을 것이다.

# 28

# 일란성 쌍둥이 형제
# 리처드와 로널드의
# 신장

처음에는 스테이크와 신장(腎臟) 파이 이야기로 이 꼭지를 열어볼까 생각했다. 하지만 간을 씹어 먹는 이야기로 모두의 비위를 이미 건드려놨기 때문에 여기서는 바로 본론으로 들어가겠다.

신장은 피를 걸러내는 한 쌍의 장기다. 이렇게도 설명할 수 있지만 사실 신장은 그보다 훨씬 복잡한 기관이다. 신장은 훨씬 작은 물질은 통과시키고 좀 큰 물질은 걸러내는 단순한 체처럼 기능을 하는 게 아니다. 그보다 훨씬 정교하고, 감히 말하건대 더욱 흥미롭다고 말할 수 있다. 또한 체내의 체액 수준도 조절한다.

신장으로 흘러간 혈액은 사구체로 들어간다. 사구체는 막을 통해 혈액에서 분자를 걸러내는 신장의 기능 단위다. 분자는 막 안팎의 서로 다른 분자 농도에 따라서 막을 통과한다. 농도가 높은 쪽에서 낮은 쪽으로 움직인다. 염분 수준은 신중하게 통제된다. 이 초기 단계에서 제거된 염분은 필요하다면 다시 혈액 속으로 돌려놓을 수 있다. 폐기물은 수뇨관이라는 관을 통해 방광으로 보내져 소변이 된다. 호르몬은 순간순간의 신체 요구에 따라서 염분의 이동을 통제하고, 보유하거나 배출하는 수분의 양을 조절한다.

신장은 복막 뒤쪽인 복부 뒤편에 있고, 외상으로 손상되기 쉽다. 럭비 경기장에서나 킥복싱을 하다가 신장 하나가 손상되더라도 남은 신장이 업무를 인계받아 수행한다.

그리스인과 로마인은 많은 질환을 알고 있었지만 이해하기 어려운 신장 질환은 제대로 파악할 수 없었다. 흔히 신장 질환과 관련이 있는 부기나 부종은 간이 나빠서 생긴다고 생각했지만 신장 기능 이상일 가능성이 훨씬 컸다. 오랫동안 수종(水腫)으로 알려진 부종은 신장 질환 증상이 아니라 단독 질환으로 여겨졌다. 1827년에는 내과의 리처드 브라이트Richard Bright가 신장 실질(신장에서 소변을 만들어내는 세포가 모여 있는 부분-옮긴이) 질환인 급성 신염과 만성 신염을 설명했고, 마침내 신장 문제의 근본 원인을 정확하게 밝혀냈다.

# 마르틴 루터가 겪은 신장결석으로 인한 통증

　브라이트가 신장 질환을 규명해내기 300년 전인 16세기에 한 목사가 이 병으로 극심한 통증을 겪었다. 독일 신학자 마르틴 루터(Martin Luther, 1483~1546)는 종교개혁에서 두각을 드러낸 유명 인사였다. 로마 가톨릭교회의 방종을 비판했고, 뭔가 행동해야 한다고 주장하는 95개조 반박문을 내놓았다. 마르틴 루터는 철학 저서 외에도 자신의 불편한 신장 문제에 관한 글도 자주 썼다. 결석으로 손상된 장기 때문에 소변을 보기 힘들었다. 여과되지 못한 물질이 루터의 혈액에 쌓이면 부기가 생기거나 달갑지 않은 근육 수축을 일으키는 전해질 불균형 같은 더욱 심각한 문제도 발생했다. 이런 문제가 심장 근육 내에서 발생하면 더욱 걱정스러운 사태가 벌어진다. 혈중 칼륨 수치가 너무 높아져서 심장 근육이 경련하기 시작하면 문제가 생긴다.

　하나님의 분노가 질병으로 나타난다면 하나님은 루터에게 따질 게 꽤 있었던 모양이다. 루터는 무엇보다 메니에르병과 현기증, 백내장으로 고생했다. 이 밖에도 협심증과 관절염, 이염을 앓았고, 방광과 신장에 결석이 있어서 극심한 통증으로 고생했다. 루터는 죽음이 절로 떠오르는 통증이었다고 털어놓았다. 루터 내면의 종교적 믿음은 하나님께서 인생의 시련을 일깨워주려고 질병을 선사해주셨다고 믿었다. 하나같이 잊기 어려운 질병이었다.

　1537년 슈말칼덴 동맹Schmalkaldic League 집회에 참석한 루터는 극심한 신장결석 통증으로 쓰러졌다. 그 이후 아내에게 자신이 멀리 떠나 있던 동안 건강이 좋지 않았다고 불평했다.

"난 죽은 거나 다름없었어."

루터가 아내에게 한 말이었다. 많은 이들이 그의 회복을 위해 신에게 기도했고, 덕분에 그는 나았다고 전해진다. 하지만 더 현실적으로 보면, 아마도 결석이 빠져나간 결과일 것이다. 루터의 신장은 결석 때문에 손상되었다. 루터는 신장을 이식받을 수도 있었지만 신장 이식은 그때부터 400여 년이 지나서야 가능해진 치료법이었다. 루터는 95개 조 반박문 못지않게 자신의 신장 통증에 관한 글도 많이 썼다. 그 끝없는 고통 탓에 루터는 상당히 성질 나쁜 적대적인 사람으로 변했다.

요즘에는 마르틴 루터처럼 신장 질환에 걸리면 두 가지 치료 방법이 있다. 첫 번째는 투석이다. 인공적인 수단을 이용해 체내 노폐물을 제거하는 것이다. 투석 기계가 체내에서 혈액을 빼내 여과막에 넣었다가 다시 혈관으로 넣어준다. 이 과정 전후에 혈액 검사를 해서 요소와 전해액 수치를 계산한다. 혈액 상태를 표시해주는 색깔이 빨강에서 초록으로 변할 때 달라지는 수치를 확인할 수 있다. 이 과정은 신장 질환 환자에게는 마법처럼 느껴진다.

또 다른 치료법은 건강한 신장을 기증받아 이식하는 것이다. 신장 이식은 삶을 바꿔놓지만, 수혜자가 이식받은 장기를 받아들일 수 있도록 거부 반응 방지 약물을 투여해야 한다. 신장이 정상적으로 기능하게 되면 정기적으로 병원에 가서 몇 시간 동안 누워 투석 기계를 사용할 필요성이 줄어든다.


## 최초의 신장 이식 수술 성공

1954년 스물세 살의 미국인 리처드 J. 헤릭(Richard J. Herrick, 1931~1963)은 눈 주위가 심하게 부어오르고 아프다는 사실을 알아차렸다. 헤릭의 혈액에는 소변으로 배출되는 폐기물인 요소(urea, 오줌 속에 들어 있는 질소화합물)의 양이 예상보다 훨씬 많았다. 헤릭은 체내에 요소를 너무 많이 갖고 있어서 고생했다. 헤릭의 신장이 망가지고 있었다. 어쩌면 살날이 2년밖에 안 될지도 모른다는 이야기를 들었다. 몸 상태가 너무 안 좋아져서 제대로 걷지도 못했다. 헤릭의 형제 로널드Ronald는 헤릭의 의사에게 이렇게 말했다.

"의사 선생님, 도움이 된다면 제 신장을 헤릭에게 주겠습니다."

헤릭의 의사는 신장 이식 실험 결과가 좋지 않다는 사실을 알고 있었다. 수혜자의 신체가 기증자의 장기를 거부하는데 그 이유를 알 수 없었다. 수혜자의 면역체계는 새로운 장기를 이물질로 인식하고 면역세포에게 공격을 개시하고 신체를 보호하라고 지시했다. 낯선 사람보다는 친척한테서 기증받은 장기의 수명이 더 길다고 넌지시 알려져 있었다. 하지만 여기서 가장 놀라운 점은 헤릭과 로널드가 쌍둥이라는 사실이었다. 그것도 일란성 쌍생아였다. 그렇다면 효과가 있을지도 몰랐다.

새로운 신장을 다른 사람의 몸에 이식할 때는 혈관, 신경, 림프관 등을 어떻게 연결할 것인지와 같은 실제적인 의학적 문제들을 해결해야 했다. 외과의 조지프 머리Joseph Murray는 1954년 12월 크리스마스를 이틀 앞두고 장기 이식 수술에 처음으로 성공했다. 로널드는 쌍둥이 형제 헤릭에게 크리스마스 선물로 건강한 신장을 줬을 뿐만 아니라 목숨도 구해주었다. 헤릭과 로널드는 각각 정상적으로 기능하는 신장을 하나씩 가졌고, 두 사람 모두 살아남았다.

조지프 머리는 1990년에 노벨생리학·의학상을 받았다. 신장 이식은 수많은 생명을 구했다. 따라서 헤릭 형제들도 기억되어야 마땅하다. 비록 유명해지고 상을 받는 것은 의사들이지만, 환자들의 용감한 희생 없이는 그 어떤 것도 불가능하기 때문이다.

신장 이식 환자들은 이식을 받은 후에도 충분히 정상적인 삶을 살아갈 수 있다. 2019년, 미국에서는 신장 이식 수술이 사상 최고 기록인 24,273건이나 시행되었다. 식당에서 옆자리에 앉아 있는 사람이 사실 다른 누군가의 신장을 가지고 있을지도 모른다. 그 신장은 그의 혈액을 걸러주고 노폐물이 쌓이는 것을 막아주고 있을 것이다. 만약 그 신장이 없었다면, 그는 지금 살아 있지 않을 수도 있다. 다만, 스테이크와 신장 파이를 먹고 있지는 않을 가능성이 크다.

# 29 앨프레드 대왕을
죽음으로 내몬
창자

1620년에 의대생 존 모어John Moir는 창자에 관한 교수님의 말씀을 다음과 같이 기록했다.

> "창자는 크게 충격을 받지 않는 한 평정을 잃지 않는 어릿광대와
> 비슷하다."

앨프레드 대왕(Alfred the Great, 849~899)은 수많은 전투를 치렀지만 전장에서 죽지 않았다. 앨프레드 대왕을 죽음으로 내몬 주범

은 그의 창자였다. 앨프레드 대왕의 창자는 크나큰 충격을 받아 그를 죽음으로 내몰았다.

앨프레드 대왕은 웨스트 색슨족West Saxons과 앵글로 색슨족Anglo Saxons의 왕이었다. 영국 역대 국왕 중에서 대왕 칭호를 받은 두 명 가운데 한 명이었다. 복부 경련과 설사로 수년간 고생하다가 899년에 사망했다. 최근 몇 년간 의료진들은 앨프레드 대왕이 오늘날 많은 사람에게 잘 알려진 염증성 장 질환인 크론병Crohn's에 걸렸을 가능성이 있다고 추측했다. 크론병은 자가 면역 때문에 발생한다. 이유는 알 수 없지만 신체 자체의 면역체계 요소들이 장벽에 있는 뭔가를 이물질로 인지하고 침입자로 간주해 공격하기 시작한다. 그 여파는 나타났다 사라졌다 할 수 있어서 앨프레드는 어떤 때는 통증과 증상을 느끼지 못하다가도 또 어떤 때는 쇠약해졌다.

앨프레드는 영국 역사상 가장 위대한 왕으로 기억된다. 정치가로서 뛰어난 자질과 비전을 발휘해서 '대왕'이라는 칭호를 얻었다. 투쟁하고 승리했으며, 위대한 개혁을 추진했다. 하지만 시도 때도 없이 쥐어짜듯 아픈 배를 움켜잡고 화장실로 달려가 속을 비워야 했던 앨프레드의 기분은 '대왕'이라는 호칭이 무색하게 그다지 좋지 않았을 것이다. 크론병은 영양실조와 피로, 식욕부진과 체중 감소를 유발할 수 있는데, 어쩌면 앨프레드 대왕의 사망 원인이 됐는지도 모른다. 앨프레드 대왕은 50세나 51세에 사망했다.

## 앨프레드 대왕을 괴롭힌 창자

창자는 위에서 항문까지 이어지는 매우 길고 미끄러운 관이다. 음식물은 창자에서 소화되어 장벽을 통해 혈액으로 들어간다. 바로 이 내장에서 '직감<sup>gut feeling</sup>'이라는 본능적 감각이 생겨나는데, 이는 보기보다 생리적인 느낌이다. 현재 창자는 미주신경과 위장관 내 미생물군의 연결을 통해 뇌와 대화할 수 있다고 알려져 있다. 미시적 차원에서는 미세 돌기가 장관 내강에 튀어나와 있어서 표면적을 크게 넓혀 준다. 덕분에 영양소가 통과하는 장벽의 공간도 넓어지고, 수많은 박테리아가 서식하는 점액질의 따뜻하고 아늑한 공간도 생긴다. 이런 창자에는 크게 충격받았을 때 문제를 일으킬 수 있는 조직이 많다.

앨프레드 대왕의 창자에는 염증이 생기면서 통증과 출혈이 발생했고, 점액이 흘러나왔다. 이 모든 물질은 어딘가로 가야 했고, 유일한 출구는 엉덩이였다. 앨프레드 대왕의 웨일스 주교 애서<sup>Asser</sup>는 왕의 증상을 동시대 기록으로 남겼고, 현대 의학자들이 추론한 앨프레드 대왕의 병명은 크론병이나 치질이었다. 물론 앨프레드 대왕이 크론병과 치질 둘 다에 걸렸을 수도 있다. 크론병은 또한 루이 14세를 괴롭혔던 종기와 누공을 유발할 수도 있다. 모든 사람의 병력이 앨프레드 대왕과 루이 14세처럼 아주 사소한 사실까지 전부 다 기록으로 남아 있는 것은 아니다. 영국 국왕 헨리 5세도 장 질환으로 고생한 것 같지만 그에 관해서는 알려진 바가 별로 없다. 일명 전사(戰士) 왕이었던 헨리 5세가 엉덩이 질환과 연관되는 일이 없도록 하려는 게 그 목적이었다.

앨프레드의 손자 이드리드<sup>Eadred</sup>도 비슷한 질병을 앓았던 것 같다. 그는 수년간 위장 질환으로 고생했다. 때로는 경련성 복통과 설사에 시달리느라 며칠 또는 몇 주 동안 자기 방에 갇혀 지냈다. 실내 화장실이 있었다면 편리하게 사용할 수 있었을 텐데 말이다.

크론병은 마이코박테리움 아비움 파라투베르쿨로시스<sup>MAP</sup> 감염으로 발생할 수 있다고 한다. 보통 소장과 대장에 종종 부분적으로 영향을 미친다. 그로 인해 내장과 다른 장기 사이에 누공이 발생할 수 있다. 장 천공이나 대장암도 크론병과 관련이 있을 수 있다. 그런데 10세기에는 오늘날처럼 합병증을 이겨낼 수 있게 도와주는 항생제나 집중 치료가 없었다.

의사들은 앨프레드가 다른 질환에 걸렸을 가능성도 고려했다. 예를 들자면 몇백 년 후 우드스톡<sup>Woodstock</sup>의 흑태자 에드워드<sup>Edward</sup>를 죽음으로 몰아넣었을지도 모르는 아메바성 이질이 있다. 하지만 앨프레드의 손자는 유전적 요인 때문에 고통받은 것 같다. 원인이 무엇이든 간에 앨프레드는 통증과 설사로 고생하면서도 놀라울 정도로 훌륭한 업적을 달성한 왕이었다.

장벽은 상피세포로 이루어져 있다. 이러한 보호 세포는 빠르게 재생되고 무엇을 혈액으로 전달할지를 신속하게 결정한다. 마이크로바이옴이라는 수많은 미생물도 다양한 박테리아와 함께 장내에 살고 있다. 우리가 먹는 음식은 마이크로바이옴에 영향을 미쳐 박테리아 수를 늘리거나 줄인다. 후성유전학 연구 분야는 다양한 장 환경의 유전자 발현 패턴을 연구한다. 장내 미생물군이 신체와 정신에 어떤 식으로 영향을 미치는지에 관한 지식은 아직 초기 단계에 머물러 있다. 앨프레드 대왕이 장벽 문제로 고생한 지 1000년이 넘었지만, 장내에서 실제로 무슨 일이 일어나는지는 아직도 확실하게 밝혀지지 않았다. 누군가는 장내 미생물군 그 자체를 중요 장기로 간주해야 한다고 말할지도 모른다.


## 중세 시대 잔인한 형벌, 내장 끄집어내기


중세 영국에서는 창자를 중요한 장기로 여겼는데, 스코틀랜드인 반역자 윌리엄 월리스(William Wallace, 1270~1305)의 목을 매달고 내장을 꺼내고 사지를 찢었던 잔인한 처형 방식에서도 장을 특별히 다루었다는 점을 알 수 있다.

월리스는 13세기 후반에 스코틀랜드의 지도자였고, 지금은 영화 〈브레이브 하트Braveheart〉 덕분에 많은 사람에게 알려져 있다. (재미있는 점은 '브레이브 하트'라는 이름이 사실 월리스가 아닌 로버트 1세를 가리킨다는 점이다. 앞서 언급했듯이 로버트 더 브루스의 심장은 스페인의 무어인들을 향해 던져졌다.) 월리스는 제1차 스코틀랜드 독립 전쟁에 참전했던 기사였다. 스털링 브리지Stirling bridge 전투에서는 함께 도착한 군인의 수가 훨씬 적었는데도 에드워드 1세의 영국 군대와 싸웠다. 그는 스코틀랜드의 영웅이 되었고, 에드워드는 기분이 좋지 않았다. 월리스는 붙잡혔고 1305년에 반역자로 사형을 선고받았다.

오늘날 스미스필드Smithfield에서 고기를 사고팔며 장사하는 런던 사람들은 월리스의 추모비 아래를 걸어 다니면서도 아무런 관심 없이 지나칠지도 모른다. 반면 스코틀랜드 사람들은 지금도 700년 전의 조국 사람을 추모하기 위해 헤더 꽃과 스코틀랜드의 상징물을 그곳에 남겨둔다.

윌리엄 윌리스는 교수형 당한 뒤 여기저기 끌려다니고 갈가리 찢겼다. 영국에 대항할 배짱이 있는 인물이었기에 영국은 그에 대한 보답으로 그의 눈앞에서 내장을 꺼냈다.

교수형 당하고, 끌려다니고, 사지가 찢기는 일은 나열 순서대로 일어나지 않았다. 제일 먼저 윌리스는 땅에 끌려다녔다. 원래는 사형수를 말 두 마리에 묶어 끌고 다녔지만, 너무 일찍 죽는 일이 잦자 나중에는 수레를 사용했다. 이때 사형수는 구경꾼들의 눈을 쳐다볼 자격이 없는 사람이라서 엎드린 자세로 끌려다녔다. 처형 장소에서는 사형수를 '하늘과 땅 사이의 공간'으로 높이 들어 올렸다. 사형수는 하늘과 땅, 그 어느 곳도 차지할 가치가 없기 때문이었다. 목에 밧줄이 걸린 사형수는 죽기 직전까지 한동안 매달려 있다가 교수형을 당했다. 생식기는 칼로 잘려 나갔다. 반역자는 똑같이 반역의 길을 걸을 가능성이 큰 자손을 낳을 자격이 없다는 의미에서 생식기를 제거당했다. 어차피 자손

고흐의 귀, 퀴리의 골수

을 낳기에는 너무 늦은 상황이었을지도 모르지만 말이다.

반짝이는 칼날이 떨어져 내리면서 흉골에서 복부를 따라 깊숙한 자상이 생겼다. 피가 쏟아져 나오면서 내장도 밖으로 튀어나왔다. 내장은 장 깊은 곳에 도사린 범법 행위를 상징했다. 사형집행인은 창자 위쪽에 혈관이 극히 많이 분포된 덮개인 그물막momentum을 잘라냈고, 다음에는 소장과 대장, 위 등 도려낼 수 있는 건 전부 다 도려냈다. 바로 이 과정에서 죽어가는 사람이 최후의 식사를 한 증거가 나왔을 것이다. 에드워드 1세가 스코틀랜드인 포로를 배불리 먹였다고 상상하기는 어렵지만 말이다. 도려낸 내장은 희생자와 고함치는 구경꾼들 앞에서 불태워졌다. 끔찍한 내장에 불을 붙여본 적이 있는가? 당연히 해본 적 없겠지만, 불길이 거세지 않는 한 그게 쉬운 일이 아니라는 사실은 상상하기 어렵지 않다. 사람 내장을 태우는 냄새가 스미스필드를 가로질러 구경꾼들에게 널리 퍼져 나갔을 것이다.

창자를 꺼내는 것으로도 모자라, 이어서 죄악이 싹튼 심장과 머리가 제거되었다. 남은 신체 부위는 절단해서 사람들 앞에 내걸거나 스코틀랜드 전 지역으로 보냈다. 국왕의 심기를 거스르는 위험한 짓을 하지 말라는 섬뜩한 경고였다. 윌리스의 다리와 팔은 스코틀랜드 사람들에게 경고하기 위해 북쪽의 퍼스와 스털링, 버윅, 뉴캐슬로 보내졌다. 하지만 윌리스의 창자는 그곳에 도착하지 못했다. 1300년대의 도로 환경을 고려했을 때 가는 도중에 부패했을 것이다.

# 30 만천하에 공개된 나폴레옹의 음경

나폴레옹 보나파르트(Napoleon Bonaparte, 1769~1821)의 부풀어 오른 시신이 차가운 영안실에 놓여 있었다. 신체 말단 부위가 변색했고, 썩은 냄새가 짙게 감돌았다. 황제의 마지막 나날은 고통과 슬픔으로 얼룩졌다. 나폴레옹은 프랑스에서 멀리 떨어진 유배지인 외딴섬 세인트 헬레나St. Helena에서 사망했다. 나폴레옹 황제가 없어도 유럽은 계속 앞으로 나아갔다. 1821년 5월은 나폴레옹이 사망한 달이었다. 나폴레옹은 곧 매장될 예정이었지만, 시신 전부가 도착하지는 않았다.

**고흐의 귀, 퀴리의 골수**

나폴레옹은 수년간 유럽을 짓밟고 날뛰다가 1815년 워털루 전투에서 웰링턴Wellington의 연합군에 패했을 때 이미 건강이 나빠진 상태였다. 출혈과 복부 통증에 시달렸는데 섬으로 유배되었을 때 건강은 더욱 악화되었다.

나폴레옹 황제의 시신에 대한 부검은 16명이나 되는 참관인이 지켜보는 가운데 이루어졌다. 참관인들은 모두 나폴레옹이 위암으로 사망한 아버지와 똑같은 질병에 걸렸다는 사실에 동의했다. 하지만 죽기 전에 나폴레옹의 생각은 달랐다. 당연히 자신이 독에 중독됐다고 믿었다. 적도 많고, 병증도 많았으니 그렇게 믿을 만했다. 복통과 두통, 어지럼증, 욕지기, 구토, 사지 약화는 모두 비소 때문일 수 있었다. 밤새 나폴레옹을 괴롭혔던 발열과 식은땀의 원인도 마찬가지였다. 나폴레옹은 어떤 때는 설사에, 또 어떤 때는 변비에 시달렸다. 영국인 포획자들의 손아귀에 떨어졌던 터라 나폴레옹은 영국인들이 자신을 독살할지도 모른다고 의심했다.

비소는 조지아 왕조 사람들이 집에서 사용하는 많은 일상적인 용품과 의약품에 들어 있어서 나폴레옹이 자기도 모르게 중독됐을 수 있다. 나폴레옹의 몸 상태가 이미 좋지 않았다면 독극물로 인해 더욱 나빠져서 증상이 악화하고 치료도 더뎌졌을 것이다. 살인이었다는 비난은 당시에도 있었고, 오늘날에도 이어지고 있다. 오랜 세월 동안 나폴레옹의 사망 원인을 밝히려 했던 사람이 무척 많았다. 어떤 사람들은 영국이 포로를 죽였다고 믿었다. 나폴레옹의 사망 원인이 무엇이었든, 1821년 5월에 나폴레옹은 매장되어야 하는 또 다른 부패한 시신에 불과했다.

이후에 나폴레옹 주치의가 저질렀던 짓은 타당한 이유로 설명할 수 없는 행동이었다. 의사 프랑수아 안토마르치François Antommarchi는 부검할 때 많은 사람에게 둘러싸였음에도 다시 칼을 집어 들더니 나폴레옹의 음경을 잘라내 몰래 숨겼다. 나폴레옹한테서 무능하다는 소리를 듣고 화가 난 신부가 프랑수아에게 뇌물을 주고 나폴레옹의 음경을 잘라달라고 했다는 이야기가 있었다. 이 복수는 나폴레옹의 몸이 차갑게 식었을 때 이루어졌다. 이 버전의 이야기에서 신부는 나폴레옹의 음경을 손에 넣은 뒤 섬 밖으로 밀반출했고, 나폴레옹은 현재 가장 유명해진 신체 부위 없이 무덤으로 들어갔다. 후대를 위해서라면 전 황제의 어떤 신체 부위를 훔칠 것인가? 한때 그 모든 군사적 전술로 가득 찼던 그의 뇌를 가져갈 것인가, 아니면 한때 프랑스를 위해 뛰었던 그의 심장? 아니, 둘 다 아니다. 확실하게 그의 음경을 훔쳐야 한다.


## 도난당한 나폴레옹의 성기

음경은 단순히 해면체 조직과 신경, 풍부한 혈액 공급으로 이루어진 기관 그 이상의 분명한 상징적 의미를 지닌다. 나폴레옹의 음경은 위키피디아에서 한 페이지를 차지하고 있다. 이 글을 쓸 당시에는 성격이 예민한 누군가가 그 페이지를 삭제하려고 (논의 중이었다)했다.

신부는 새로 얻은 나폴레옹의 음경을 자기 고향인 코르시카로 가져갔다. 거기서 그 음경은 바다를 건너 잉글랜드로 갔고, 처음에는 도널드 하이드Donald Hyde의 소유가 됐다가 존 플레밍John Fleming에게 넘어갔다. 두 사람 모두 나폴레옹의 음경에 지나칠 정도로 관심이 많았다. 아니 그보다는 음경으로 무엇을 얻어낼 수 있는지에 관심이 많았다. 런던의 서적 판매업체 매그스 브로스Maggs Bros Ltd는 나폴레옹의 음경을 '미라화된 힘줄'로 표현했다. 이 설명은 효과가 있었다. 나폴레옹의 음경이 경매 품목으로 나와 낙찰되었고, '경매장의 공포The Terror of the Auction Room'로도 알려진 미국인 수집가 로젠바흐A. S. W. Rosenbach가 나폴레옹의 음경을 차지했다. 그는 이 유물을 필라델피아로 가져갔다.

로젠바흐는 미국골동품협회 회원이었고, 1927년에 뉴욕에서 나폴레옹의 음경을 전시했다. 이 전시회 소식을 들은《타임》의 한 기자는 가장 좋아하는 공책을 들고 프랑스 미술 박물관Museum of French Art으로 향했다. 그는 100년 된 음경을 볼 수 있다는 생각에 흥분했지만, 그 감정은 오래가지 못했다. 기자는 절단된 부속기관인 음경을 보고도 깊은 인상을 전혀 받지 못했고, 그것을 '혹사당한 사슴 가죽 구두끈 조각'이었다고 평가했다. 기자가 무엇을 기대했는지는 확실하지 않다. 어쨌든 그것은 유럽을 (한동안) 정복했던 악명 높은 지도자의 가장 남성미 넘치는 신체 일부를 보여주는 장엄한 모습이 아니었다. 오히려 워털루에서 패하고 멀리 떨어진 섬에서 유배 중에 사망한 한 남자의 뭔지 알아보기도 힘든 쪼그라든 유물에 불과했다. 사이즈 대회에서도 우승하지 못할 물건이었다. 하지만 《타임》에 실린 혹평 한 줄이 음경의 거센 기세를 끝장내지는 못했다. 이후에 존 K. 래티머John K. Lattimer라는 저명한 비뇨기과 의사가 3천 달러에 나폴레옹의 음경을 구매했다. 그의 계획은 그것을 구경거리가 되지 못하게 대중의 시야에서 제거하고, 나폴레옹을 더욱 깊이 추모하려는 것이었다. 현재 나폴레옹의 음경은 뉴저지에 있는 한 가정의 어두운 지하실 여행 가방 속 상자 안에 들어 있다.

2007년 래티머가 사망했을 때 나폴레옹의 음경은 그의 딸 이반 래티머Evan Lattimer에게 넘어갔다. 그녀는 그것을 열쇠로 잠가두고 사진이나 동영상 촬영을 일절 허용하지 않고 있다. 덕분에 약간의 사생활은 보장되지만 나폴레옹의 음경에 대해 떠들어대는 이야기까지 막지는 못한다. 이반은 아버지가 나폴레옹의 음경을 검사했다고 말했다. 비뇨기 의사들은 비뇨생식관 치료 전문가다. 진짜 음경이 어떻게 생겼는지 아는 사람이 있다면 그는 비뇨기과 의사일 것이다. 래티머는 나폴레옹의 음경이 진짜인지 가짜인지 확인하려고 엑스레이로 촬영했다. 촬영 결과, 진짜 음경이었다. 하지만 그 음경이 나폴레옹의 것인지는 엑스레이 촬영만으로 알 수 없었다. 쪼그라든 작은 물건은 딱히 음경처럼 보이지는 않았지만 그래도 음경이었다.

## 비뇨기과 의사 래티머의 음산한 수집품

처음에는 처음에는 한 비뇨기과 의사가 이런 일을 했다는 것이 매우 고귀한 행동처럼 보였다. 래티머는 단순히 그것을 서커스의 전시물처럼 구경하는 것이 아니라, 진정한 학문적 관심을 가지고 있었던 듯했다. 그러나 래티머 박사와 그의 수집품에 대해 더 알게 되면서 생각이 달라졌다. 비뇨기과 의사인 래티머에게 나폴레옹 보나파르트의 음경은 분명 가장 값진 소장품이었겠지만, 그의 컬렉션에는 이보다 훨씬 더 기괴한 역사적 유물들이 포함되어 있었다.

그의 선반 위에 놓인 섬뜩한 물건 중에는 미국 대통령 에이브러햄 링컨Abraham Lincoln의 피 묻은 옷도 있었다. 1865년 암살자의 총알이 링컨의 가슴을 관통했을 때 피가 옷에 스며들었고, 래티머는 그 옷의 옷깃을 갖고 있었다. 그 옷을 세탁할 생각은 없었다.

래티머 박사는 링컨의 죽음과 그를 암살한 총탄의 탄도학을 주제로 저서를 출판했다. 존 F. 케네디의 가족은 래티머 박사에게 암살된 지 얼마 안 된 케네디 대통령의 부검 보고서를 내밀며 링컨 대통령 살인 사건과 똑같은 방식으로 분석해달라고 했다. 이때 래티머는 1963년 운명적인 그날, 댈러스에서 사망했던 케네디의 자동차 좌석 시트 조각을 수집품으로 가져왔다. 그 시트에 무엇이 묻어 있었는지는 아무도 모른다.

래티머의 수집품은 거기서 멈추지 않았다. 그는 중세 시대

갑옷, 대포알, 소총, 제2차 세계대전 당시의 기관총을 수집했다. 1940년대에는 뉘른베르크의 죄수들 막사에서 의무관으로 일하다가 고국으로 돌아갈 때 괴링Goering과 다른 나치들의 옷과 속옷을 가져갔다. 나치 공군 총사령관 헤르만 괴링Hermann Goering은 교수형을 선고받았지만, 처형당하기 전에 숨겨둔 청산가리 약통을 깨물고 자살했다. 이 약통이 들어 있던 놋쇠 통도 래티머의 수집품이 되었다. 래티머는 나치당원 율리우스 슈트라이허Julius Streicher 교수형에 사용됐던 밧줄 조각과 암살 미수 사건으로 다친 히틀러의 엑스레이 촬영 사진도 집으로 가져갔다.

이로 보아 래티머는 호기심 많은 비뇨기과 의사의 관점에서 나폴레옹의 음경에 관심을 둔 것만은 아니었다. 나폴레옹의 음경을 보전하려는 옳은 의도도 품고 있었다. 하지만 절단된 음경을 두고 펼쳐지는 서커스는 끝나지 않았다. 그 주인공이 나폴레옹이고 음경이기 때문이었다.

나폴레옹은 처음에 그가 죽은 세인트 헬레나섬에 매장되었다. 나중에 시신이 발굴되어 파리의 앵발리드Les Invalides에 있는 웅장한 무덤에 묻혔다. 음경과 프랑스의 수도에 있는 원주인의 재결합에 대한 논의가 있었다. 하지만 그게 나폴레옹의 음경이라는 증거는 없다. 프랑스인들은 그 음경에 관여하지 않겠다고 했다. '그 음경과 어떤 관계도 맺고 싶지 않다'는 게 이유였는데, 이는 프랑스인들의 성격과는 다소 맞지 않는 듯한 반응이었다.

미국의 가정집 상자 속에 문제의 음경이 하나 들어 있지만,

이것이 관심 있는 수집가들이 시신에서 잘라낸 유일한 음경은 아니다. 러시아 여왕의 연인(연인으로 추정되는 인물)인 그리고리 라스푸틴Grigori Rasputin은 귀족인 펠릭스 유수포프Prince Felix Yusupove와 그의 친구들에게 살해되었다. 이들은 미친 수도자 라스푸틴을 왕가에서 제거하려고 여러 방법을 동원했다. 라스푸틴은 독살당하고, 총에 맞고, 구타당한 후 얼어붙은 강에 던져져 익사했다. 라스푸틴이 사망한 후에도 그의 음경은 훔칠 가치가 있었다. 라스푸틴의 음경은 그의 시신에서 제거되어 후세 사람들이 볼 수 있도록 러시아 박물관에 보관된 것으로 추정된다. 다소 큰 장기 표본이 라스푸틴의 음경인지 아닌지는 논란이 있다. 어느 쪽이든 이 음경은 1온스짜리 살덩이 이상의 의미를 내포한 상징물이다. "내 음경이 네 음경보다 크다"라고 러시아인들이 서구 사람에게 외치는 고함을 의미한다.

## 음경에 집착한 헌터 박사

멀리 떨어진 뉴저지 지하실의 상자에 담긴 작은 음경에서부터 러시아 박물관의 누렇게 변한 포르말린 속에 담긴 털 많고 거대한 전시물에 이르기까지 음경은 여전히 인간의 마음을 사로잡고 경외시되고 있다. 존 헌터John Hunter 박사는 두 가지에 집착했다. 자신이 옳다는 것을 증명하는 것과 음경이었다. 그는 임질과 매독은 같은 성교 감염 질환이라고 믿었기 때문에 자신의 음경을 이용해 그 이론을 증명하기로 결심했다. 헌터는 임질 환자의 악취 나는 노란색 분비물을 채취해 자기 성기에 직접 낸 작은 상처에 주입했다. 그러자 임질의 전형적인 증상인 간지럼과 소변 배출에 문제가 생겼다. 열흘쯤 지나 매독의 전형적 병변이 발생했을 때 헌터는 매우 기뻤다. 임질과 매독이 같은 질병이라는 사실을 모두에게 증명해 보였다고 생각했기 때문이었다. (모두에게 그 몰골을 보여주러 다니지 않았기를 바란다.) 사실 헌터는 그 두 질병 모두에 감염되었다.

아이슬란드에는 동물과 인간의 몸속 기관에 모든 공간을 할애하는 박물관이 있다. 그곳에는 절이고 박제되고 전시된 온갖 표본들이 우리를 기쁘게도 하고 불안하게도 한다. 그와 같은 박물관은 전 세계에서 하나뿐이라고 하는데 음경에 계속 집착하는 인간의 성향을 고려하면 놀라운 일이다. 모든 사람이 그런 전시물에 흥미를 보이는 것은 아니다. 어떤 사람은 음경을 나타내는 모든 형상, 특히 박물관에 전시된 전시물을 해로운 남성성의 상징이라 생각한다. 그러므로 우리는 모두 성장해야 한다. '음경 강박'과 '권력욕'이라는 두 문구는 정기적으로 함께 등장하는 것 같다.

나폴레옹의 음경에 관해 말하자면, 그 진귀한 음경을 훔치고 소유하려는 욕구의 궁극적 근원은 생식능력이나 성교, 자극이 아니라 권력이다. 래티머 박사의 음산한 수집품을 뒤져본다면 아돌프 히틀러의 사라진 고환도 찾을 수 있을지 궁금하다.

# 31 아돌프 히틀러의
## 실종된
## 고환

히틀러는 고환이 하나래.

다른 하나는 앨버트 홀Albert Hall에 있지.

   히틀러(Adolf Hitler, 1889~1945)의 사라진 고환에 대한 노래는 80년이 넘는 세월 동안 영국의 학교 복도에서 사라지지 않았다. 영화 〈콰이강의 다리The Bridge over the River Kwai〉에서 인기를 끌었던 쾌활한 곡 〈보기 대령 행진곡Colonel Bogey March〉에 (마치 히틀러를 조롱할 말이 더 필요했던 것처럼) 히틀러를 조롱하고 명예를 깎아내리는 가사를 붙여 부른 노래다. 많은 밈처럼 이 노래에도 진실이 숨어 있을 수 있다. 아니 땐 굴뚝에 연기가 날까? 아니면 오랫동안 사라지지 않았던 선전의 일환에 불과할까?

히틀러의 생식기, 성적 취향이나 성행위에 관한 주장은 갑자기 툭 튀어나왔다가 신뢰성을 의심받아 사라지고 또 다른 주장으로 대체되기 일쑤다. 히틀러의 고환이 자꾸 사라졌다 생겨났다 하는 것처럼 말이다. 이 가사에서 헤르만 괴링과 하인리히 힘러Heinrich Himmler는 소고환증('고환이 작은 질환')에, 요제프 괴벨스Joseph Goebbels는 무고환증('고환이 없는 질환')에 걸렸다고 노래하는 부분도 있다. 이로 보아, 이 노래가 최선의 증거는 아닌 것 같다.


## 히틀러의 잔혹성은 고환 탓이다?

유년기에 고환은 신체의 따뜻한 중심부에서 음낭까지 내려와 정자를 체온에서 멀리 떨어뜨려 더욱 차갑게 보관할 수 있다. 미하강 고환증(잠복고환증)은 남성의 생식기 해부학에서 가장 흔하게 나타나는 선천적 결함이다. 하지만 대개는 생후 6개월 이전에 고환이 자연스럽게 하강하면서 미하강 고환 문제가 해소된다. 앞서 빌헬름 2세와 그의 말라비틀어진 팔에서 제1차 세계대전의 발발 원인을 찾아냈듯이 심리학자들은 히틀러의 잔혹성을 부추긴 동기를 찾으려고 히틀러의 신체 부위를 살펴봤다. 히틀러가 잠복고환증과 같은 질환에 걸려서 남성성과 자존감에 상처받아 보상심리로 미친 듯 날뛰었다는 설이 있다. 유병률이 높은 미하강 고환증은 남아의 심리 발달에 중요한 장애가 될 수 있다. 하지만 미하강 고환증에 걸렸다고 해서 대량 학살을 저지르는 것은 아니다.

히틀러의 고환 노래 말고 다른 증거는 뭐가 있을까? 2008년에 히틀러가 솜Somme에서 다쳤던 날을 묘사한 것으로 추정되는 목격자의 진술이 나왔다. 요한 잠보르Johan Jambor라는 독일인 육군 의무병이 히틀러의 목숨을 구했다. 잠보르의 설명에 따르면 히틀러의 복부와 다리는 피로 뒤덮여 있었고 고환이 사라지고 없었다. 잠보르는 자신이 히틀러의 목숨을 구했다고 주장했다. 그가 도와주지 않았다면 히틀러는 혼자 남겨져 출혈로 사망했을 것이라고 말했다. 실제로 그랬다면 그 순간은 절체절명의 고비였다. 상처 입은 히틀러는 자기 피를 뒤집어쓴 채 진흙 속에 누워 있다가 끌려 나와 또 다른 하루를 맞이할 수 있었다. 역사학자이자 전기 작가인 이언 커쇼Ian Kershaw는 군대 기록을 살펴보고 히틀러가 솜 전투에서 실제로 다쳤지만 복부가 아닌 왼쪽 허벅지에 파편을 맞았다고 판단했다. 잠보르는 나치가 권력을 잡았던 1930년대에 악몽에 시달렸고 히틀러의 목숨을 구했던 일을 후회한다고 했다. 이는 설득력 있는 이야기다.

## 히틀러의 사라진 고환은 사실일까, 아닐까?

2년이 지난 2010년 바이에른에서 경매가 열렸고, 그곳에서 더욱 많은 기록물들이 모습을 드러냈다. 이 물건들은 판매되었지만 나중에 바이에른 정부가 압수하고 몰수했다. 히틀러는 뮌헨 맥주홀 폭동Munich Beer Hall Putsch에서 권력을 잡으려고 처음 시도했다가 체포되었을 때 란츠베르크 감옥에 투옥됐다. 그곳에서 의무관 요제프 슈타이너 브린Josef Steiner Brin은 히틀러가 잠복고환증에 걸렸다고 기록했다. 이 기록은 히틀러가 제1차 세계대전에서 파편에 맞아 다쳤을 때 고환을 잃었다는 사실과 모순된다. 에를랑겐-뉘른베르크대학교의 독일 역사학자 피터 플라이슈만Peter Fleischmann은 2015년에 교도소 기록을 연구했고, 그 기록이 사실일 수도 있다고 주장했다.

히틀러가 어렸을 때 숫염소의 입에 소변을 보려다가 고환을 잃어버렸다는 이야기도 나돌았다. 이런 터무니없는 이야기를 더욱 우스꽝스럽게 만들면 많은 사람이 이 소문을 퍼뜨릴 것이라고 생각했던 것 같다.

소련이 히틀러의 유해를 부검했다고 주장했지만 부검 결과는 앞뒤가 맞지 않았다. 소련 측은 히틀러에게 고환이 하나 없었다고 했는데, 그게 왼쪽이었다고 주장했다. 그런데 정작 그들이 그것을 보았다는 건지 보지 못했다는 건지조차 애매했다. 이런 발표는 선전용일 가능성이 컸다. 소련의 붉은 군대가 발견했을 때 히틀러 총통의 시신은 거의 전소된 상태였기 때문이다. 시신의 조직은 불에 타 사라진 지 오래였고, 단고환증을 확인하기는 어려웠을 것이다. 불에 탄 히틀러의 시신은 아래턱뼈와 치아브리지로 신원을 확인했다.

작가 론 로젠바움Ron Rosenbaum은 히틀러의 성기와 성생활에 관한 모든 이야기를 잠재우려고 노력했지만 큰 성과는 거두지 못했다. 1995년에는 『히틀러를 설명하다: 악의 기원을 찾다Explaining Hitler: The Search for the Origins of His Evil』라는 자신의 저서를 발췌해서 《뉴요커》에 실었다. 그 후에 전쟁 당시의 '아돌프 히틀러의 마음을 평가'하려고 했던 팀의 일원인 심리학자 거트루드 쿠르트Gertrud Kurth한테서 편지 한 통을 받았다. 편지 내용에 따르면 거트루드와 팀원들이 에두아르도 블로흐Dr. Eduard Bloch라는 가정의를 찾아냈는데, 그는 뉴욕에 거주하는 유대인 난민으로, 어린 시절의 히틀러를 진찰한 적이 있다고 주장했다. 블로흐는 히틀러가 "생식기적으로 정상"이었다고 말했다. 그런데도 히틀러에게 고환이 하나밖에 없었다면, 그 이유는 외상 때문일 것이다. 그것이 포탄 파편 때문인지 염소 때문인지는 알 수 없지만, 한 가지 확실히 말할 수 있는 것은, 나머지 하나는 앨버트 홀에 없다는 점이다.

누군가가 끔찍한 일을 저지르면 보통 물리적 증거를 찾아본다. 그 사람이 정상도, 온전한 인간도 아니라는 사실을 증명하고 싶어 한다. 예를 들어 블라디미르 푸틴Vladimir Putin이 우크라이나를 침공한 후에는 푸틴의 건강 이상설이 불거졌다. 과거에 히틀러의 고환 노래가 퍼져 나갔다면, 21세기에는 어딘가 아파 보이는 블라디미르 푸틴이 스테로이드 치료나 화학요법을 치료받는 사진이 온라인에 널리 유포되었다. 그런 병을 앓고 있다면 푸틴은 잃을 게 없을 것이라는 추측이 나온다. 하지만 인간의 몸과 질병만으로 모든 것을 설명할 수는 없다.

이렇듯 논쟁은 계속된다. 목격한 사람이 많지 않은 히틀러의 신체 부위에 관한 의문은 항상 새롭게 제기될 것이다. 히틀러 주치의 테오도르 모렐Theodor Morell은 이따금 이렇게 소리쳤다고 한다.

"히틀러의 고환에는 아무 문제가 없다!"

이렇게 의문이 해소되는 걸까? 아니면 모렐이 과하게 항변한 걸까? 이 이야기는 그냥 사라지지 않는다. 1980년대에는 '히틀러의 사라진 고환'이라는 밴드가 있었는데, 이들은 히틀러의 고환을 주제로 노래를 불렀다. 스포티파이Spotify에서도 찾기 힘든 노래지만, 관련 내용을 검색하면 구글 검색 기록이 다소 수상쩍어 보일 수 있다.

고흐의 귀, 퀴리의 골수

# 32

## 생명과학을 바꾼 헨리에타 랙스의 세포

1990년대에 대학을 다니면서 DNA 복제와 유전자 발현 패턴, 면역 연쇄반응을 연구할 당시에는 내가 배운 많은 지식이 헨리에타 랙스(Henrietta Lacks, 1920~1951)의 자궁경부에서 유래한 세포 덕분이라는 사실을 미처 알지 못했다. 나에게 헬라HeLa는 세포 이름에 불과했다.

헨리에타 랙스의 자궁경부 세포는 역사상 가장 영향력 있고, 가장 널리 공유되며, 가장 많이 사용된 신체 부위라고 해도 과언이 아니다. 헨리에타 본인은 그 사실을 전혀 몰랐다. 처음에는 그녀의 가족도 전혀 알지 못했다. 마침내 오랫동안 은폐되었던 진실이 세상에 드러났다.

1951년 초, 다섯 명의 어린 자녀를 둔 아프리카계 미국인 여성 헨리에타 랙스는 자궁경부에 종양이 생겨서 자궁경부암을 진단받았다. 1920년에 태어난 헨리에타는 본명이 헨리에타 플레전트Henrietta Pleasant였고, 가족들이 대대손손 노예로 일하다가 나중에 자유민 신분으로 일했던 농장에서 성장했다. 헨리에타가 생존했던 시절에 아프리카계 미국인은 평생 백인과 다른 화장실과 식수대를 사용해야만 했고, 버스나 영화관에서도 다른 좌석에 앉아야 했다.

헨리에타는 스무 살 때 데이비드 랙스와 결혼했고 다섯 아이를 낳았다. 그런데 막둥이가 태어나기 전에 뭔가가 잘못됐을지도 모른다고 생각했다. 거슬리는 덩어리가 느껴졌기 때문이었다. 의사들은 처음에 매독을 유발하는 스피로헤타spirochete와 세균인 트레포네마팔리듐균treponema pallidum에 감염되어 나타난 매독성 병변일 수도 있다고 했다. 검사 결과는 음성이었다. 그렇다면 그 혹의 정체는 무엇이었을까? 헨리에타는 흑인을 진료해주는 유일한 (상대적으로 지방에 자리한) 지역 병원인 존스홉킨스대학교의 산부인과를 추천받아 찾아갔다. 그곳에서 산부인과 의사 하워드 존스Howard Jones에게 진료받았다. 헨리에타의 종양은 악성이었고, 헨리에타가 가장 두려워하던 일이 현실이 되었다. 헨리에타의 경우에는 자궁경부를 덮고 있는 내층 세포인 상피세포에서 암종이 자라난 것이었다. 헨리에타는 방사선 막대를 자궁경부의 종양에 직접 삽입하는 치료를 받았다. 수술 과정에서 외과의는 생체검사를 하려고 평소와 같이 분석용 조직을 떼어내 실험실로 보냈다. 슬프게도 이 치료는 성공하지 못했고, 헨리에타 랙스는 1951년 10월에 자궁경부암으로 존스홉킨스병원에서 사망했다.

## 불멸의 세포로 유명한 헬라 세포

헨리에타 생전에 그녀의 체내에 살았던 세포보다 훨씬 많은 세포가 헨리에타 사후에도 70년 넘게 살아 숨 쉬고 있다. 헨리에타의 조직 표본은 실험실로 보내졌고, 헨리에타 랙스라는 이름의 첫 두 글자를 따서 헬라 HeLa라고 불렸다. 홉킨스대학교의 부인과 과장 리처드 테린드 Richard TeLinde는 정확하게 헨리에타의 자궁경부암을 담당한 전문가였다. 자기가 진료하는 모든 환자의 조직 표본을 조지 가이 George Gey('가이 Guy'라고 발음됨)에게 보냈는데 헨리에타의 작은 세포는 예전에 보았던 세포와 완전히 달랐다. 실험실에서 가이는 이 세포들이 특별한 속성을 지니고 있어서 무한히 재생산될 수 있다는 사실을 발견했다.

헨리에타 랙스가 사망했을 때 가이는 시신을 부검해야 한다고 헨리에타의 의사들을 설득했다. 암에 걸린 자궁경부뿐만 아니라 다른 신체 부위에서도 조직을 떼어냈다. 이때 헨리에타 본인이나 가족에게 동의를 구하거나 받지도 않았다. 그냥 의사들이 자기들 마음대로 헨리에타의 시신을 사용했다.

연구자들은 헬라 세포를 발견하고 무단으로 사용하기 전까지 모든 종류의 포유류와 인간 조직을 실험실에서 배양하려고 했지만, 실험실 환경에서는 그 수명이 길지 않았다. 좀 더 심도 있는 연구를 하려면 수명이 훨씬 긴 세포를 찾아야 했다. 그러던 중 헨리에타의 세포는 가이가 바랐던 모든 조건을 충족했다.

암세포인 헬라 세포주(細胞株, cell line)는 죽지 않는 메커니즘을 가지고 있었다. 정상 세포는 견제와 균형의 체계를 갖추고 있어서 너무 빨리 분열하지도, 복제 실수를 너무 많이 하지도 않는다. 종양 억제 유전자가 그 기능을 수행한다. 그런데 헨리에타의 자궁경부 암세포에서는 종양 억제 유전자가 작동하지 않았다. 또한 염색체 끝부분의 텔로미어telomere에도 문제가 있었다. 정상적인 복제 과정에서는 텔로미어가 매번 약간씩 소실된다. 이러한 반복성은 신체 체계에 내장되어 있어서 종국에는 텔로미어가 모두 소모되면 세포도 복제를 멈춰야 한다. 정상 세포는 분열 횟수가 제한되어 있다. 하지만 헬라 세포는 다르다. 텔로미어 서열을 바꿔놓는 텔로미어 복제효소telomerase라는 효소를 만들어낸다. 텔로미어 복제효소가 있으면 세포는 영원히 분열할 수 있다. 종양 억제 유전자가 작동하지 않고 텔로미어 복제효소가 생성되면서 헨리에타의 세포는 계속 살아 숨 쉴 수 있는 것이다.

헨리에타의 세포는 세포 배양으로 재생산되었다. 여기서 배양culture은 금요일 저녁에 하는 활동이나 미술관 관람 같은 문화 활동을 일컫는 게 아니다. 여기서 배양culture이란 인공적 환경인 실험실에서 세포를 키워내는 과정을 일컫는다. 성장하는 세포는 온도와 pH(수소 이온의 농도), 기질substrate, 성장과 재생산에 필요한 모든 것을 제공해주는 배양 배지(culture medium, 세포 성장에 필요한 영양액-옮긴이) 등을 포함한 최적의 조건이 필요하다. 헨리에타의 특별한 세포가 발견되면서 연구자들은 헨리에타의 세포를 반복적으로 배양하고, 자신의 연구 프로젝트나 생체의약품 생산에 거듭 사용할 수 있었다. 헨리에타의 세포는 무한으로 생산할 수 있어서 전에는 불가능했던 약물과 방사선, 바이러스, 독성 물질의 효과를 실험하는 데 사용할 수 있었다. 또한 헨리에타의 세포를 분석해서 세포가 무엇으로 만들어지는지, 무엇을 만들어내는지 알아낼 수 있었다. 독자적인 세포 연구를 하려고 헨리에타의 세포를 구하려는 사람은 전 세계 어디에서나 몇 달러만 내면 배송받을 수 있었다. 그 과정에서 헨리에타의 가족에게 알리거나 비용을 치르지 않아도 되었다.


## 도마 위에 오른 실험 윤리


헨리에타의 세포가 세상에 미친 영향은 감히 돈으로 환산할 수 없을 정도다. 헬라 세포 사용 결과를 보고한 연구 논문은 수없이 많다. 헬라 세포 연구로 노벨상이 수여된 횟수가 세 번에 이른다. 헬라 세포는 지난 70년 동안 모든 생물학 연구와 혁신의 중심이었다. 세포와 유전학을 이해할 수 있게 도와주었고, 백신과 단일 클론 항체 개발에 사용되었다. 많은 생명을 구했고 몇몇 주주들에게 상당한 부를 안겨주었다. 헨리에타의 가족도 부자가 됐을까? 그렇지는 않았다.

헨리에타가 사망한 후에도 헨리에타의 가족은 이러한 진실을 듣지 못했다. 20년 동안 아무것도 모른 채 살았다. 동의도 하지 않았는데 헬라 세포가 실험 대상이 된 순간까지도 그랬다. 1973년 헨리에타의 가족은 다른 목적이 숨겨져 있다는 사실을 전혀 모른 채 혈액 검사를 받으러 갔다가 DNA 표본을 제출해달라는 요청을 받고서야 비로소 진실을 알게 되었다. 그들은 더 나은 대우를 받아 마땅했다. 헨리에타 랙스의 세포가 다른 모든 사람에게 그토록 많은 혜택을 가져다주었으니까.

나 또한 의사로서 분자(세포)생물학을 연구하고 헬라 세포를 그 기원도 모른 채 참고자료로 삼았기 때문에 헨리에타 랙스와 그녀의 인생 앞에서 공정을 논할 자격이 없다. 이 문제는 너무 버겁게 느껴진다. 헨리에타의 신체 부위는 본인과 가족의 동의도 받지 않은 채 수십 년 동안 사용되어 의학계의 '얼굴'을 바꿔놓았다. 그런데도 헨리에타의 가족은 오랜 세월 아무것도 몰랐다. 헨리에타의 아들 한 명은 병원비조차 낼 여력이 없었다고 한다. 헨리에타 랙스의 신체 부위를 팔아서 큰돈을 번 사람들도 있었는데 말이다. 이 이야기는 의사들이 인종적·계급적 특권을 행사해 환자를 이용하고, 심지어는 환자가 사망한 이후에도 정당한 존중을 표하기는커녕 사망한 환자의 신체 부위를 이용하는 상황을 보여준다. 머리부터 발가락까지 다른 사람의 신체를 존중하는 마음이 부족한 문제는 역사 속에서 끊이지 않고 반복되는 주제다.

# 33 영국 공군 최고 조종사, 더글러스 베이더의 다리

　　루이 14세의 다리 이야기를 해볼까? 결국 다리가 그의 목숨을 앗아갔으니까. 루이는 한동안 한쪽 다리 통증으로 고생했다. 루이의 내과의들은 좌골신경통이라고 진단했다. 좌골신경통은 등 아래쪽에서 다리 뒤쪽으로 이어지는 좌골신경이 눌리면서 생기는 통증이다. 하지만 루이의 통증은 그와 다른 게 분명했다. 좌골신경통은 통증이 심하지만 보통 피부가 검게 변하고 괴사하지는 않는다. 환자의 죽음을 초래하지도 않는다.

　　다른 무언가가 루이 국왕에게 엄청난 고통을 안겨주고 있었

　　　　　　　　　　　　　　　　고흐의 귀, 퀴리의 골수

다. 루이는 무슨 짓을 해도 고통에서 벗어나지 못했다. 심지어는 성가신 다리를 절단해달라고 애원했다. 마침내 의사들이 수술해야 할 수도 있다는 사실을 깨달았지만 때는 이미 늦었다. 괴저로 조직이 죽어가고 있었고, 혈액에 박테리아가 침투했다. 결국 태양왕은 사망했다.

루이 14세는 과거에 외과 수술의 위험을 무릅쓰고 외과 의사의 메스에 몸을 맡겨서 확실한 선례를 남긴 바 있다. 그는 누공 수술이 성공한 후 이를 축하하며 외과 의사들의 업적을 지원하고 후원했다. 외과 의사들이 문제가 된 다리를 절단할 수 있었다면 루이는 좀 더 오래 살 수 있었을 것이다. 하지만 다리 절단은 매우 위험한 수술이었다. 메스로 누공의 지붕을 제거하는 수술과 칼과 톱으로 다리 전체를 제거하는 수술은 완전히 다르다. 다리 절단은 최후의 수단이었다. 사지가 부러지거나 병들어서 치료적 개입 없이는 사람이 죽을 수도 있겠다 싶을 때만 다리 절단 수술을 했다. 루이 14세든 다른 누구든 사지를 절단하고도 살아남았다면 그 시대에 대단한 일이었을 것이다. 하지만 절단은 점점 더 필수적이고 훨씬 더 흔한 수술이 되어갔다.

## 19세기 수없이 이뤄진 절단 수술

16세기에 총기 도입으로 전장에서의 부상은 더 복잡하고 심각해졌다. 총알이 희생자의 몸속으로 이물질을 끌고 들어가는 바람에 감염 위험이 커졌고, 때로 절단 수술을 해야 했다.

19세기 유럽의 나폴레옹 전쟁과 미국의 남북전쟁에서는 손상된 사지를 잘라서 병사의 목숨을 구하는 절단 수술이 수없이 행해졌다. 마취제가 없었지만 해야만 하는 수술이었다. 억스브리지Uxbridge 경인 헨리 패짓Henry Paget은 1815년에 워털루 전투에서 다리 하나를 잃었다. 기병대 사령관으로 말을 탔다가 오후 늦게 대포에 다리를 맞았다. 패짓은 몽생장Mont-Saint-Jean 농장에 있는 병원을 지나쳐서 총사령관 웰링턴Wellington의 본부가 있는 북쪽 마을의 한 집으로 이송되었다. 패짓이 그곳 2층 방에 도착했을 때 외과의는 현재는 당연시되는 마취나 소독 절차도 없이 패짓의 만신창이가 된 다리를 절단했다. 절단한 다리는 뒷마당에 묻었다. 집주인들은 다리를 묻은 무덤 머리맡에 묘비를 세워주었다. 아니 정확하게 말하자면 머리가 없는 무덤이니 발치에 묘비를 세웠다고 해야 할까? 이후 그곳은 관광 명소가 되었다.

여기 나폴레옹 기병대 장교의 절단된 다리가 잠들어 있다.

이 문구가 적힌 자리에 박물관이 아직 있지만, 200주년 기념으로 워털루 전쟁터 지하에 들어선 워털루 1815 기념관과 비교하면 다소 허름하다.

1878년에는 패짓의 아들이 그곳을 방문했다가 뒷마당에 묻혀 있는 게 아니라 집 안 진열장에 전시된 아버지의 다리뼈를 발견했다. 그는 화가 나서 아버지의 다리를 다시 매장해달라고 요구했지만 받아들여지지 않았다.

전해지는 이야기에 따르면 패깃은 웰링턴 공작 가까이 있다가 다리를 다쳤다고 한다. 그때 패깃은 자신의 끔찍한 상처를 아주 차분한 태도로 내려다보며 이렇게 말했다.

"하느님 맙소사, 장군님, 다리를 잃었습니다."

그러자 웰링턴은 이렇게 대답했다.

"하느님 맙소사, 정말 그렇군요."

실제로 그가 무슨 말을 했을지 짐작할 수는 있겠지만 그렇게 담담한 표현은 아니었으리라.

장교들이 전쟁터에서 어떻게 지냈는지 알려주는 이야기는 많지만 워털루에서 사지를 잃는 불운을 겪은 일반 병사들에 관한 이야기는 거의 알려지지 않았다. 이들의 사지가 양배추나 설탕 생산에 사용되지 않았다는 증거는 없다. 최근 병원 근처의 도랑에서 잘려나간 다리가 버려진 채 발견되었지만, 이를 기리는 비석은커녕 작은 표식조차 없었다.


**그래도 의족이 있다!**


특권층은 의사의 진료를 받고 최신 의족을 사용할 수 있었다. 최근에 스코틀랜드의 프레이저성Castle Fraser을 방문했을 때 서재에서 상자에 든 다리를 우연히 발견했다. 물론 진짜 사람 다리는 아니었다. 사람 다리였다면 괴이했겠지만, 나무로 만든 의족이었다. 게다가 1800년대 초 콜드스트림 근위대Coldstream Guard에 소속된 한 장교의 의족이라서 내 시선을 사로잡았다. 찰스 프레이저Charles Fraser라는 이 장교는 1812년에 스페인에서 부르고스 포위전에 참전했다. 처음 총에 맞았을 때는 총알이 모자를 관통해서 살짝 비껴간 것 같았다. 하지만 다음에 또 총을 맞았고, 이때는 총알이 다리에 박혔다. 프레이저는 살아남았지만 그의 다리는 그렇지 못했다. 머스킷총에 맞아 뼈가 박살 났다. 상처를 입고 고국으로 돌아간 프레이저는 프레이저성에서 살았고 늘 나무 의족을 착용했다. 그나마 나무 의족 비용을 감당할 만한 재정적 여력이 있어서 운이 좋았다.

스코틀랜드 국민신탁National Trust for Scotland이 프레이저성을 인수했을 때 벽장에서 프레이저의 나무 의족 한 무더기를 발견했다. 나무 의족은 우드엔드병원Woodend Hospital으로 옮겨졌다. 오늘날에는 아이러니하게도 애버딘Aberdeen병원의 정형외과에서 프레이저의 나무 의족을 보관하고 있다. 하지만 나는 애버딘병원에서 몇 년간 일했으면서도 찰스 프레이저의 나무 의족을 보지 못했다. 이곳저곳을 들쑤시고 다니며 먼지 쌓인 낡은 벽장을 열어봤어야 했나 보다.

전쟁 중에는 정형외과 의사가 절단 수술을 해야 할 필요성이 증가했다.

2001년부터 2020년 3월까지 아프가니스탄에서 절단 부상을 입거나 절단 수술을 받은 영국 군인이 302명에 이르렀다. 비슷한 시기에 이라크에서는 그런 영국 군인이 34명에 달했다. 하지만 전쟁터와 병원의 의료 수준이 크게 향상되면서, 과거였다면 생존하지 못했을 부상이나 사지 절단을 겪고도 살아남는 이들이 많아지고 있다. 사지가 절단돼도 집으로 돌아갈 수 있다. 이러한 통계치는 다리뿐만 아니라 모든 신체 부위 절단을 포괄한 수치다. 절단 부위별로 세분화해서 통계를 내면 의료정보를 보호받을 환자의 권리가 침해될 위험이 있다.

절단은 결코 간단하거나 쉬운 일이 아니었다. 의학적 발전을 이룬 오늘날에도 마찬가지다. 제1차 세계대전 당시 육군 의사들은 사지를 잃은 군인들의 통증을 해소해줄 길이 없었다. 제1차 세계대전 당시에 배치된 영국 군인 700만 명 중에서 4만 1천 명의 사지가 절단됐다. 당시에는 절단 후 만성 통증을 쉬쉬하며 외면하는 분위기였다. 의사들이 만성 통증을 해소하는 방법을 모른다는 점도 그러한 분위기를 조장하는 데 한몫했다. 의사들은 전쟁터에서 빠르게 절단 수술을 한 후에 차후 수술에서 신경 통증을 해소하려고 시도하는 이중 수술법을 고안했다.

## 양쪽 다리에 의족을 한 영국 공군 최고 조종사

그로부터 한 세기가 흐른 지금은 급조폭발물(IED) 때문에 사지를 잃는 일이 군대에서 다시 흔하게 발생하고 있다. 물론 보철 기술이 크게 향상되었지만, 효과적인 통증 치료법은 아직 부족하다. 특히 이미 팔다리가 사라지고 없는 부위에서 통증이 느껴지는 환상통(幻想痛) 치료는 여전히 미흡한 수준이다. 제2차 세계대전 당시 비행의 일인자였던 더글러스 베이더(Douglas Bader, 1910~1982)는 양다리를 절단한 후 다시 비행했을 때 엄청난 통증에 시달렸음이 틀림없다. 나는 영국 공군 장교인 아버지를 둔 덕에 베이더의 1956년 전기 영화 〈리치 포 더 스카이 Reach for the Sky〉를 수없이 보며 자랐다. 〈리치 포 더 스카이〉는 케네스 모어 Kenneth More가 베이더 역을 맡아 열연했던 흑백 영화였다. 그때 나는 어린 나이에도 굉장히 근사한 영화라고 생각했다.

더글러스 베이더는 1910년에 런던의 세인트 존스 우드에서 태어났다. 더글러스 베이더의 영어 발음은 '바더 barder'였다. 이 사실은 〈리치 포 더 스카이〉 영화 첫 부분에서 주인공이 오토바이를 타고 과속하다가 걸려서 자신을 멈춰 세운 경찰의 발음을 교정해주는 부분에서 알게 된다. 사실 이 발음 문제는 평생 베이더를 따라다녔던 게 분명하다. 하지만 베이더에게는 더욱 심각한 문제들이 있었다. 물론 1981년에 〈데저트 아일랜드 디스크 Desert Island Disc〉 (무인도에 가져갈 노래 8곡을 선곡해달라고 요청하는 BBC 일요 라디오 프로그램-옮긴이)에서 방송된 그의 이야기를 들어본다면 베이더에게 문제가 있었다고 믿기 어렵겠지만 말이다.

베이더는 1928년에 영국 공군에 입대했고, 매형을 따라 비행학교에 들어갔다. 경쟁적인 성격에 운동을 잘했고, 운동경기에서도 뛰어난 실력을 발휘해 영국 공군 럭비팀에서는 아웃사이드 하프로, 런던의 할리퀸스Harlequins 클럽에서는 센터로 뛰었다. 또한 잉글랜드 럭비 팀원으로 유력시되는 후보였고, 크리켓도 잘했다. 운동경기뿐만 아니라 비행을 좋아했고, 속도와 아찔한 상황을 즐겼다.

베이더 본인의 말을 빌리면 왼쪽 날개로 땅을 가르는 곡예기술을 과시할 때 "땅에 너무 가까이 붙어버렸다." 곡예비행은 규칙에 어긋났지만, 규칙은 "바보들에게는 복종을, 현자들에게는 길잡이"를 뜻한다고 베이더는 말했다. 곡예비행 도중에 비행기가 땅에 추락해 박살 나면서 그는 크게 다쳤다. 잔해 속에서 끄집어낸 베이더는 전신이 망가져서 빠르게 병원으로 이송되었다. 외과 의사들은 치료 불가능한 한쪽 다리를 절단했다. 하지만 감염이 발생해 나중에는 나머지 다리도 절단해야 했다. 베이더는 병실 침대에 누워 있을 때 병실 바깥의 간호사 목소리를 들었다고 했다. 그 간호사는 병실에 있는 남자가 죽어가고 있다면서 시끄럽게 굴지 말라고 다른 간호사들을 야단치고 있었다. 베이더는 그 말을 듣고 오기가 생겨 간호사의 말대로 죽지 않겠다고 다짐했다고 한다.

더글러스 베이더는 건강 체질이라서 살아남을 수 있었다. 몇 주 만에 침상에서 일어나 의족을 착용했다. 베이더는 마음을 굳건히 먹었고, 오래지 않아 새로 생긴 다리로 걸을 수 있었다. 가장 잘했던 비행을 다시 시작할 준비를 마쳤지만, 영국 공군의 생각은 달랐다. 베이더가 여전히 비행할 수 있음을 보여주었지만, 국왕의 규정에는 다리가 없는 사람에게 비행을 허용하는 조항이 없었다. 결국 베이더는 비행을 허락받지 못했다.

그로부터 6년 후, 전쟁이 터지면서 더 많은 조종사가 필요해졌다. 그제야 베이더는 다시 영국 공군이 되어 비행할 수 있었다. 당시 영국 공군 비행기는 발이 아니라 손으로 조종했기 때문에 개조할 필요가 없었다. 베이더는 비행 중대장이 되었고, 나중에는 공군 중령으로 승진했다. 하늘에서 20번의 승리를 거두기도 했다. 그런데도 하늘은 매우 위험한 곳이었다. 공중전에서 베이더의 스핏파이어 Spitfire 전투기가 확실하지는 않지만 총에 맞았거나 다른 전투기와 충돌하는 바람에 그는 전투기에서 탈출해야 했다. 그때 의족을 잡아당겼지만 하나가 어딘가에 걸려서 빠지지 않았다. 어쩔 수 없이 오른쪽 의족을 곧 추락할 전투기에 두고 나올 수밖에 없었다. 베이더는 한쪽 의족만 착용한 채 낙하산을 펼쳐 땅으로 착륙했다. 하지만 착륙하자마자 독일군에게 인질로 잡혔다. 전투기 잔해에서 되찾아온 다른 쪽 의족은 망가졌지만 사용할 수 있었다. 베이더는 병원 침대에서 탈출하려고 했다가 콜디츠Colditz로 보내졌다. 베이더의 평에 따르면 콜디츠는 모든 포

**고흐의 귀, 퀴리의 골수**

로수용소 중에서 최상급이었다. 그는 전쟁 포로로 2년 반을 보냈다. 그런데 놀랍게도 헤르만 괴링의 요청으로 영국 공군이 새 의족을 낙하산으로 떨어뜨려준 일이 있었다. 베이더는 유명한 죄수였지만, 고분고분하게 굴지 않으면 언제든지 의족을 다시 빼앗길 수 있었다.

전쟁이 끝난 후, 그는 정유회사 셸Shell에서 일하며 전 세계를 비행했다. 현실 세계의 베이더는 영화에서 그를 연기한 배우 케네스 모어만큼 쾌활한 사람은 아니었다. 하지만 비행의 일인자였던 만큼 그 정도 결점은 용서해줄 수 있을 것 같다.

# 34 제임스 2세의
산산조각이 난
대퇴골

성인의 206개 뼈 중에서 대퇴골 혹은 넙다리뼈는 사람의 뼈 중 가장 길고 크며 부러뜨리기도 제일 어렵다. 그렇다고 대퇴골을 부러뜨리는 게 불가능한 것은 아니다.

인기 있는 온라인 이야기에서는 인간의 대퇴골을 최초의 문명화 증거로 사용한다. 정확하게 말하자면 부러진 대퇴골이 문명화의 증거라고 한다. 대퇴골은 크고 강하며 혈관이 풍부한 뼈로, 그에 못지않은 크기의 강력한 근육들과 연결되어 있다. 대퇴골이 부러지면 감당하기 힘든 통증과 출혈이 발생한다. 야생동물이 그런 상처를 입으면 재앙과도 같은 결과가 뒤따른다. 약해지고, 달리지도 서지도 못하고, 자신을 보호하지도 못해 결국은 죽고 만다. 하지만 고고학적 유물에서 치유된 대퇴골이 발견된다는 것은 누군가가 부상당한 개인을 돌보며 회복할 수 있도록 도와주었음을 의미한다. 바로 이 점에서 인류 문명의 가장 초기 징후를 발견할 수 있다.

이 이야기는 인류학자 마거릿 미드Margaret Mead가 했다고 한다. 하지만 다른 인류학자 기드온 라스코Gideon Lasco는 미드가 그런 이야기를 했다는 증거를 찾을 수 없었다. 사실 그건 중요한 문제가 아니다. 미드가 그 말을 했는지 아닌지보다는 오히려 힘들 때 서로를 돕는 것이야말로 우리를 문명화된 존재로 만드는 핵심이라고 강조한다는 점이 중요하다. 사실 미드는 문명화의 시작을 보여주는 게 무엇이냐는 질문에 도시와 노동 분업, 기록이라고 대답했다. 이런 대답은 마음에 그다지 와닿지 않는다. 그렇지 않은가? 이야기는 뭔가 느낌이 있어야 한다. 대퇴골이 부러지면 느낌이 어떨지는 상상이 가고도 남는다. 대퇴골이 부러졌을 때 살아남으려면 누군가 돌봐줄 사람이 필요하다. 인간이 수천 년 동안 서로를 도왔다니 이 얼마나 기쁜 소식인가?

누군가가 돌본다 해도 대퇴골이 부러진 사람은 죽을 수 있다. 게다가 외부 출혈이 없어도 내부 출혈이 있다면 큰 문제로 이어진다.

## '토머스 부목'의 놀라운 효과

1740년대 배 한 척이 웨일스의 앵글시Anglesey섬에서 난파했다. 어린 두 형제가 뭍으로 밀려 올라왔다가 지역 주민에게 구조됐다. 둘 중 한 명은 죽었고, 다른 한 명은 지역 주민에게 입양되었다. 두 사람은 영어를 하지 못했고, 스페인 출신일 가능성이 컸다. 하지만 최근에 두 사람이 코카서스 출신이라는 DNA 증거가 나왔다. 둘 중 살아남은 남자애는 에번 토머스Evan Thomas라는 이름을 얻어 성장하면서 몇 가지 놀라운 기술을 익혔다. 뼈를 맞추는 법을 본능적으로 파악하는 능력이 있는 것 같았고, 견인기와 부목을 사용하기 좋아했다. 덕분에 자연스럽게 접골사가 되었다. 접골사는 의학적 훈련을 받지 않았지만 대대로 기술을 물려받았다. 잉글랜드에는 유명한 접골사 가문도 있었다. 예를 들어 위트워스Whitworth의 테일러스 가문Taylors, 워릭셔Warwickshire 가문과 중부 지방의 매슈스 가문Matthews이 있었다. 에번의 기술은 토머스 가문 대대로 전승되었고, 에번의 증손 휴 오웬 토머스Hugh Owen Thomas는 1865년에 토머스 부목이라는 특수 부목을 개발했다.

휴의 조카 로버트 존스 경Robert Jones은 정형외과 의사가 됐고, 삼촌의 발명품을 제1차 세계대전 전선에 가져갔다. 1917년에는 토머스 부목이 도입되면서 허벅지 부상으로 사망하는 비율이 크게 줄었다. 이듬해에는 그 비율이 80%에서 20%로 떨어졌다. 그로부터 100년 후에는 다친 사람을 병원에 데려가 전문적 처치를 하기 전에 좀 더 가벼운 토머스 부목을 사용해서 부러진 대퇴골을 늘여 고정했다.

허벅지 근육은 매우 크고 튼튼해서 대퇴골이 부러지면 수축해 부러진 뼈의 양 끝을 잡아당기기 때문에 뼈 길이가 짧아진다. 출혈이 발생할 수 있고, 서로 어긋난 뼈는 치유되지 않는다. 부러진 뼈를 맞추는 시기가 늦어지면 영구 장애가 생길 수 있다. 응급처치 수업에서 부러진 뼈에 부목을 대는 법을 배울 때는 단단한 뭔가로 뼈를 고정해서 움직이지 못하게 한다. 그러면 부러진 뼛조각이 서로 부딪혀서 생기는 통증이 줄어든다. 토머스 부목은 한 단계 더 발전해서 놀랄 정도로 간단한 디자인으로 수많은 생명을 구했다. 토머스 부목을 골절 부위 위쪽의 사타구니에 밀어 넣고 발목에 부착하면 발목 쪽의 끈이 겹친 뼛조각을 잡아당겨서 최대한 원래 모양으로 돌려놓는다. 유럽 전선에서 군인들이 기관총과 파편에 맞아 쓰러지면서 토머스 부목은 어느 때보다 절실하게 필요한 물건이 되었다.

프랑스 북쪽의 보몽-하멜Beaumont-Hamel에는 제1차 세계대전 당시 전쟁터를 영구적으로 기념하는 참호 일부가 여전히 남아 있다. 발판에 올라서서 참호를 내려다보면 땅바닥에 뚫린 포탄 구멍을 지금도 볼 수 있다. 따뜻하고 고요한 여름날에는 지난 세기에 그곳에서 벌어졌던 참혹한 광경을 상상하기도 어렵다. 빗발치는 기관총 세례에 군인들이 쓰러지면서 그곳 전쟁터에서 영국인들과 뉴펀들랜드 사상자가 대거 나왔다. 파편 조각은 부드러운 신체 부위를 찢어발겼다. 이등병 조지 헨리 프렌티스<sup>Private George Henry</sup> ^Prentice^도 부상자 중 한 명이었다. 프렌티스는 난간 바깥쪽에 떨어진 포탄의 충격으로 벽 쪽으로 날아가 부딪혔다. 그는 그대로 의식을 잃은 채 쓰러졌고, 허벅지를 크게 다쳤다. 프렌티스의 치료 기록에 따르면 프렌티스는 '부목을 댄 채' 3개월 반을 보냈다. 비록 살짝 절뚝거리기는 했지만 토머스 부목을 사용한 덕분에 목숨을 건졌고 다리도 살렸다. 프랑스 전역에 흩어진 제1차 세계대전 서부전선 지역 묘지의 하얀 묘비 아래 묻히기보다는 절뚝거리는 게 낫다.


## 대포 폭발로 바스러진 대퇴골


토머스 부목이 좋기는 하지만 모두의 생명을 구할 수 있는 건 아니다. 어떤 부상은 너무 심각하다. 스코틀랜드 국왕 제임스 2세(James II, 1430~1460)의 대퇴골은 철사 틀과 끈으로 해결할 수 있는 상태가 아니었다. 제임스 2세는 제임스 스튜어트 왕조에서 두 번째 왕이었다. 첫 번째 제임스, 즉 스코틀랜드 왕 제임스 1세는 1437년, 퍼스Perth에 있는 블랙프라이어스<sup>Blackfriars</sup> 수도원에서 암살 시도를 당하며 그의 방에서 쫓겨났다. 공격자들이 쳐들어오는 소리에 잠에서 깬 제임스 1세는 하수도로 달아났다. 아톨 백작<sup>Earl of Atholl</sup>인 월터 스튜어트<sup>Walter Stewart</sup>가 보낸 암살범들에게 쫓

거 막다른 곳인 하수도 끝에 다다랐다. 며칠 전에 제임스 1세 본인이 테니스공을 자꾸 하수도에 빠뜨려 잃어버린다면서 봉쇄하라고 지시했던 하수도였다. 결국 제임스 1세 본인이 직접 자신의 탈출로를 막아 자기 운명을 결정지었던 것이었다. 제임스 1세는 추적자들에게 따라잡혀 살해당했다. 제임스 1세의 아내는 부상을 입었지만 아들과 함께 탈출했고, 그 아들이 여섯 살 때 제임스 2세 국왕이 되었다.

어린 왕을 둘러싼 가족들은 모두 그를 통제하려고 쟁탈전을 벌였다. 제임스는 어린 시절 끔찍하게 잔인한 일을 많이 목격했고, 이는 그의 성격에 영향을 미쳤다. 그는 냉담하고 분노가 많은 사람으로 성장했다. 심지어 그는 어린 시절 친구 윌리엄 더글러스William Douglas를 몇몇 동료의 도움을 받아 칼로 찔러 죽인 뒤 시신을 창밖으로 던지기도 했다. 조지 R. R. 마틴George R. R. Martin은 제임스 2세한테서 영감을 얻어 『왕좌의 게임』에 나오는 잔혹한 인물인 조프리 왕King Joffrey을 창조해냈다고 한다.

제임스 2세는 대포를 좋아해서 대포 사용을 장려했다. 대포는 건물을 파괴하고 전면적 대혼란을 일으키는 살상 기술의 최고봉이었다. 제임스 2세는 부르고뉴 대포를 스코틀랜드로 가져와 영국군에게 사용했다. 1460년 그는 록스버러성Roxburgh Castle을 포위하는 동안 자신이 아끼던 거대한 대포 옆에 서 있었다. 이 대포는 이름까지 있었는데, 바로 메그Meg였다. 그런데 그가 대포를 자랑하던 중 메그가 폭발하고 말았다. 날카로운 금속 파편이 왕의 다리를 관통하며 대퇴골을 산산조각 냈다.

대퇴골은 머리 부분이 골반과 맞물려 있고, 무릎에서 정강이 뼈, 종아리뼈와 합쳐진다. 핏츠코티<sup>Pitscottie</sup> 출신의 연대기 작가 로버트 린세이<sup>Robert Lindsay</sup>는 제임스 2세의 허벅지 뼈가 "잘못 조립된 대포의 파편에 맞아 두 동강이 났다"라고 했다. 왕은 아마도 과다 출혈로 빠르게 사망했을 것이다. 다리에는 뼈가 있는 데다 큰 혈관도 흐르고 있고, 뼈에도 혈관이 많기 때문이다. 뼈는 근육을 지탱해주는 하얗고 단단한 골격에 그치는 게 아니다. 대퇴골처럼 큰 뼈에는 혈액 세포를 만들어내는 골수가 가득 차 있어서 출혈이 일어나기도 한다. 대포의 금속 파편이 제임스 2세의 허벅지를 찢어발겼을 때 몇 분 만에 쏟아져 나온 다량의 혈액이 국왕의 쓰러진 몸 주변을 붉게 물들였다. 하지만 다행히도 그에게는 아들이 있었다. 제임스 2세의 아들이 스코틀랜드 국왕인 제임스 3세가 되었고, 가문의 전통에 따라 제임스 3세도 잔혹한 죽음을 맞이했다.

# 35

# 남극에서
# 끝내 못 돌아온
# 오츠 대위의
# 발

인간의 발은 많은 일을 한다. 그럴 수밖에 없는 것이, 발은 우리의 몸 전체를 지탱하는 중요한 역할을 하기 때문이다. 인간은 두 발로 계속 서 있을 수 있는 유일한 대형 생명체다. 많은 뼈는 곧 많은 관절을 의미하며, 이들을 연결하기 위해 수많은 인대와 힘줄이 필요하다. 26개의 뼈와 33개의 관절로 이루어진 발은 매우 중요한 역할을 하지만, 동시에 취약하기도 하고 대체될 수도 있다.

여기서 루이 14세의 통풍으로 빨갛게 변하고 퉁퉁 붓고 땀나는 아픈 발 이야기는 하지 않겠다. 장 바티스트 륄리(Jean-Baptiste Lully, 1632~1687)는 이탈리아 태생의 바로크 음악 작곡가로 루이 14세와 왕실의 총애를 받았고, 루이 14세와 똑같이 고통스러운 최후를 맞이했다.

륄리는 국왕의 기적적인 쾌유를 축하하기 위해 작곡한 작품을 특별 저녁 공연에서 지휘했다. 현대적인 짧은 지휘봉이 나오기 전이라 지휘자는 긴 지휘봉으로 바닥을 치면서 박자를 맞추어야 했다. 그런데 너무 열정적으로 지휘하다가 지휘봉으로 본인의 발을 찍어버렸다. 륄리는 바이올린의 거장이었으니 신체 조정 능력이 뛰어났을 거라고 생각할지도 모르겠다. 하지만 실제로는 전혀 그렇지 않았다. 그 결과는 사고라고 부를 만했다. 륄리의 지휘봉은 피부를 꿰뚫고 뼈에까지 닿았다.

발가락 조직이 감염되어 농양이 생겼고 괴저로 발전했다. 발이 부어오르면서 피부를 잡아당겨 통증은 더욱 심해졌다. 상처 부위로 피가 밀려들면서 발은 빨갛게 변하고 뜨거워졌다. 고통스럽게 부푼 발에는 이불도 버겁게 느껴졌다. 다리 위쪽까지 붉어졌고, 세균이 혈액으로 들어가 다리 전체가 위험해졌다. 어린 시절 무용수로 자란 륄리는 다리를 잃어버릴 수 있다는 생각에 충격을 받았다. 그는 잔뜩 겁에 질려서 다리를 절단하느니 차라리 죽는 것이 낫다고 말했다. 결국 지금이라면 가벼운 발 부상에 불과했을 상처를 이기지 못한 채 집 안의 따뜻한 침대에서 생을 마감하고 말았다. 그때 그의 나이는 54세였다.

## 아문센에 한발 뒤진 남극 탐험대

모험가 로런스 오츠(Lawrence Oates, 1880~1912)도 발 부상으로 사망했는데 그의 마지막은 그렇게 따듯하지 못했다.

그는 동료를 구하려고 자신을 희생한 이타적이고 전형적인 영국 신사로 기억되고 있다. 그런데도 오츠의 동료들은 살아남지 못했고, 그는 그 사실조차 알지 못했다. 로런스 오츠는 어렸을 때 이튼칼리지에 다녔는데 건강이 나빠져서 중퇴해야 했다. 그 후 입대 지원자 훈련 학교인 속성 훈련소army crammer에 다니기 시작했다. 그가 입대한 곳은 웨스트 요크셔 연대West Yorkshire Regiment의 제3대대(민병대)였다. 제2차 보어 전쟁 당시에 기병 연대와 함께 현역으로 복무하다가 1901년 3월에 허벅지에 총을 맞았다. 그의 대퇴골은 총알에 맞아 부러졌고, 그로 인해 왼쪽 다리가 오른쪽 다리보다 1인치 더 짧아졌다. 그는 다리 부상에도 원을 그리며 걷지 않고 똑바로 걷는 데 성공했다. 또한 다리를 다쳤던 그 전투에서 두 번이나 항복을 거부하면서 계속 싸웠고, 빅토리아 십자 훈장 수여 후보자로 추천받았다. 그는 17세기에 구교도 음모 사건Popish Plot을 꾸민 티투스 오츠Titus Oates의 이름을 따서 '티투스'라는 별명을 얻었다. 하지만 17세기의 티투스 오츠가 저질렀던 대학살을 생각하면 다소 불운한 별명이었다.

오츠는 말을 다뤄본 경험이 있어서 스콧Scott 대위의 테라 노바Terra Nova 남극 탐험대에 들어갔고, 썰매를 끌 말 19마리를 데려갔다. 스콧의 남극 탐험대에 1천 파운드를 기부하기도 했지만, 대체로 팀원들의 사랑도, 인정도 받지 못했다. 오스트랄라시아 남극 탐험대의 탐험가 벨그레이브 니니스Belgrave Ninnis는 오츠를 "우수하지만 단순한 정신의 소유자"라고 표현했고 다른 사람들은 그저 "군인"이라는 별명으로 불렀다. 오츠는 스콧뿐만 아니라 다른 사람들과도 충돌했다. 그는 스콧이 "썰매를 끌 동물을 잘못 골랐고", "동물이나 사람을 잘 다루지 못했다"라고 기록했다. 이에 스콧은 이렇게 반박했다.

"군인은 무엇이든 비관적으로 생각한다."

1912년 1월, 5인조 팀이 남극에 도착했다. 이들은 한 달 먼저 도착해 승리의 영광을 차지한 노르웨이 탐험가 로알 아문센Roald Amundsen이 남기고 간 텐트를 발견했다. 결국은 실망감을 가득 안고 집으로 돌아가는 긴 여정을 시작했다. 악천후와 부상, 괴혈병, 동상 등 모든 위험한 사고가 발생하면서 상황은 끔찍해졌다. 팀원 에드거 에번스Edgar Evans는 며칠 전 낙상으로 머리를 크게 다쳐 세상을 떠났다.

팀원들과 함께 기지로 돌아갈 때 오츠는 극심한 추위에 시달렸다. 지독한 동상에 걸려 발이 얼어붙었고, 급기야는 괴저가 생겼다.

극심한 추위에 노출되면 그 피해 정도가 노출 시간과 하강하는 온도에 비례해서 심해진다. 오츠의 팀은 오랫동안 추위에 시달렸다. 몸이 영하 2.2℃ 이하에 노출되면 얼음 결정이 형성되기 시작한다. 영하 2.2도라고 키보드로 치는 순간에도 얼얼함과 통증이 느껴지는 듯하다. 얼음 결정은 세포 안팎의 공간에 형성된다. 얼음 결정은 외막을 산산조각 내서 세포를 터트린다.

동상은 크게 두 가지 방식으로 발생할 수 있다. 첫 번째는 신체 조직의 초기 동결이다. 다른 하나는 얼어붙었던 조직에 피가 다시 흐르면서 생기는 재관류 손상이다. 이런 손상이 혈관 내에서 일어나면 얼음 결정이 내피를 파괴해 어혈과 혈액 응고, 조직 괴사를 일으킨다. 또한 체액이 이동하고, 부종이 생겨 상처 부위가 부어오른다. 작은 혈관이 터지고, 조직 괴사가 일어나면서 상처 부위가 검게 변한다.

딸기를 얼려봤다면 알겠지만 한 번 얼렸던 딸기는 결코 원래대로 해동되지 않는다. 물이 얼면 팽창한다. 딸기의 세포 내에서 물이 얼면 세포가 터지고 딸기는 흐물흐물해진다. 손가락과 발가락, 코 등 신체의 세포도 단단하게 언 이후에는 터져서 흐물흐물해진다.

처음에 오츠는 발가락이 간질거리고 가렵고 아팠을 것이다. 나중에는 피부에 물집이 생긴다. 피부층이 하나둘씩 얼어붙고, 가장 끔찍하게는 발의 힘줄과 뼈가 얼어붙는다. 따뜻한 혈액을 계속 공급받아야 하는 장기와 심장에서 멀리 떨어진 발은 추위에 약하다. 생사의 갈림길에서 신체는 발로 가는 혈액 순환을 희생시킨다. 신체가 감염되거나 다친 신체 부위가 동상이나 괴저로 괴사하면 해당 부위를 차단할 수 있는 놀라운 메커니즘이 존재한다. 팔다리는 생존에 필수적인 부위가 아니지만, 괴저는 그렇지 않다. 이 과정은 자가 절단auto-amputation이라고 불리며, 괴사하여 검게 변한 조직이 저절로 떨어져 나가는 현상이다. 이는 장애를 초래할 수 있지만, 생명을 구하는 역할을 하기도 한다. 오츠의 괴저는 더욱 심각했다. 발가락 한두 개가 아니라 발 전체가 괴저에 걸렸기 때문이다.

3월 15일 그는 팀원들에게 자신을 버려두고 계속 가라고 했다. 자신이 동료들의 발목을 잡고 있다는 사실을 잘 알고 있었다. 그러나 그가 부탁했음에도 불구하고, 그들은 그를 침낭에 남겨두고 떠나는 것을 거부했다.

## 죽음으로 동료를 구하려 한 오츠

3월 17일 오츠는 동료들이 계속 앞으로 나아갈 수 있게 뭐든 해야겠다고 다짐했다. 그는 자신이 할 수 있는 유일한 일이 절뚝거리며 눈 폭풍 속으로 사라지는 것뿐이라고 느꼈다. 그는 얼어붙은 발을 딛고 일어나 텐트를 나섰다. 영하 40도의 눈보라 속, 남극의 로스 빙붕Ross Ice Shelf으로 걸어 나가 최후를 맞이했다.

"용감한 사람이자 영국 신사의 행동이다."

스콧은 일기에 이렇게 기록하고는 오츠가 팀원들에게 마지막으로 한 말도 덧붙였다. 오츠는 이렇게 말했다.

"나는 그냥 밖에 나가 보겠네. 아마 시간이 좀 걸릴지도 모르지."

이날은 오츠의 서른두 번째 생일이자 마지막 날이었다. 그의 이런 불굴의 정신은 이 책의 한 장(章)을 할애해서 소개해야 할 자격이 있다.

로런스 오츠 대위는 당대의 전형적인 젊은이가 아니었다. 그는 사회의 기대를 불편하게 여겼기 때문에 사회 규범에 맞서 싸웠다. 오츠에게는 동시대의 관습도 옷도 어울리지 않는 것 같았다. 극한 탐험에 나서서 지구상의 모든 사람과 수천 마일 떨어진 채, 달성할 수 없을지도 모르는 드높은 목표를 추구하는 삶을 사는 사람들은 종종 주변 사람들과 잘 어울리지 못한다. 오츠는 다소 위압적인 성격의 어머니와도 떨어져 지냈다. 아들이 집으로 돌아오지 않자 불운한 탐험대의 운명에 처음으로 의문을 제기한 사람은 오츠의 어머니였다.

지난 수년 동안 오츠의 이야기에 관해 많은 조사가 이루어졌다. 그가 남극으로 달아나기 전에 어린 소녀를 임신시켰다는 등의 중상모략하는 이야기도 많았다. 스콧의 지도력 부족을 한탄하는 오츠의 일기는 스콧의 용맹함을 칭송하는 공식적인 이야기와 모순되는 것처럼 보였기 때문에 일부 사람들은 탐험 실패의 책임을 스콧이나 오츠에게 돌리기도 했다. 하지만 지금 이 책에서는 오츠의 발 이야기를 하고 있다. 오츠의 발은 1912년에 로스 빙붕에서 얼어붙었다. 오츠 가족의 집 근처인 리즈Leeds의 메인우드에 있는 성 트리니티 교회Holy Trinity Church에는 오츠 대위를 기리는 기념 명패가 있다. 거기에는 이런 시적인 글귀가 적혀 있다.

*"오츠의 시신은 남극의 눈 속에서 길을 잃고 누워 있다."*

제1차 세계대전 당시 병사들에게 오츠와 그의 남극 탐험 동료들의 사진은 영국의 고귀한 사람들이 죽음에 어떻게 맞섰는지를 알려주었다. 유럽의 참호에서 집중포화를 받던 군인들은 오츠가 비극적인 상황 앞에서도 냉정함을 유지한 이야기를 떠올리며 힘과 용기를 얻었다.

영국 국왕의 막내아들인 해리 왕자Prince Harry가 남극 탐험 경험을 글로 썼을 때 그가 걸렸던 동상이 머리기사를 장식했다. 해리는 토저(todger, 영국 상류층이 민망함을 덜려고 음경 대신 사용하는 용어)의 표면이 차가워지면서 동상의 초기 증상을 느꼈다. 운 좋게도 그리 심각한 문제는 아니었다. 해리의 음경은 그렇게 위험한 상태가 아니라서 몸을 따뜻하게 데우자 곧 괜찮아졌다.

이와 정반대되는 극심한 발 부상은 참호족(塹壕足, Trench Foot)이다. 참호에서 병사들의 발은 해리 왕자의 토저보다 훨씬 더 나쁜 상황에 직면했다. 참호족은 동결과 해동 시에 혈관이 개방되고 폐쇄되는 연속적인 혈관 확장과 수축으로 발생한다. 피부와 연조직이 파괴되면 감염 확률이 높아진다. 다리가 무릎까지 붓고 악취가 나는 체액으로 가득 찬 물집이 생긴다. 이런 악취는 극히 지독해서 쉽게 잊을 수가 없다. 참호족은 많은 군인에게 재앙과도 같았던 제1차 세계대전의 참호와 관련이 있지만, 날씨가 나쁜 곳이라면 어디서나 발생할 수 있다. 동상과 달리 참호족은 반드시 영하의 온도에서만 발생하는 게 아니어서 온화한 환경에서도 나타날 수 있다. 물에 잠긴 차가운 참호에서 발 위생은 중요한 문제인데도 간단하게 해결할 수 없었다. 나폴레옹이 특별하게 대우했던 유명한 프랑스 의사 도미니크 장 라헤이[Dominique-Jean Larrey]는 참호족이 100년 전에 병사들의 야영지에 어떤 영향을 미쳤는지를 기록했다. 그러나 이 질환이 '참호족'이라는 이름을 얻게 된 것은 제1차 세계대전 때였다. 1914년에서 1915년 사이에만 영국군 병사 약 2만 명이 이 질환으로 치료를 받았다고 추정된다.

# 36 금빛 연꽃을 닮은 요낭의 발가락

유행에 뒤처지지 않고 더 나은 삶을 살기 위해 수백만 명에 달하는 중국 소녀들이 전족(纏足) 풍습을 1000년 넘게 이어갔다. 오래전부터 전해지는, 다소 미화됐을지도 모르는 전족의 기원은 송나라 시대 직전인 10세기에 중국 황제 이유Li Yu의 애첩이었던 요낭Yao Niang에서 비롯된다.

어느 날 요낭은 금빛 연꽃을 묘사하려고 섬세한 작은 발을 비단으로 감싸고 아름답게 춤을 추었다. 숨이 멎을 정도로 놀라운 공연이었다. 많은 사람이 요낭처럼 아름다워지고 싶어서 발

고흐의 귀, 퀴리의 골수

을 최대한 작게 만들려고 묶기 시작했다. 발은 작으면 작을수록 더 좋았다.

전족을 탄생시킨 최초의 무용수에 관해 알려진 다른 이야기는 없다. 몇 세기가 흐르면서 그 이야기가 달라지고 부풀려지고 재해석됐다는 건 놀라운 일도 아니다.

여자아이들은 네 살쯤 되면 첫 번째 전족 의식을 치렀다. 발을 물에 담그고 허브와 오일로 문지르고 발톱을 깎았다. 그러고 나서 발을 묶기 시작했다. 엄지발가락은 그대로 놔두었지만, 나머지 네 개의 발가락은 고통스러운 변형 과정을 겪었다. 발가락의 뼈를 이어주는 관절을 부러뜨리고, 발바닥을 감싸서 발을 삼각형 모양으로 만들었다. 정기적으로 천을 제거하면서 피와 고름을 닦아낸 후, 다시 새로운 천으로 발을 더욱 단단히 조여 묶었다. 발가락을 두들기고 문지르고 변형해서 원하는 모양으로 만들었다. 걸어 다니면서 발가락이 다시 부러져 성장이 저지되고, 발을 밀어 넣어 도드라진 아치 형태로 만들면서 발 길이가 더 짧아졌다.

발배뼈와 주사위뼈에서 종골(발뒤꿈치뼈)에 이르는 횡족근 관절은 전족으로 산산조각이 난다. 발 앞쪽의 각 발가락은 네 개의 뼈로 만들어지는데, 뼈를 연결해서 걸을 수 있게 해주는 작은 힘줄과 인대는 이 과정에서 망가진다. 발바닥에서 발등의 정상 각도는 20도에서 30도 사이이다. 전족한 여성의 경우에는 그 각도가 60도에서 80도에 이른다. 발꿈치뼈 각도는 거의 수직에 가까워진다.

이 과정에서 발바닥 안쪽이 크게 움푹 들어간다. 이 상태로는 걸을 수가 없어서 엉덩이와 척추의 골밀도가 감소한다. 이대로 넘어졌다가는 골절될 위험이 있고, 발이 작아서 넘어질 가능성은 더욱 크다.

## DNA의 설계를 이겨낸 전족

전족의 목적은 길이가 겨우 8센티미터가량 되는 금련(金蓮)이라는 발 모양으로 성형하는 것이었다. 길이가 10센티미터인 발은 은련(銀蓮)이라고 했다. 온갖 고통을 겪고도 고작 13센티미터에 가까워진 발은 철련(鐵蓮)이라고 했다.

왜 전족을 했을까? 섬세한 무용수를 모방할 수야 있겠지만 왜 그렇게 오랫동안 전족이 유지되었을까? 작은 발은 우아함과 세련미의 극치로 여겨졌다. 처음에는 중국 송나라(960~1279) 시대 상류층의 신분을 상징했고, 으레 그렇듯 상류층을 따라 하는 사람들이 생겨났다. 전족의 연꽃 모양은 전족 한 여성의 걷는 모양새와 마찬가지로 지독한 집착의 대상이 되었다. 연꽃 모양 발은 매력적이고 관능적으로 여겨지기까지 했다. 작은 발은 도덕적 미덕, 겸손과 직결되었다. 게다가 발이 작을수록 좋은 집안으로 시집갈 가능성이 컸다. 사랑이라는 이름으로 전족을 도와주고 고집하는 것은 어머니의 의무였다. 어머니는 전족이 자녀에게 더 나은 미래를 안겨준다고 믿었다. 어쩌면 그게 현실일 수도 있었다. 남성들이 발 작은 여성을 찾았기 때문이다.

하지만 전족은 여성을 통제하고 복종시키는 수단으로도 사용되었다. 전족한 여성은 육체적인 일을 많이 할 수 없어서 바느질처럼 앉아서 하는 일을 할 수밖에 없었다. 집을 떠날 수도, 멀리 여행할 수도 없어서 통제하기 수월했다. 전족은 감염 위험이나 발가락을 잃을지도 모르는 위험까지 무릅쓴 극도로 고통스러운 과정이었다. 나중에는 전족한 여성들 대부분이 발가락이 무감각해지면서 고통을 느끼지 못하는 지경에 이르렀다.

17세기에 황제가 전족을 금지했지만, 칙령은 대부분 무시되었다. 이후 예수회 선교사들이 전족을 금지하려고 노력했지만 헛수고였다. 1888년에는 강유위Kang Youwei가 전족 관습을 타파하려고 전족금지협회Anti-Footbinding Society를 설립했다. 1912년 이 오래된 관습은 마침내 불법으로 규정되었다. 그런데도 전족은 비밀리에 계속되었다. 마지막으로 기록된 전족은 금지된 지 40년 후인 1957년이었다.

중국의 전족 여성 전용 신발을 전문적으로 만드는 하얼빈의 즈창Zhiqiang 신발 공장은 1999년에 문을 닫았다. 공장의 노령 고객들은 죽음을 앞두고 있었고, 전족 신발은 더 이상 필요하지 않았다. 이제 전족 여성은 소수만 남아 있다. 이들의 딸과 손녀, 증손녀는 이전 세대만큼 고통을 겪지 않아도 된다. 전족은 이제 옛 중국의 상징으로 여겨지고 있다. 고층 건물이 들어선 미래지향적

도시의 많은 사람은 전족이 세상에서 완전히 사라지기를 바란다.

사진작가 조 파렐Jo Farrel이 80세에서 100세 사이의 마지막 남은 전족 여성들을 찾아다닌 덕분에 전족 여성에 관해 많이 알려졌다. 전족 여성들은 조에게 그들의 발을 촬영해도 좋다고 하고 자신들의 이야기를 들려주었다.

요낭이 실제로 전족을 유행시켰든 아니든 전족 관습이 중국 전역에서 수 세기 동안 살아남았다는 사실은 놀랍기 그지없다. 무용수의 아름다움을 닮고 싶다는 욕망 때문에 수백만 명의 중국 소녀들이 발 모양을 DNA의 의도와 동떨어진 형태로 바꾸었다.

# 37 에이즈에 걸린
프레디 머큐리의
백혈구

백혈구가 제 역할을 다하지 않는다면 애석한 일이 아닐 수 없다. 백혈구는 실제로 인간의 몸을 돌봐준다. 인간 면역결핍 바이러스HIV와 같은 적을 마주치지 않는 한 그렇다. 만약 백혈구가 HIV에 걸려 손상되면 재앙이 일어날 수 있다.

프레디 머큐리(Freddie Mercury, 1946~1991)는 1946년 9월에 파로크 불사라Farrokh Bulsara라는 이름을 갖고 태어났다. 그는 세계적인 히트곡으로 명성을 떨친 매우 특별한 밴드 퀸Queen의 리더이자 리드보컬이었다. 1985년에 프레디와 밴드는 자선기금을 모으려고 자선단체 밴드 에이드Band Aid의 무대에 섰다. 처음에는 지지부진하던 전화 기부금이 갑자기 밀려 들어왔다. 전 세계가 지켜보는 것만 같았던 상징적인 순간이었다. TV 화면에서 볼 수 없었던 것은 프레디의 백혈구 내부에서 불거지고 있는 문제였다.

난잡한 로큰롤 문화를 즐기는 생활 방식이 프레디의 발목을 잡았다. 프레디는 인간 면역결핍 바이러스에 감염되었다. 이 바이러스는 성관계와 혈액제제 혹은 주사기 공유를 통해 사람에서 사람으로 전염된다. 주로 프레디가 속한 동성애 공동체를 중심으로 퍼져 나갔다. 막연한 두려움과 유언비어로 인해 상황은 더욱 나빠졌다. HIV 혈액 검사는 1984년부터 가능했지만, 사람들이 검사를 꺼린 이유는 단순히 사회적 낙인 때문만은 아니었다. 치료법이 없는 병이라면 검사를 받아도 소용없다고 생각하는 이들이 많았던 것이다. 일단 HIV가 에이즈로 발전하면 사형선고나 다름없었다.


## 에이즈에 걸린 록의 전설

HIV라는 작은 바이러스 구조는 새로운 숙주의 혈액으로 들어가 면역세포를 공격한다. HIV는 레트로바이러스retrovirus라는 바이러스군에 속한다. 이 바이러스는 DNA 대신 RNA(리보핵산)를 사용해 유전정보를 암호화한다. HIV는 치료하지 않으면 혈청 전환이 일어나면서, 감기와 같은 증상이 나타나는 급성 감염 단계로 시작하여 만성 감염 상태로 발전한다. 만성 감염 단계에서는 HIV가 새로운 세포를 감염시키고 복제하고 손상을 일으키기 시작한다. 그러다가 마침내 증상이 나타난다.

프레디가 몸이 좋지 않다고 느끼기 시작하고 증상이 나타났을 때가 만성 감염 단계였다. 프레디의 백혈구가 HIV의 공격을 받으면서, 정상 상태라면 면역체계가 물리칠 수 있는 중중 감염이나 암이 마음대로 발생할 수 있었다. 프레디의 어깨에서 카포시 육종이 발견됐는데, 이 자주색 병변은 면역체계가 HIV 때문에 약해졌다는 명백한 징후였다. 카포시 육종은 면역체계가 제어하지 못할 때 문제를 일으키는 헤르페스바이러스 때문에 발생한다. 이처럼 눈에 잘 띄는 병변은 슬프게도 HIV에 걸렸다고 낙인찍는 징후다.

HIV는 면역세포가 당연히 해야 한다고 여겨지는 일을 못 하게 만든다. HIV 감염 마지막 단계인 후천성면역결핍증(AIDS)은 정상 상태에서는 거의 나타나지 않는 질병으로 진단할 수 있다.

프레디가 본인의 HIV 감염 여부를 알아보기로 결심했을 때 그의 검사 소식이 언론에 새어 나갔다. 1980년대 중반까지 동성애자 수천 명이 에이즈로 목숨을 잃었다. 프레디의 검사 결과는 양성으로 나왔다. 그는 바이러스를 지니고 있었고, 백혈구는 제기능을 하지 못했다. 그런데도 프레디는 그 사실을 아무에게도 말하지 않고 일을 계속했다. 아닌 척하는 연기력이 대단했다.

## 프레디의 죽음 이후

1990년 브릿 어워드BRIT Awards 시상식에서 프레디는 예전의 활기찬 모습은 온데간데없이 마치 껍질만 남은 것처럼 수척해 보였다. 1991년에는 마지막 노래를 부르는 자신의 영상을 발표했다. 프레디는 아무것도 남지 않은 사람처럼 보였지만 자신만의 무기인 열정을 뽑아내 〈우리 생애의 나날들These Are The Days of Our Lives〉을 카메라 바로 아래에서 불렀다. 완연하게 드러나는 병색을 애써 감추려고 흑백으로 촬영한 걸 보아 프레디의 몸 상태가 아주 나빴던 게 분명했다. 결국에는 에이즈, 아니 좀 더 구체적으로 말하자면 에이즈로 인해 신체가 막아낼 수 없었던 질병인 기관지 폐렴에 걸려 6개월 후인 1991년 11월 24일에 세상을 떠났다.

치명적인 질병은 더욱 많은 관심을 받아야 한다는 듯 프레디의 죽음은 HIV 감염이라는 질병을 사람들의 마음속에 생생하게 심어주었다. 이후 HIV에 감염된 사람들의 증상과 삶을 개선하려는 막대한 노력이 이어졌다. 20세기 후반에는 세계 곳곳의 실험실에서 분자생물학 기술이 향상되었고, 그 덕분에 레트로바이러스에 대한 지식이 더욱 깊어졌다. 그 이후에도 HIV는 사라지지 않았고, 2021년에는 HIV를 보유한 채 살아가는 사람이 전 세계적으로 3,840만 명에 달했다. 하지만 그동안의 노력 덕분에 이제는 더욱 많은 치료법이 나왔다.

프레디가 오늘날 HIV 보유자로 진단받는다면 그의 백혈구를 치료할 가능성은 훨씬 클 것이다. 항레트로바이러스제 개발은 HIV 보유자가 보유 바이러스를 감당할 수 있을 만한 수준으로 억제할 수 있고, 이는 자신의 면역세포를 동원해 다른 감염에 맞서 싸울 수 있다는 뜻이다. 프레디가 1991년 세상을 떠나기 얼마 전에 말했듯이 쇼는 계속되어야 한다.

# 전시되는 시체들

의과대학에서는 인체해부학과 생리학을 가르칠 때 습관적으로 신체를 부위별이나 계통별로 분리한다. 하지만 우리는 종종 모든 신체 부위가 하나로 연결되어 있으며, 결합 조직, 힘줄, 그리고 피부로 이어져 있다는 사실을 잊곤 한다. 포르투갈에서 '이네스는 죽었다Inês is dead'는 말은 '끝났다, 포기하라, 그만 파헤쳐라'라는 뜻이다. 하지만 그 충고를 세상이 잘 따르기는 힘들 것 같다. 인간은 죽은 자를 파헤치는 것을 좋아하기 때문이다.

포르투갈의 페드로 1세는 1357년 왕이 되기 전에 아내의 시녀이자 사촌이었던 갈리시아의 귀족 여인 이네스 데 카스트로Inês de Castro와 미친 듯이 사랑에 빠졌다. 둘은 연인이 되었고 사생아를 낳았다. 페드로는 아내가 죽었을 때는 거의 신경도 쓰지 않았다. 페드로의 아버지 알폰소 4세는 페드로가 이네스를 계속 만난다는 사실을 알고 분노했다. 아들에게 이네스를 만나지 말라고 단호하게 말했지만 무시당했다. 두 사람은 작위와 돈, 그 밖에 다른 것을 놓고 논쟁을 벌였다. 마침내 알폰소는 암살자를 보내 이네스의 목을 베어버렸다. 페드로는 당연히 넋이 나갔다.

아버지 알폰소가 죽고 페드로가 왕이 되었을 때, 제일 먼저 한 일은 그의 연인을 죽인 사람들에게 복수하는 것이었다. 그 후에 이네스 시신을 파내어 죽은 지 2년 된 그녀의 시신을 여왕으로 선포했다. 페드로는 결혼 서약에서 '죽음이 우리를 갈라놓을 때까지'라는 말을 하지 않았다. 이네스와 결혼했기 때문에 이네스의 아이들도 적출이라고 페드로는 말했다. 페드로는 이네스의 시신에 왕실 예복을 입히고, 그녀의 썩은 머리에 왕관을 씌워서 왕좌에 앉혔다. 죽은 여왕 앞에 무릎을 꿇고 충성의 표시로 썩은 손에 키스하려는 행렬이 줄을 이었다. 하지만 여왕의 시신에 키스한 사람이 페드로만은 아니었다.

방광결석 수술 후 통증 없이 지내던 새뮤얼 피프스는 36번째 생일 축하 기념으로 웨스트민스터 사원을 방문했다. 참회의 화요일Shrove Tuesday이라 집에서 팬케이크를 먹어야 했지만, 피프스는 오래전에 사망한 발루아의 캐서린 여왕의 시신을 보러 웨스트민스터 사원에 갔다. 캐서린은 국왕 헨리 5세의 아내였고, 새뮤얼 피프스보다 2세기 앞서 살았다. 런던의 웨스트민스터 사원을 찾는 방문객들은 유료로 캐서린 여왕의 시신을 볼 수 있었다. 무덤에서 꺼낸 캐서린 여왕의 시신은 아직 다시 안치되지 못했다. 피프스는 일기에 이렇게 썼다.

"오늘 나는 여왕에게 입 맞췄다."

이 두 여왕만 무덤에서 나와 거리 행진을 한 것이 아니었다. 노르망디의 윌리엄은 영국의 정복왕 윌리엄 1세가 되려고 영국 해협을 건너기 전에 성 발레리St. Valery의 시체를 무덤에서 파내어 거리 행진에 내보내 군대의 사기를 올리려고 했다. 성 발레리는 서기 619년에 사망한 프랑스 수도승으로, 기도와 희생의 삶을 통해 수많은 기적을 일으킨 것으로 알려졌다. 그런 성 발레리의 거리 행진이 실제로 도움이 됐는지 윌리엄은 정복자가 되었다.

서기 897년, 교황 포르모수스Pope Formosus와 원수지간이었던 교황 스테파노 6세Pope Stephen VI가 시체 재판Cadaver Synod을 열었다. 포르모수스가 사망하고 9개월이 지난 후, 스테파노는 포르모수스의 시체를 파내 위증 혐의로 재판장에 세웠다. 포르모수스의 시체가 어떤 질문에도 대답하지 않자 집사가 시체를 대신해 대답했다. 집사는 죽은 교황 뒤에 앉아 목소리를 내고 시체를 꼭두각시처럼 조종했을 것이다. 포르모수스는 자신을 변호할 수 없었기에 유죄를 선고받았다. 그의 축성 받은 손가락은 절단되었다. 어차

피 포르모수스에게 더는 손가락이 필요 없었다. 그의 교황 선출도 무효로 선언되었다. 포르모수스는 그러한 평결에 아무런 대꾸도 하지 않았다.

이 모든 이야기가 어찌나 기괴한지 교황 스테파노에게 맞서서 그를 비난하는 사람이 많았다. 다음 교황인 테오도르 2세 Theodore II는 포르모수스의 무죄를 입증해 모든 일을 바로잡았다. 테오도르는 교황직에서 겨우 20일밖에 버티지 못했다. 포르모수스의 일로 반감을 품은 사람들이 테오도르에게 보복을 가했다고 생각하는 사람들도 있었다. 아무도 편히 잠들 수가 없었다.

시신 전시는 여왕, 성자, 교황들을 위한 것이 아니었다. 지금은 시신을 전시하는 전시회가 엄청나게 성공했다. 종교나 권력 차원이 아니라 교육 차원에서 거둔 성공이었다.

작년에 런던을 배회하다가 피카딜리Piccadilly에서 열리는 군터 폰 하겐스Gunther von Hagens의 '인체의 세계Body Worlds' 전시회 포스터를 우연히 발견했다. 포스터에는 피부가 벗겨져서 머리뼈를 가로지르는 근육과 힘줄이 드러난 인간의 머리가 날 내려다보고 있었다. 1990년대 후반 내가 해부학 수업에서 신체를 직접 해부하던 시절에는 '인체의 세계' 전시회의 선전 효과가 엄청났다. 그 이후로는 그 전시회를 거의 잊어버리고 있었다.

폰 하겐스는 1970년대에 하이델베르크에서 박사학위를 취득한 해부학자다. 의도적으로 충격적인 일을 하는 쇼맨으로 항상 자신의 상징과도 같은 중절모를 쓴다. 이에는 렘브란트의 그림 〈니콜라스 튈프 박사의 해부학 강의The Anatomy Lesson of Dr Nicolaes Tulp〉
(1632)에서 중절모를 쓴 모습으로 그려진 니콜라스 튈프에게 말
그대로 모자를 기울여 경의를 표한다는 뜻이 담겨 있다. 1990년
대에 폰 하겐스는 조나단 로스Jonathan Ross가 진행하는 영국 토크쇼
에 출연했다. 폰 하겐스가 〈몬스터 매시The Monster Mash〉라는 노래와
함께 등장했을 때 로스는 하겐스를 시신으로 예술 작품을 만드
는 사람이라고 소개했다.

폰 하겐스는 교육에 대한 열정으로 본인의 기술을 발전시킨
의사였다. 심지어는 자신을 '대중 해부학자'라고 소개했다. 그는
신체 조직을 사망 후 부패 전 상태로 보존하는 새로운 플라스티
네이션plastination 과정을 설계했다고 말했다. 1970년대에는 표본을
보존하려고 플라스틱으로 감싸는 방법을 사용했다. 하겐스는 그
방법 대신에 표본 내부에 플라스틱을 넣을 생각을 했다. 그 후 플
라스티네이션이라는 기술을 완성하는 데 20년이라는 시간을 보
냈다. 모든 세포에서 수분을 제거하고 끓는점이 낮은 아세톤으
로 대체한 후, 아세톤을 기화시켜서 고분자(폴리머)를 세포 안으로
끌어들이는 진공 과정을 거쳤다. 조직에 채워 넣은 폴리머는 조
직의 모양대로 굳어서 유지된다.

폰 하겐스는 의사들이 표본에 자부심을 가질 수 있도록 미적
측면을 고려해야 한다고 믿었다. 그래서 손은 옆구리 옆에, 손바
닥은 천장을 향하는 자세로 표본을 눕혀놓는 게 아니라 관객의
감정을 자극할 수 있게 전시했다. 르네상스 해부학자들은 신체

를 실제와 같은 자세로 전시해서 하겐스의 상징인 모자 못지않게 큰 영향력을 폰 하겐스에게 미쳤다. 과거의 해부학자들은 피부를 벗긴 근육과 장기를 보여주는 인체 모형<sup>écorché</sup> 형태로 신체를 그리고, 조각했다. 폰 하겐스의 전시회는 전통적인 17세기와 18세기 양식에서 영감을 얻었다. 조각품이 아니라 실제 사람을 사용했다는 점이 다를 뿐이었다.

폰 하겐스는 채널4에서 생방송으로 부검을 진행하여 논란을 일으켰다. 100년이 훌쩍 넘는 세월 동안 처음으로 시행된 공개 해부였고, 19세기만큼이나 큰 호응을 끌어냈다. 그 후 폰 하겐스는 시신들을 챙겨서 순회전시를 시작했다. '인체의 세계'는 폰 하겐스의 작품을 전시한 전시회 중 하나였다. 원래 영국 런던의 브릭 레인<sup>Brick Lane</sup>에서 열렸던 이 전시회에서는 보존된 조직의 작은 단위체에서 해부와 보존 상태가 상이한 시체에 이르기까지 다양한 해부학적 표본을 전시했다. 각기 다른 자세의 전신 시체는 물론 질병이나 건강 상태가 다른 여러 신체 기관들을 보여주는 더 작은 표본도 있었다. 사람의 심장을 손에 들고 기도하는 해골이 방문객들을 환영한다. 관절 내부에는 빛나는 보철물이 채워져 있는데 이는 보통 정형외과 수술실이나 부검대에서 볼 수 있는 광경이다.

1990년대 후반과 2000년대 초반에 시체 전시회가 성장하면서 폰 하겐스도 인기를 얻었다. 하겐스는 수이 홍진<sup>Sui Hongin</sup>이라는 다른 의과대학 졸업생인 중국인 의사의 도움을 받아 다롄시에 실험실을 열었다. '인체의 세계' 전시회는 거대한 사업이 되었다. 한때는 독일과 중국, 키르기스스탄 3개국의 5개 실험실에서 일하는 직원이 총 240명에 달하기도 했다. 뭔가 성공을 거두고 큰 수익을 올리면 머지않아 복제품이 나오기 마련이다. 수이 홍진은 폰 하겐스한테서 배운 플라스티네이션 과정을 채택해 경쟁 전시회인 '인체의 신비BODYS: the exhibition'전을 열었다. 이렇게 문제가 불거지기 시작했다.

수이 홍진은 중국에 기반을 두었다. 중국에서는 의학계나 과학계에 시신을 기부하는 사람이 별로 없었지만 수이 홍진은 용케도 시신을 손에 넣었다. 경찰이 시신을 공급한 것으로 추정되지만 시신이 어디서 입수됐는지는 정확히 알 수 없다. 독일 시사 주간지 《슈피겔》이 그에 관한 폭로 기사를 내면서 세상에 경종을 울렸다. 이 폭로 기사에 따르면 폰 하겐스 전시회에 나오는 시신 중 적어도 두 구의 머리에 총알 구멍이 뚫려 있었다. 이러한 고발 내용은 가볍게 넘길 수 있는 수준이 아니었다. 《슈피겔》은 그들이 금지된 종교인 파룬궁을 믿었던 죄수일지도 모른다고 주장했다. 폰 하겐스는 분노했다. 그는 그 잡지를 상대로 출판 금지 가처분 신청을 냈고, 다시는 그런 비난이 게재될 수 없게 되었다. 하겐스는 자신의 전시회에 등장하는 시체를 항상 도덕에 부합하는 절차를 거쳐 입수했다고 주장하면서 중국인 시체에 관해 아는 바가 없다고 말했다. 2003년에는 출처가 의심스러운 시체 일곱 구를 중국으로 돌려보내기도 했다.

중국인 시신만 논란이 된 건 아니었다. 하겐스는 부인했지만 2002년에 시베리아 노보시비르스크 주립대학교Novosibirsk State University 의 러시아 의사 두 명이 폰 하겐스에게 56구의 시신을 불법적으로 공급한 혐의로 기소되었다. 죄수와 노숙자, 정신 질환자들의 시체를 본인이나 친척의 동의도 받지 않고 공급했다는 혐의를 받았다. 여기서 다시 시신 사용 동의에 관한 논쟁이 불거졌다. 폰 하겐스는 이 시신들이 자신의 연구실로 보내져 플라스티네이션 처리를 거친 후 러시아로 반환될 것이었다고 주장했다. 그는 단순히 계약자 역할을 했을 뿐이라고 말했다.

또한 '인체의 세계' 전시회에 전시된 시체들은 전적으로 동의를 얻어 입수했다고 주장했다. 신체 기증을 희망하는 대기자도 많았다고 했다. 신체 기증 희망자가 많은데 출처가 의심스러운 시체를 돈을 주고 사들일 필요가 있겠는가.

2007년 다른 플라스티네이션 전시회가 도시에 들어왔을 때 맨체스터의 주교는 그러한 전시회 주체자들을 '시체 도둑'이라 불렀다. 기존의 '인체의 세계' 전시회뿐만 아니라 '인체의 신비', '우리의 인체Our Body', '내부의 우주The Universe Within', '드러난 인체Bodies Revealed', '인체 탐구Body Exploration', '인체의 비밀Mysteries of the Human Body', '사랑스러운 인체Cuerpos Entranables' 등 다른 모방 전시회를 싸잡아 일컫는 말이었다. 이런 후발 전시회는 폰 하겐스 박사가 본래 내세웠던 교육적 사상과 도덕적 추론을 반영하지 않은 채 플라스티네이션 기법을 사용했다. 적어도 하겐스는 자신이 무엇을 하고 있는지, 왜

하는지를 설명할 수 있었다. 그에 반해 후발 전시회는 관음증을 추구하는 기괴한 쇼에 지나지 않았다. 게다가 모방 전시회에 전시된 시신의 출처는 중국이었다.

리버풀의 올톤 경Lord Alton은 2021년 상원 연설에서 2018년 버밍엄 국립전시센터NEC에서 열린 한 모방 전시회에 대해 "전시된 시신이 중국에서 처형된 사람들일 수 있다"라고 문제를 제기했다. 뉴욕 법무장관이었던 앤드루 쿠오모Andrew Cuomo 역시 장기 적출 문제까지 조사한 후, (다른 전시회의 배후 기업인) 프리미어Premier는 거듭 부인하고 있지만, 해당 개인들이 어떤 경위로 사망했는지 증명하지 못하고 있다고 밝혔다.

폰 하겐스에 관해서는 무엇이 진실인지 잘 모르겠다. 하지만 그의 다소 음산한 쇼맨십 이면에는 단순히 인간 해부학을 사랑하고, 이를 플라스티네이션을 통해 우리와 나누고 싶어 하는 사람이 있다고 생각하고 싶다. 물론 그의 쇼맨십이 그의 재정 상태에도 큰 도움이 되었을 가능성이 크지만 말이다. '인체의 신비' 전시가 아닌 다른 계열 전시에 관해서도 그렇게 말할 수는 없을 것 같다. 그런 전시회는 수백 년 된 아일랜드 거인 찰스 번의 뼈를 둘러싼 논란처럼 여전히 관심을 끌고 있지만 동시에 시체 사용에 대한 동의와 관련된 논쟁도 계속해서 부각되고 있다.

어떤 사람들은 동의 여부와 상관없이 시신을 유료로 대중에게 전시하는 것 자체가 잘못되었다고 생각한다. 종교 윤리학자 토머스 힙스Thomas Hipps는 전시회 주체자들이 신체 부위를 그런 식으로 조작해서 인간의 존엄성을 말살하고 있다고 했다. 왜 수많은 사람이 시체를 보려고 줄을 서는지 모르겠다면서 시체 전시는 시체 포르노와 다름없다고 비난했다. 그러한 전시 관행은 힙스의 개인적 신념에 (종교적으로나 다른 방식으로) 어긋날지도 모른다. 하지만 올바른 방식으로 진행된다면 반드시 사회의 최고 이익에 반하지는 않는다. 이러한 전시회는 의료 분야에서 일하지 않는 사람은 상상할 수도 없는 인체를 바라보는 시각을 제공한다. 죽음을 처리하는 현대 의료의 위생적 방식으로 인해 일반인이 시체를 실제로 볼 수 있는 기회는 거의 사라졌다. 그러므로 시체 전시회는 우리가 자신의 죽음이나 사랑하는 사람의 죽음을 직면하기 전에 죽음에 대해 배우고 친숙해지는 기회를 제공한다.

예전에 런던에서 우연히 '인체의 세계' 전시회 포스터를 발견했을 때는 시체 전시회를 보고 싶은 흥분이 오래 지속되지 않았다. 포스터는 바래고 가장자리가 너덜너덜했고, 전시회 장소도 상태가 그다지 좋지 않았다. 문은 닫혀 있었고, 입구로 가는 골목길에서는 소변 냄새가 났다. 나는 '인체의 세계' 전시회가 얼마나 성대해졌는지 몰랐다. 수백만 명이 리플리Ripley의 '믿거나 말거나' 전시회가 열렸던 런던 중심부의 새 보금자리에서 '인체의 세계' 전시회를 관람했지만, 2020년 코로나 봉쇄 이후 '인체의 세계' 전시회는 다시 열리지 않았다. '인체의 세계' 런던 전시회가 다시 열리거나 할지도 잘 모르겠다. 만약 재전시 계획이 있다면 할 일이 많다. 먼저 입구 쪽 골목을 청소해야 한다. 70대인 폰 하겐스는 안타깝게도 파킨슨병 진단을 받았다. 그는 전시회를 찾은 방문객들을 맞이하기 위해 자기 시신을 플라스티네이션해서 자신의 상징인 모자를 씌워 전시해달라고 부탁하여 아내를 놀라게 했다. 나도 가서 그의 시신을 관람하고 싶다. 하겐스가 날 보면 뭐라고 할까? 이 질문의 답은 여러분의 상상에 맡기겠다.

전 세계의 수백만 명이 '인체의 세계' 전시회라는 세계적인 유행을 즐기려고 비용을 지불하고 줄지어 관람했다. 과학을 위해? 뭔가를 배우려고? 관음증 욕구를 충족하려고? 사실 이런 전시는 비위가 약한 사람에게는 적합하지 않다. 시체 전시회 관람은 각 개인이 결정할 문제다. 검열은 종교와 독재자의 몫이다. 시체 전시는 삶의 경험을 확장해준다. 그렇기에 대학 과정이나 과학센터와 아무런 연관이 없어도 교육적이다. 나는 이 사실을 유념하고 있기에 인체의 해부학적 구조 전시를 반대하지 않는다.

내 시신은 어떻게 할 거냐고? 여러분 마음대로 사용해도 좋다. 내 시신으로 책을 장정하고, 해부학을 배우려고 해부하고, 내 뼈를 전시하고, 상자에 내 머리를 꽂아두거나 내 중지를 모두를 향해 치켜세워도 좋다. 아무래도 상관없다. 다른 누군가에게는 교육적으로 도움이 될 수 있겠지만 내게는 아무런 영향을 미치지 못할 테니까.

끝

## 감사의 말

이 책을 집필하고, 집필 자료를 연구하는 과정이 무척 즐거웠다. DHH 저작권 에이전시의 내 담당 에이전트 에밀리 글레니스터에게 또 한 번 큰 신세를 졌다. 에밀리는 지칠 줄 모르는 열정으로 나의 인체 이야기를 들어주고, 전 세계에 책을 출판하도록 이끌어주었다. 내가 런던을 방문할 때마다 항상 환영해주는 데이비드 헤들리와 DHH 직원들, 골드스보로 북스Goldsboro Books에도 감사 인사를 전한다.

줄곧 용기를 북돋아주면서 날 이끌어준 와일드파이어Wildfire의 필립 코너에게도 깊은 감사의 마음을 전한다. 아린 알리와 에밀리 페이션스, 이자벨 윌슨, 질 콜, 와일드파이어와 헤드라인<sup>Headline</sup>의 팀원들에게도 감사한다. 헤일리 와른핸은 선혈이 낭자한 매혹적인 표지를 디자인해주었다.

용감하게 내 곁에서 날 지지해준 의료인 친구인 엘리트들과 올레톤 공원<sup>Orleton Park</sup> 친구들에게도 감사한다. 친구들이 내 신체 이야기를 재미있게 읽어주기를 바란다. 친구들이 제안해준 근사한 책 제목은 하나같이 통과되지 못했지만 그래도 책 제목을 지어주려고 애써주어 고맙게 생각한다.

놀랄 정도로 열정적인 내 틱톡 팔로워들에게도 감사 인사를 전한다. 팔로워는 점점 증가하고 있다. 라이언 클라크와 멜리사 라틸리프, 제니퍼 윌콕스는 멀리서 날 응원해주었고, 크리스틴의 엽서는 내게 즐거움과 의욕을 불어넣어 주었다. 두 명의 마크스와 BXP의 모든 사람이 날 많이 지지해주고 이해해주고 격려해주었다.

에지<sup>Edges</sup> 가족의 데릭과 캐서린, 찰리, 준, 톰슨 가족의 리즈와 가이, 앤디에게도 감사를 전한다.

# 주요 참고 문헌

Ashcroft, F., *Life at the Extremes*(Flamingo, 2000)

Bierman, Stanley M., *Napoleon's Penis: Plus Other Engaging and Outrageous Tales*(Trafford, 2012)

Brickhill, P., *Reach for the Sky*(Collins, 1954)

Crumplin, M., *Guthrie's War: A Surgeon of the Peninsular&Waterloo*(Pen & Sword Books, 2010)

Duffin, J., *History of Medicine*(MacMillan Press, 2000)

Fong, K., *Extremes: Life, Death and the Limits of the Human Body*(Hodder, 2013)

Fitzharris, L., *The Butchering Art: Joseph Lister's Quest to Transform the Grisly World of Victorian Medicine*(Penguin Random House, 2017)

Gaudi, R., *The War of Jenkins' Ear: The Forgotten Struggle for North and South America, 1739–1742*(Pegasus, 2021)

Ghossain, A. and Ghossain, M. A., "History of mastectomy before and after Halsted", *Le Journal Medical Libanais*, Apr–jun 2009, 57(2):65–71

Gillman, P. and L., *The Wildest Dream: Mallory: His Life and Conflicting Passions*(Headline, 2000)

Gordon, R., *Great Medical Disasters*(Hutchinson&Co., 1983)

Herrera, H., *Frida: A Biography of Frida Kahlo*(Harper Collins, 2022)

Hume, M. A. S., *Spain: Its Greatness and Decay, 1479–1788*(Cambridge University Press, 1905)

Kean, S., *The Tale of the Duelling Neurosurgeons: The History of the Human Brain as Revealed by True Stories of Trauma, Madness and Recovery*(Penguin Random House, 2014)

Keith, A., "The Skull of Lord Darnley", *British Medical Journal*, September 1928, p.458

Ko, D., *Cinderella's Sisters: A Revisionist History of Footbinding*(University of California Press, 2007)

Lepore, F. E., *Finding Einstein's Brain*(Rutgers University Press, 2018)

Loveman, K. and Pepys, S., *The Diary of Samuel Pepys*(Everyman, 2018)

Lustig, R., *Fat Chance: The Hidden Truth about Sugar, Obesity and Disease*(Fourth Estate, 2013)

Michals, T., *Lame Captains & Left-Handed Admirals: Amputee Officers in Nelson's Navy*(University of Virginia Press, 2021)

Mickle, S. F., *Borrowing Life: How Scientists, Surgeons, and a War Hero Made the First Successful Organ Transplant a Reality*(Charlesbridge, 2020)

Moore, W., *The Knife Man: Blood, Body-Snatching and the Birth of Modern Surgery*(Bantam Press, 2005)

Obenchain, T. G., *Genius Belabored: Childbed Fever and the Tragic Life of Ignaz Semmelweiss*(University of Alabama Press, 2016)

Richards, M. and Langthorne, M., *Somebody to Love: The Life, Death and Legacy of Freddie Mercury*(Weldon Owen, 2018)

Skloot, R., *The Immortal Life of Henrietta Lacks*(Macmillan, 2012)

Stark, P., *Last Breath: Cautionary Tales from the Limits of Human Endurance*(Pan Books, 2001)

Summers, J., *Fearless on Everest: The Quest for Sandy Irvine*(Mountaineers, 2000)

Tilney, N. L., *Transplant: From Myth to Reality*(Yale University Press, 2003)

Tolet, F., *A Treatise of Lithotomy: or, Of the Extraction of the Stone out of the Bladder. Written in French by Mr Tolet. Translated into English by A. Lovel*(1689)

Tomalin, C., *Samuel Pepys: The Unequalled Self*(Penguin, 2003)

Yudkin, J., *Pure, White and Deadly*(Penguin, 1986)

"A revolution in treatment: the Thomas splint", The National Archives blog(accessed 03/07/2023)

"Emily Davison and the 1913 Epsom Derby", The National Archives blog(accessed 05/01/2023)

Letter from Frances Burney to her sister Esther about her mastectomy without anaesthetic, 1812, British Library (bl. uk) (accessed 03/07/2023)

"Suffragettes: Accident involving His Majesty's horse and jockey", The National Archives, Ref: MEPO 2/1551 Description: "Suffragettes: Accident involving His Majesty's horse and jockey"(accessed 03/07/2023)

# 고흐의 귀, 퀴리의 골수

1판 1쇄 인쇄  2025년 3월 31일
1판 1쇄 발행  2025년 4월 15일

지은이      수지 에지
옮긴이      이미정

발행인      황민호
본부장      박정훈
책임편집    신주식
편집기획    김선림 최경민 윤혜림
마케팅      조안나 이유진
국제판권    이주은 한진아
제작        최택순 성시원

발행처      대원씨아이(주)
주소        서울특별시 용산구 한강대로 15길 9-12
전화        (02)2071-2095
팩스        (02)749-2105
등록        제3-563호
등록일자    1992년 5월 11일

www.dwci.co.kr

ISBN        979-11-423-1360-8  03510

◦ 이 책은 대원씨아이(주)와 저작권자의 계약에 의해 출판된 것이므로, 무단 전재 및
  유포, 공유, 복제를 금합니다.
◦ 이 책 내용의 전부 또는 일부를 이용하려면 반드시 저작권자와 대원씨아이(주)의
  서면동의를 받아야 합니다.
◦ 잘못 만들어진 책은 판매처에서 교환해 드립니다.
◦ 책 가격은 뒤표지에 있습니다.